医療現場のための
薬物相互作用リテラシー

編集

大野 能之
東京大学医学部附属病院 薬剤部
副薬剤部長

樋坂 章博
千葉大学大学院薬学研究院
臨床薬理学研究室　教授

南山堂

執筆者（執筆順）

前田 和哉	東京大学大学院薬学系研究科分子薬物動態学教室
大谷 壽一	慶應義塾大学薬学部臨床薬物動態学講座
小川 竜一	元 明治薬科大学薬物治療学
工藤 敏之	武蔵野大学薬学部薬物動態学研究室
伊藤 清美	武蔵野大学薬学部薬物動態学研究室
内田 信也	静岡県立大学薬学部実践薬学分野
齋藤 充生	NPO法人ヘルスヴィジランス研究会
樋坂 章博	千葉大学大学院薬学研究院臨床薬理学研究室
大野 能之	東京大学医学部附属病院薬剤部
木村 丈司	神戸大学医学部附属病院薬剤部
谷藤 亜希子	神戸大学医学部附属病院薬剤部
赤羽 理也	滋賀医科大学医学部附属病院薬剤部薬効薬物動態解析室
百 賢二	昭和大学薬学部 / 昭和大学統括薬剤部
土岐 浩介	筑波大学医学医療系臨床薬剤学
川上 和宜	がん研有明病院薬剤部
岩本 卓也	三重大学医学部附属病院薬剤部
見野 靖晃	浜松医科大学医学部附属病院薬剤部
山本 晴菜	神戸市立医療センター中央市民病院薬剤部
山口 諒	東京大学医学部附属病院薬剤部
築地 茉莉子	千葉大学医学部附属病院薬剤部
山本 吉章	国立病院機構静岡てんかん・神経医療センター治験管理室
三浦 昌朋	秋田大学医学部附属病院薬剤部
佐藤 宏樹	東京大学大学院薬学系研究科育薬学講座

序

　医薬品の適正使用には，医師による疾病に対する診断と処方，薬剤師による処方支援，処方監査と正確な調剤ならびに情報提供が不可欠です．1990年代前半に起きた抗ウイルス薬と抗がん薬との薬物相互作用により生じたソリブジン事件では，15人もの犠牲者を出し，これを受けて医薬品添付文書の問題点が議論され，薬物相互作用に関する記載要領が改定されました．2000年代になると，臨床試験がない組み合わせの薬物相互作用の強度も予測可能な方法が考案され，2018年に発出された『医薬品開発と適正な情報提供のための薬物相互作用ガイドライン』では，薬物相互作用の影響の強度に基づいた相互作用薬と被相互作用薬の分類ごとに注意喚起を行う考え方が新たに取り入れられました．このように，薬物相互作用情報の考え方と情報提供のあり方については，大きな転換期を迎えています．

　また，近年の高齢化に伴う併存疾病増加に伴うポリファーマシーの問題においても，薬物相互作用をいかに回避あるいはマネジメントするかは重要な課題の一つです．実際に，多くの疾病ガイドラインで推奨されている薬物療法も，他疾患を併存する場合には，それらの疾病の推奨薬との薬物相互作用が問題となることもあります．薬剤師は，こういった問題の適正化に今後ますます積極的に関わることが求められます．

　例えば，降圧薬Aを飲んでいた患者さんに，薬剤Bが追加され，薬剤Bの医薬品添付文書では，降圧薬Aの代謝を阻害するため，併用注意となっているとします．「○○先生，相互作用により血圧が低下しますがどうしましょうか？」との情報提供は，薬剤師らしい仕事でしょうか？　添付文書の記載内容を定量的に考察できる，その情報を適用可能か定量的に考察できる，相互作用のマネジメントを定量的に考えて提案できる，それが薬剤師の本来の仕事ではないでしょうか？

　そこで本書では，薬物相互作用にスポットを当て，薬物相互作用の基礎知識ならびにピットフォール，薬物相互作用の影響の強度を考慮した薬物相互作用マネジメントの基礎と実践，および治療域が狭い・副作用の起きやすい薬剤の薬物相互作用マネジメントをいかに実践するか，について解説しています．薬物相互作用マネジメントに焦点を絞り，基礎と応用，そして実践例を取り上げている点は，教科書とは異なる今までにない薬物相互作用マネジメントの実践書であると思います．本書が，医療現場における薬物相互作用リテラシーの向上のための一助となれば幸いです．

　　2019年6月

編者を代表して

大野 能之

目　次

第 1 章　ピットフォールに陥らないためのDDIの基礎知識

1. DDIの原因とメカニズム ……………………………………（前田 和哉）　2

2. 投与経路（経口・注射）によるDDI強度の違い …………（前田 和哉）　11

3. 外用剤におけるDDI ……………………………………………（大谷 壽一）　19

4. 吸収過程のDDIと併用のタイミング …………………………（大谷 壽一）　26

5. タンパク結合阻害とDDI ………………………………………（小川 竜一）　33

6. 代謝酵素の基質同士の併用とDDI ………………（工藤 敏之，伊藤 清美）　38

7. 代謝酵素の阻害様式とDDIの持続時間 …………（工藤 敏之，伊藤 清美）　42

8. 代謝誘導によるDDIの持続時間 ………………………………（内田 信也）　47

9. 添付文書のDDI情報 ……………………………………………（齋藤 充生）　52

10. 正確で効率のよいDDI情報のキャッチアップ ………………（齋藤 充生）　58

第 2 章　網羅的なDDI予測を可能とするCR-IR法と PISCSの基礎と実践

1. CYP3A4阻害のDDIにおけるCR-IR法とPISCS ……………（樋坂 章博）　66

2. CYP3A4誘導のDDIにおけるCR-IR法とPISCS ……………（樋坂 章博）　77

3. CYP3A4以外の分子種が関与するDDI におけるCR-IR法とPISCS …（樋坂 章博）　81

4. PISCSによるDDIマネジメントの実践 ………………………（大野 能之）　90

5. CR-IR法とPISCSに関するQ&A ……………………………（樋坂 章博）　100

第 3 章　臨床上重要な薬剤の実践的DDIマネジメント

1. 主に基質薬として重要なもの
①ジヒドロピリジン系カルシウム拮抗薬 ……………………（大野 能之）　106

②抗凝固薬 …………………………………………………………（大野 能之）　111

③ジギタリス製剤 …………………………………………………（木村 丈司）　125

④スルホニル尿素薬・グリニド系薬 ……………………………（谷藤 亜希子）　131

⑤HMG-CoA還元酵素阻害薬(スタチン) ……………………… (大野 能之) 137

⑥リチウム ………………………………………………………… (赤羽 理也) 143

⑦ベンゾジアゼピン受容体作動薬 ……………………………… (百 賢二) 149

⑧オキシコドン …………………………………………………… (百 賢二) 154

⑨メトトレキサート ……………………………………………… (土岐 浩介) 161

⑩抗悪性腫瘍薬(タモキシフェン，タキサン系) ……………… (川上 和宜) 168

⑪抗悪性腫瘍薬(ボルテゾミブ，ビンカアルカロイド系) ……… (岩本 卓也) 174

2. 主に阻害薬・誘導薬として重要なもの

①アゾール系抗真菌薬 …………………………………………… (見野 靖晃) 180

②抗HCV薬 ………………………………………………………… (山本 晴菜) 184

③非ジヒドロピリジン系カルシウム拮抗薬 …………………… (大野 能之) 189

④キノロン系・カルバペネム系抗菌薬 ………………………… (山口 諒) 192

3. 主に基質薬と阻害薬・誘導薬の両面で重要なもの，およびその他

①抗HIV薬 ………………………………………………………… (木村 丈司) 200

②抗精神病薬 ……………………………………………………… (築地 茉莉子) 214

③抗うつ薬 ………………………………………………………… (築地 茉莉子) 223

④抗てんかん薬 …………………………………………………… (山本 吉章) 231

⑤カルシニューリン阻害薬 ……………………………………… (三浦 昌朋) 236

⑥抗悪性腫瘍薬(フッ化ピリミジン系) ………………………… (佐藤 宏樹) 244

⑦制吐薬(アプレピタント，ドンペリドン) …………………… (大野 能之) 250

付録：CYPおよびトランスポーターを介する薬物相互作用薬一覧　257

索引 ……………………………………………………………… 267

第 1 章

ピットフォールに陥らないための DDIの基礎知識

第1章 ● ピットフォールに陥らないためのDDIの基礎知識

1 | DDIの原因とメカニズム

● Point

- ● DDIとは，ある薬物が特定の薬や食品などと併用された場合にのみ，体内動態や薬効・副作用の発現強度が異なる場合を指す．
- ● DDIは，薬物動態学的相互作用と薬力学的相互作用に大別され，特に前者は，同一機序の薬の組み合わせが極めて多様である．
- ● DDIは，薬物同士の物理化学的な相互作用によるものと，代謝酵素・トランスポーターなどタンパク分子との相互作用の変動によるものがある．
- ● DDIには可逆的なものと不可逆的なものがあり，後者の場合，併用薬物が体内から消失後もDDIの効果は持続することに注意が必要である．
- ● DDIは，被相互作用薬の体内動態特性を決定する要因となる場所すべてで起きうることを理解しておく必要がある．

▶そもそもDDIとは？

　実地医療において，2種以上の薬物が同時に処方されることはしばしばみられる．通常は，個々の薬物の体内動態や薬効発現は，他の薬物の投与の有無にかかわらず一定であると考えるが，時に単剤で投与したときと比較して，ある特定の薬が併用された場合においてのみ，体内動態や薬効・副作用の発現強度が異なる場合がある．そのような状況を総称して薬物相互作用（DDI）と呼んでいる．特にDDIで臨床上問題となるのは，被相互作用薬の薬効の低下による治療効果の減弱や，薬効の過度な増強や副作用に起因する有害事象の発現が挙げられる．通常DDIでは，複数の薬物間での相互作用を考えるが，相互作用を引き起こすものとしては，ほかにもサプリメントや嗜好品（飲酒・喫煙など）・食品中の成分，製剤添加物なども知られており，臨床におけるDDIの潜在的なリスク評価のためには，患者より多岐にわたる情報を収集する必要がある．

　DDIは，その機序により下の2つのカテゴリに大別される．

①薬物動態学的相互作用：薬物の体内における吸収・分布・代謝・排泄（ADME）過程の変動を介して起こる相互作用で，被相互作用薬の血中濃度や臓器中濃度の時間推移に影響を与えることで，薬効・副作用の変動が引き起こされるケース．

②薬力学的相互作用：同一もしくは類似の薬効標的に対して作用する薬物同士の間で起こる相互作用で，相乗的・相加的な薬理作用の増強や，受容体の拮抗作用による作用減弱が引き起こされるケース．時に，薬の主薬効とは別の，副次的な標的上で相互作用が起こる場合もあり，この場合，予期せぬ生体作用・有害事象の発現につながる場合もある．

　一般に②は，薬効標的ごとに規定されることから，DDIの種類は多岐にわたるが，特定のDDIを引き起こす薬物の組み合わせは限局されており，薬効群などからある程度推測可能なことも多い．一方で①は，代謝酵素・トランスポーターなど薬物の解毒にかかわる分子の基質認識性は極めて広範で，薬効群を超えて多様な薬物が共通の分子の基質・阻害薬となっており，一つの機序に基づきDDIを引き起こす薬の組み合わせが非常に多いことが特徴である．本項では，①に焦点を絞りDDIの機序を概説する．DDIが起きるかどうかを考察するためには，被相互作用薬のADME特性の理解と，それを決定する異物解毒系分子の定量的な関与，相互作用の標的分子に影響を与える代表的な薬物についてその変動度合いとともに情報を整理しておくことが求められる．

肝臓での消失過程におけるDDI

　肝臓は，多様な薬物の異物解毒器官として効率よい排泄を担うべく，複数の代謝酵素・トランスポーターが発現していることが知られている．したがって，これら代謝酵素・トランスポーターの機能を変動させる薬物は，被相互作用薬の肝消失の効率を変動させ，血中濃度に影響を与えうる（図1-1）．

A 肝代謝酵素におけるDDI

　肝臓には，主にシトクロムP450（CYP）分子種が介在する酸化代謝（Phase I）やグルクロン酸・硫酸・グルタチオンなどを薬物に付加する抱合代謝（Phase II）など多岐にわたる代謝反応が起こっている．特にCYP分子種は，基質認識性が極めて広範であり，非常に多くの薬物の代謝に関与することから，DDIの標的分子として最も事例が多い．代謝酵素がかかわるDDIの機序は，一般的には大きく分けて以下の3つに分類できる．

①代謝酵素の可逆的な阻害

　代謝される基質薬物が酵素に結合する部位に対して併用薬物が結合し，基質薬物の代謝を阻害する競合阻害や，併用薬物が基質薬物の結合部位とは異なる部位に結合し，

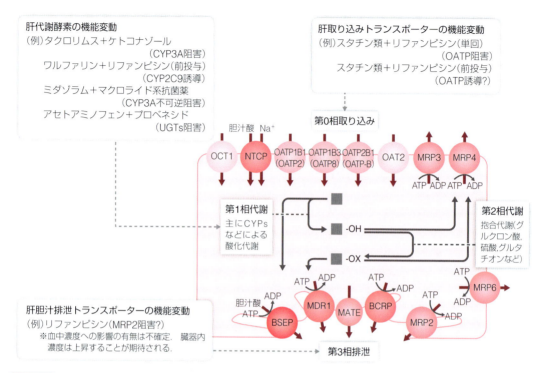

図1-1 肝臓においてみられるDDIの主な機序

代謝酵素の立体構造などに影響を与えて基質薬物の代謝が阻害される非競合阻害がある．これらは，いずれも併用薬物が代謝酵素近傍より消失すれば，代謝酵素の活性は元のレベルに速やかに回復する．

②代謝酵素の不可逆的な阻害

Mechanism-based inhibition (MBI) とも呼ばれる．併用薬物が代謝酵素によって代謝された時，化学反応性に富んだ代謝物が生成する場合，それが近傍にある酵素に共有結合することによって，酵素活性が消失する．その結果，基質薬物の代謝が著しく低下する．この場合，一度MBIにより不活化された酵素は，併用薬物がなくなった後も元に戻ることなく不活性化状態のままであることから，新たにその酵素が生合成されるまでの間，持続的に酵素活性の低下が起こることが特徴的である．

③代謝酵素の誘導

併用薬物が代謝酵素の発現を担う核内受容体に結合することにより，転写レベルでの発現上昇が起こり，結果として代謝酵素の活性が上昇する．例えば，抗結核薬リファンピシンによるpregnane X receptor (PXR) を介したCYP3A, 2C9, 2B6, UDP-グルクロノシルトランスフェラーゼ (UGT) などの誘導が挙げられる[1]．一般的に誘導効果は，被相互作用薬と併用薬物の単回同時投与では明確にみられないことが多く，併

用薬物があらかじめ反復投与されているケースにおいて顕在化する．また，併用薬物の投与終了後もしばらくは酵素活性の上昇が継続して起こる．

B 肝トランスポーターにおけるDDI

肝臓には，血管側膜の取り込みトランスポーターと胆管側膜の排出トランスポーターが複数発現しており，脂質二重膜を容易に透過できない薬物の肝消失に寄与している．特にアニオン性薬物（中性域で負電荷を有する薬物）の肝取り込み過程には，有機アニオン輸送ポリペプチド（organic anion transporting polypeptide：OATP）1B1，1B3といった取り込みトランスポーターが介在していることが知られている．近年，OATPsの機能を臨床投与量下で阻害する薬物として免疫抑制薬シクロスポリンやリファンピシンなど複数のもの知られており，HMG-CoA還元酵素阻害薬（スタチン）やグリニド系の糖尿病治療薬などの血中濃度を上昇させる事例が報告されている[2]．一方，OATPsの誘導について明確にはされていないが，リファンピシンやエファビレンツなどのPXRに結合しうる薬物が反復投与されることで，スタチン類の血漿中濃度が低下する報告もあることから，OATPsの発現誘導の可能性が推察される．

一方，胆汁排泄トランスポーターの阻害によるDDIで基質薬物の血中濃度が変動することが示された臨床事象はほぼ見当たらない．近年，リファンピシンが多剤耐性関連タンパク（multidrug resistance-associated protein：MRP）2も阻害する可能性がヒト陽電子断層撮影（PET）試験より示唆されているが[3]，被相互作用薬の血中濃度に与える影響については明確ではない．しかし，肝臓内濃度には直接的に影響することから，肝臓における薬効・副作用を考察する上では必要な情報となりうる．

腎臓での消失過程におけるDDI

腎臓では，糸球体ろ過，尿細管分泌，再吸収といった複数の過程を経て，薬物の尿中排泄の効率が決定される．それ故，個々の過程の変動要因を理解することが，腎臓でのDDIの理解につながる（図1-2）．

糸球体ろ過は，基本は小孔を介した加圧ろ過なのでそれ自身が飽和することはないが，血中タンパク非結合形のものだけが糸球体ろ過を受けることから，血中タンパク結合率の変動は，糸球体ろ過クリアランスに影響を与える．

尿細管分泌は能動的な薬物の腎排泄過程であり，一連の薬物トランスポーターが関与している．したがって，これらトランスポーターの機能が併用薬物によって阻害されると，基質薬物の分泌が低下し，腎クリアランスの低下が引き起こされる．例えば，アニオン性薬物を輸送する有機アニオントランスポーター（organic anion transporter

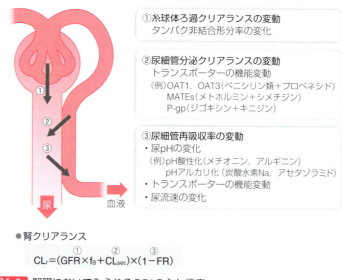

図1-2 腎臓においてみられるDDIの主な機序
FR：再吸収率（血液→尿に出た薬物のうち，再び血液に戻る割合）

：OAT) 1，OAT3が，痛風治療薬プロベネシドにより阻害されることにより，ペニシリン類やメトトレキサートの血中濃度の上昇がみられる事例[4]や，カチオン性薬物（中性域で正電荷を有する薬物）を腎上皮細胞内から尿側へ排出するmultidrug and toxin extrusion（MATE）ファミリートランスポーターが，ヒスタミンH_2受容体拮抗薬のシメチジンなどにより阻害されることで，メトホルミンの血中濃度上昇が起こる事例[5]が報告されている．

尿細管再吸収は，もともと生体にとって必要な物質を尿中から血中へ再び回収する機構として機能しており，その過程にも，複数のトランスポーターの存在が明らかとされている．したがって，それらトランスポーターの併用薬物による阻害は，再吸収率の低下を招き，基質薬物の血中濃度上昇を引き起こすと考えられる．しかし，現時点では再吸収の分子機序については未解明の部分も多い．一方で，脂溶性の高い薬物については，受動拡散による移動が可能であるが，一般に分子形薬物の方が，イオン形薬物と比較してはるかに膜透過しやすいことから，尿のpHが変動すると，イオン形・分子形の平衡状態が変化し，再吸収率も変動しうる．すなわち，被相互作用薬が弱酸性・弱塩基性の場合，尿pHが上昇すると分子形の割合がそれぞれ減少・増加することから，再吸収率も減少・増加する．例えば，制酸薬の炭酸水素ナトリウムは，尿pHをアルカリ性にすることにより，弱酸性薬物であるサルファ剤やアスピリンの血中濃度を低下させることが知られている[6]．

1 | DDIの原因とメカニズム

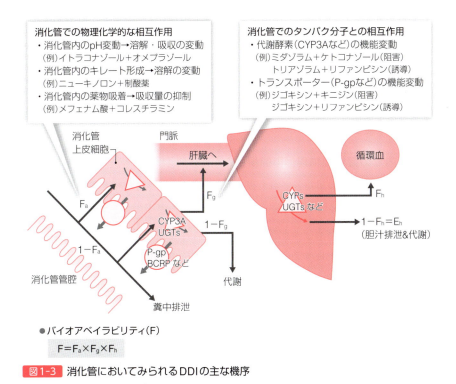

図1-3 消化管においてみられるDDIの主な機序

消化管吸収過程におけるDDI

　経口投与された薬物は，消化管より吸収され全身循環血へと移行する．この際，投与薬物のうち循環血に移行した薬物の割合はバイオアベイラビリティとして定義され，薬物の吸収性の評価において必須のパラメータとなっている．バイオアベイラビリティのうち，肝臓の初回通過効果の部分を除くと，消化管における吸収性を決定する要因としては，消化管内での薬物の溶解性やイオン形に影響を与える物理化学的環境のほか，外来異物の侵入を防御する代謝酵素や排出トランスポーターの機能が挙げられる．したがって，これらの機能に変動を引き起こす薬物が併用された場合，被相互作用薬の消化管吸収率に変動が生じ，ひいては血中曝露・効果の変動へとつながりうる（図1-3）．

A 消化管内のpH変動によるDDI

　消化管内pHは，一般に消化管に発現するプロトンポンプの機能により規定される．一方でpHは，消化管内における製剤の崩壊や薬物の溶解性に大きく影響を与えることがある．このDDIは，発生機序から制酸薬やプロトンポンプ阻害薬，H₂受容体拮抗薬などが原因となる．例えば，プロトンポンプ阻害薬であるオメプラゾールを抗真

7

第1章 ● ピットフォールに陥らないためのDDIの基礎知識

菌薬イトラコナゾールと併用した場合，通常は，胃内pHで溶解し，塩酸塩として吸収されるが，胃内pHが上昇することでイトラコナゾールの胃での溶解度が低下し，結果として血中濃度が大きく低下する事例が報告されている[7]．また，消化管内pHの変化は，腎再吸収の項で説明したようにイオン形・分子形の平衡状態に影響を与え，消化管吸収率の変動をもたらしたり，胃内容排出速度にも影響を与えることがある．

B 消化管内での薬物の物理化学的相互作用によるDDI

消化管内において，併用投与された薬物同士が物理化学的な相互作用をすることで消化管吸収が変動するケースも報告されている．例えば，アルミニウムやマグネシウムなど金属カチオンを含有する制酸薬とニューキノロン系抗菌薬を併用すると，消化管内で金属キレートを形成することにより消化管内で析出が起こった結果，消化管吸収が低下する事例が知られている[8]．ほかにも，セフェム系抗菌薬のセフジニルは，鉄剤と併用されるとキレート形成により吸収が著しく低下する[9]．

また，コレステロール吸収阻害薬であるコレスチラミンは，消化管内の胆汁酸を吸着することが主薬効となっているが，薬物も同時に吸着することによりメフェナム酸，チロキシンなどの消化管吸収が阻害される[10]．

C 消化管内の代謝酵素・トランスポーターを介したDDI

消化管内には，異物の吸収を制限するために，代謝酵素（CYP3Aなど）や排出トランスポーター［P-糖タンパク（P-glycoprotein：P-gp），BCRP（breast cancer resistance protein）など］が複数発現しており，これらが併用薬物により阻害・誘導されると被相互作用薬の消化管吸収が増加・減少する．一般に，経口投与された薬物の場合，消化管内濃度の方が血中濃度よりはるかに高いことから，肝臓以上に消化管における代謝酵素・トランスポーターの阻害・誘導は起こりやすいと考えられる．例えば，グレープフルーツジュースの成分（フラノクマリン類）は，CYP3AのMBIを引き起こすことが知られているが，消化管から血中への移行性が著しく悪いことから，消化管のCYP3Aは強力に阻害する一方，肝臓のCYP3Aは阻害しないことが知られている[11]．また，CYP3AとP-gpの基質認識性は類似しており，阻害薬も共通するものが多いことから，併用薬物による両方の阻害が同時に起きることで，基質薬物の血中濃度が大きく増加する事例が知られている．この現象を逆手に取ったのが，CYP3A，P-gp両方の強力な阻害薬であるリトナビルと併用することで，もともと吸収率が著しく悪いHIVプロテアーゼ阻害薬の消化管吸収を著しく改善し，血中曝露を増加させる"PK-boosting"療法である[12]．

1 DDIの原因とメカニズム

その他の過程におけるDDI

血中タンパク結合が併用薬物によって競合される場合，被相互作用薬の結合の追い出しが起こり，血中タンパク非結合形分率の上昇，それに伴う肝・腎クリアランスの増加（特に低クリアランス薬物の場合），分布容積の増加（特に高分布容積薬物の場合）が引き起こされ，血中総薬物濃度の低下につながる．ただし，効果に直接関連する非結合形濃度としては変動しないこと（詳細はp 33を参照のこと），また，特に血中結合タンパクの代表格であるアルブミンは，$500 \sim 600 \mu M$という高濃度で血中に存在することから，それを飽和させるほど高濃度に血中に存在する薬物はそれほど多くない．したがって，DDIとしての重要性は低いとみなされている．また，血中濃度に影響を与えないほど分布容積が小さい組織への局所移行性において，併用薬物が影響する可能性が考えうる．この場合，被相互作用薬の血中濃度のモニタリングだけではDDIを捕捉できないことから，臨床での予見は難しいと考えられる．一方で，局所移行の領域で最も研究が盛んな血液脳関門（blood-brain barrier：BBB）を介した薬物の脳移行には，P-gp，BCRPなど複数の排出トランスポーターの関与が認められており，併用薬物によりこれらトランスポーターの機能が阻害された場合，基質薬物の脳内移行性が上昇し，中枢での薬効・毒性発現が増強される可能性がありうる．しかし，現在臨床で用いられる薬物の循環血中濃度レベルでは，P-gp，BCRPなどを強力に阻害する可能性は少ないことが見積もられており，現段階では，臨床上さほど問題にならないとの見解も出されている[13]．

以上からもわかるとおり，臨床的意義の程度に差はあれど，DDIは，被相互作用薬の体内動態特性を決定する要因にあたる所すべてで起こりうることがわかる．より定量的なDDIリスクの推定には，発生機序のみならず，クリアランス全体に占める特定の代謝酵素分子種が担うクリアランスの寄与率や阻害薬の阻害強度の情報が必要となる．それについては，第2章を参照されたい．

引用文献

1) Niemi M, et al : Pharmacokinetic interactions with rifampicin : clinical relevance. Clin Pharmacokinet, 42 : 819-850, 2003.

2) Maeda K : Organic anion transporting polypeptide (OATP) 1B1 and OATP1B3 as important regulators of the pharmacokinetics of substrate drugs. Biol Pharm Bull, 38 : 155-168, 2015.

3) Takashima T, et al : PET imaging-based evaluation of hepatobiliary transport in humans with (15R)-^{11}C-TIC-Me. J Nucl Med, 53 : 741-748, 2012.

4) Shitara Y, et al : Evaluation of drug-drug interaction in the hepatobiliary and renal transport of drugs.

Annu Rev Pharmacol Toxicol, 45 : 689-723, 2005.

5) Ito S, et al : Competitive inhibition of the luminal efflux by multidrug and toxin extrusions, but not basolateral uptake by organic cation transporter 2, is the likely mechanism underlying the pharmacokinetic drug-drug interactions caused by cimetidine in the kidney. J Pharmacol Exp Ther, 340 : 393-403, 2012.

6) Levy G, et al : Decreased serum salicylate concentrations in children with rheumatic fever treated with antacid. N Engl J Med, 293 : 323-325, 1975.

7) Jaruratanasirikul S, et al : Effect of omeprazole on the pharmacokinetics of itraconazole. Eur J Clin Pharmacol, 54 : 159-161, 1998.

8) Shiba K, et al : Effect of aluminum hydroxide, an antacid, on the pharmacokinetics of new quinolones in humans. 薬物動態, 3 : 717-722, 1988.

9) Ueno K, et al : Impairment of cefdinir absorption by iron ion. Clin Pharmacol Ther, 54 : 473-475, 1993.

10) Rosenberg HA, et al : Inhibitory effect of cholestyramine on the absorption of flufenamie and mefenamic acids in rats. Proc Soc Exp Biol Med, 145 : 93-98, 1974.

11) Kupferschmidt HH, et al : Interaction between grapefruit juice and midazolam in humans. Clin Pharmacol Ther, 58 : 20-28, 1995.

12) Moyle GJ, et al : Principles and practice of HIV-protease inhibitor pharmacoenhancement. HIV Med, 2 : 105-113, 2001.

13) Kalvass JC, et al : Why clinical modulation of efflux transport at the human blood-brain barrier is unlikely : the ITC evidence-based position. Clin Pharmacol Ther, 94 : 80-94, 2013.

（前田 和哉）

第1章　ピットフォールに陥らないためのDDIの基礎知識

2 投与経路（経口・注射）による DDI強度の違い

- 被相互作用薬が静脈内投与と経口投与される場合では，DDIの強さに違いが認められ，その差はバイオアベイラビリティの変動に起因する．
- DDIの強さの投与ルート依存性は，消化管吸収の変動の大きさと，肝クリアランスの大きさによって決定される．
- 肝代謝のみで消失する被相互作用薬が経口投与される場合，AUC上昇率はクリアランスの大きさによらず一定であるが，血中濃度推移の変動の仕方は異なることに留意すべきである．

被相互作用薬の投与経路による DDIの受け方の違いを規定する部分とは？

　ここでは話をシンプルにするために，DDIがある標的分子の機能変動を同程度引き起こす場合を想定して，被相互作用薬の投与経路が経口投与の場合と，静脈内投与の場合について，血中濃度の変動度合いを比較しながら進めていきたいと思う．

　まず，静脈内投与された薬物の挙動と経口投与された薬物の挙動の差異について考える．経口投与された薬物は，①その一部が消化管腔内を通過しきる前に消化管上皮細胞に取り込まれ，②消化管上皮細胞内での代謝による消失を免れて門脈に到達し，③その後肝臓を一回通過して（初回通過効果），循環血中に入る（図1-4）．その後は，静脈内投与された薬物と同じ運命をたどる．ここで，経口投与された薬物のうち循環血中に到達できる薬物量の割合はバイオアベイラビリティ（F）と定義されており，同一投与量の場合は，経口投与時の血中濃度-時間曲線下面積（AUC）を静脈内投与時の血中AUCで除したものとして求められる．また，バイオアベイラビリティは前述の説明でもあるとおり，①～③の3つの要素によって構成されており，それぞれの効率

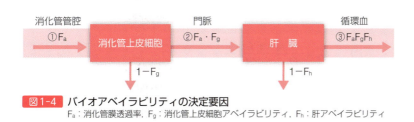

図1-4　バイオアベイラビリティの決定要因
F_a：消化管膜透過率，F_g：消化管上皮細胞アベイラビリティ，F_h：肝アベイラビリティ

をFa, Fg, Fhと分けて，

$$F = F_a F_g \times F_h \qquad \cdots\cdots 式1$$

と記述されることもある．特に③のFhは，肝臓の機能によってのみ規定されることから，肝アベイラビリティと定義されている．したがって，被相互作用薬が経口投与されている場合は，静脈内投与されているときと比較して，バイオアベイラビリティを決定づける要因の分だけ，余分に考慮が必要であることを意味している．

被相互作用薬が静脈内投与されるときのDDIの影響の出方

ここでは，話を簡単にするために，被相互作用薬は肝代謝によってのみ消失すると仮定する．その条件下で，被相互作用薬が静脈内投与される場合について，DDIにより併用薬物が被相互作用薬の肝代謝能力を一定の割合で低下させたときを想定する．薬物動態パラメータの言葉で言うなれば，肝固有クリアランス($CL_{int,h}$)が低下したときの被相互作用薬の血中AUCの変動を考えることとなる．ここから，薬物動態パラメータの計算式をいくつか登場させるが，決して難しい数学の知識を要求するものでなく，いずれも感覚的に捉えうるものでもあるので，ご容赦いただきたい．

通常，静脈内投与後の血中AUC (AUC_{iv}) は，投与量(Dose)を全身クリアランス(CL_{tot})で除したものとして，

$$AUC_{iv} = Dose/CL_{tot} \qquad \cdots\cdots 式2$$

と書くことができる．今回は，"全身クリアランス＝肝クリアランス(CL_h)"という仮定をおいているので，

$$AUC_{iv} = Dose/CL_h \qquad \cdots\cdots 式3$$

ともいえる．

次に，肝クリアランスと肝固有クリアランスの間の関係を表す考え方の中で最も数学的取り扱いが簡便なWell-stirred model（肝臓入り口から肝臓内に入った瞬間，十分な撹拌を受け，肝臓内の薬物濃度は肝臓出口の薬物濃度と等しいとする考え方）に基づいて考えると，肝クリアランスは，以下の式で表される．

$$CL_h = Q_h \times \frac{f_B \times CL_{int,h}}{Q_h + f_B \times CL_{int,h}} \qquad \cdots\cdots 式4$$

（Q_h：肝血流速度，f_B：血中タンパク非結合形薬物分率）

一見，式4は複雑にみえるが，直感的には，肝血流に乗って肝臓にやってきた薬物の

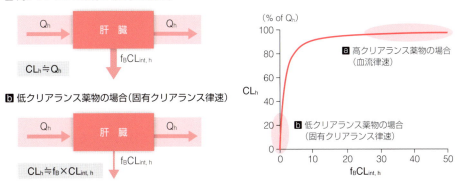

図1-5 肝クリアランスと肝固有クリアランスの関係

うち，(a)肝臓内での代謝を免れて血流に乗って出て行く薬物と(b)肝臓内で代謝を受ける薬物の2つに分かれるもののうち，(b)に振り分けられる分だけがクリアランスされていると考えれば，どうということはない．

さてここで，被相互作用薬の肝クリアランスの大きさに基づいて2つの場合分けを考える（図1-5）．1つは，被相互作用薬の肝代謝能力が非常に大きい場合（高クリアランス薬物），式4第2項の分母は，$Q_h \ll f_B \times CL_{int,h}$と考えることができる．このとき，式4は，

$$CL_h \fallingdotseq Q_h \qquad \cdots\cdots式5$$

と近似することができる．直感的には，血流によって供給されてきた薬物がほとんど肝臓から出て行くことなく速やかに消失される場合で，供給が肝クリアランスの律速段階になっている場合（血流律速）に該当する．一方，この逆で，被相互作用薬の肝代謝能力が非常に小さい場合（低クリアランス薬物），式4第2項の分母は，$Q_h \gg f_B \times CL_{int,h}$と考えることができ，式4は，

$$CL_h \fallingdotseq f_B \times CL_{int,h} \qquad \cdots\cdots式6$$

と近似することができる．直感的には，血流によって供給されてきた薬物のうち，ごく一部が肝臓から消失しており，肝臓での代謝能力そのものが肝クリアランス全体のボトルネックとなっている場合（肝固有クリアランス律速）に該当する．

高クリアランス薬物の場合，式3，5より，

$$AUC_{iv} \fallingdotseq Dose/Q_h \qquad \cdots\cdots式7$$

と近似できることから，仮にDDIによって肝代謝能力が低下した場合であっても依然として$Q_h \ll f_B \times CL_{int,h}$の関係が成立するような場合，式7より，肝代謝能力の変動

は，AUC_{iv}には何ら影響を与えないこととなる．

一方で，低クリアランス薬物の場合は，式3，6より，

$$AUC_{iv} \fallingdotseq Dose/(f_B \times CL_{int, h}) \qquad \cdots\cdots式8$$

と近似できることから，DDIによって肝代謝能力が低下した場合，AUC_{iv}は$CL_{int, h}$の減少に反比例する形で増加する．

したがって，被相互作用薬が静脈内投与されているとき，DDIによる肝代謝能力の低下は，被相互作用薬の肝クリアランスが大きいほど，血中AUCの上昇割合は小さくなることがみて取れる．

被相互作用薬が経口投与されるときのDDIの影響の出方

一方で，被相互作用薬が経口投与されたときの血中AUC（AUC_{po}）は，前述の考え方より，

$$AUC_{po} = F \times Dose/CL_h$$
$$= F_a F_g \times F_h \times Dose/CL_h \qquad \cdots\cdots式9$$

と書くことができる．ここで，肝アベイラビリティF_hは，肝臓に入った薬物のうち，代謝されずに生き残る割合であると定義できることから，Well-stirred modelの仮定の下では，

$$F_h = \frac{Q_h}{Q_h + f_B \times CL_{int, h}} \qquad \cdots\cdots式10$$

と書ける．すると，式4，9，10をまとめて分子分母間で整理すると，

$$AUC_{po} = F_a F_g \times Dose/(f_B \times CL_{int, h}) \qquad \cdots式11$$

と書くことができる．式11を導く過程で何ら場合分けは行っていないことから，被相互作用薬が経口投与されているとき，DDIによる肝代謝能力の低下は，被相互作用薬の肝クリアランスの大小にかかわらず，常に肝固有クリアランス$CL_{int, h}$の減少に反比例する形でAUC_{po}は増加することがわかる．ただし，消失相の傾きはCL_hに比例して決定される一方，最高血中濃度C_{max}は肝アベイラビリティF_hに比例して決定されることから，AUC_{po}は同じであっても，血中濃度の時間推移への反映のされ方は，被相互作用薬のクリアランスの大小関係によって異なってくる．すなわち，被相互作用薬が高クリアランス薬物の場合は，C_{max}が増加し，傾きが変わらない血中濃度の時間推

2 投与経路（経口・注射）によるDDI強度の違い

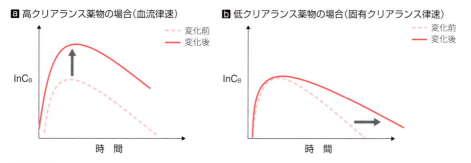

図1-6 被相互作用薬が経口投与されたときに肝代謝能力の低下が起こったときの血中濃度推移の変動

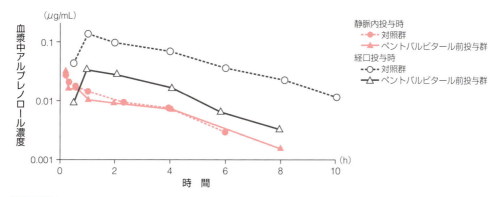

図1-7 ペントバルビタール10日間前投与がアルプレノロールの血漿中濃度推移に与える影響

(文献1より引用)

移をとるが，低クリアランス薬物の場合は，C_{max}は変わらず，傾きが緩やかな推移となることがわかる（図1-6）．

なお，もちろん消化管における吸収率を変えるようなDDIが起こった場合は，当然，F_aF_gの変動として現れることから，被相互作用薬が経口投与されている場合にのみAUC_{po}に変動が生じる．

実例にみる被相互作用薬の投与ルートによるDDIの影響の出方の違い

図1-7には，麻酔薬のペントバルビタールを10日間前投与したことによる，静脈内および経口投与後の5-HT$_{1A}$受容体拮抗薬アルプレノロールの血中濃度推移の変化を表している[1]．ペントバルビタール前投与によって，アルプレノロールの代謝酵素が誘導されることにより，肝固有クリアランスが増加したと考えられる．図からみて取れるように，アルプレノロールが静脈内投与されているときには，ペントバルビター

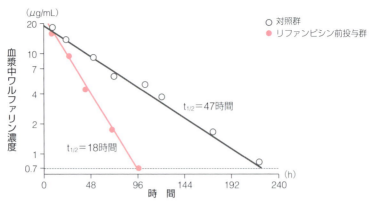

図1-8 リファンピシン3日間前投与が経口投与されたワルファリンの血漿中濃度推移に与える影響

（文献2より引用）

ル前投与の影響はほとんどみられていないが，経口投与されているときには，ペントバルビタールの前投与により，C_{max} が低下する推移へと変化している．

これは，前述の考え方に基づき説明可能である．アルプレノロールは高クリアランス薬物であることから，静脈内投与時のAUCは，式7のとおり変動しないが，経口投与時のAUCは，クリアランスの大小にかかわらず式11のように書かれることから，血中曝露が低下している．また，その低下は C_{max} の低下として主に表れていることからも，前述の理論に従っているといえる．

一方で，リファンピシンが3日間前投与され，肝代謝酵素が誘導された条件下で経口投与されたワルファリンの血中濃度推移の変動を観察すると，C_{max} はあまり変化しないが，消失相の傾きは急峻になっていることがわかる（図1-8）[2]．前の例と同じく，AUCは式11に基づき低下するが，ワルファリンは低クリアランス薬物であることから，前例とは異なる血中濃度推移の変化を示している．

消化管・肝臓のCYP3Aが同時に機能変動するDDIの影響の出方

消化管と肝臓には，共にCYP3Aの発現が認められており，CYP3Aの阻害・誘導薬が経口投与される場合，しばしば消化管・肝臓両方のCYP3Aが阻害・誘導される事例が多く見受けられる．この場合，CYP3A基質である被相互作用薬が静脈内投与された場合は，仮に被相互作用薬が低クリアランス薬物であったとしても，AUCの変動には，式8のとおり肝固有クリアランスの変動分しか影響しないが，被相互作用薬が経口投与された場合は，式11のとおり肝固有クリアランスの変動と F_g の変動の両

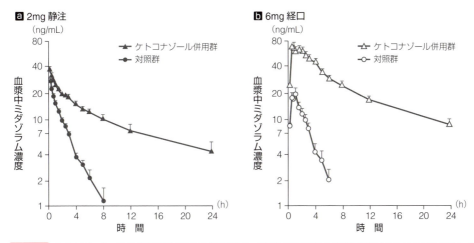

図1-9 ケトコナゾールの経口投与による併用時の，静脈内投与および経口投与されたミダゾラムの血漿中濃度推移の変動

(文献3より引用)

方の影響を受けることから，AUCの変動率は，被相互作用薬が経口投与された場合の方が大きくなることが考えうる．

図1-9は，CYP3Aの強力な阻害薬であるケトコナゾールを経口投与で併用したときの静脈内投与および経口投与されたミダゾラムの血中濃度推移の変動を示している[3]．ミダゾラムは，高クリアランス薬物ではないので，静脈内投与時においても消失相の傾きはケトコナゾールによって緩やかになっており，AUC_{iv}は5倍程度に上昇している．一方で，ミダゾラムを経口投与したときでは，肝固有クリアランスの低下に加えてF_gの増加も起こることから，C_{max}も大きく上昇しており，AUC_{po}は，AUC_{iv}の上昇率を上回る16倍の上昇を示している．したがって，この上昇率の差は，F_gの増加で説明できるということとなる．この場合の投与ルートによるAUC上昇率の差は，もともとF_gが大きな薬物では，いくら消化管のCYP3Aが阻害されたとしてもF_gの上限値は1を超えないことから，あまり大きな差になりえず，被相互作用薬のF_gが小さな薬物であるほど投与ルート依存的な上昇率の解離が認められることに留意が必要である．

以上，相互作用薬が同じ強度で代謝阻害・誘導を起こしたとしても，被相互作用薬が静脈内投与される場合と経口投与される場合では，AUC上昇率は異なることを考察した．特にAUC上昇率の大きさを決定づける要因としては，被相互作用薬の元々のF_aF_gの大小および肝クリアランスの大小を考えなくてはならないことがわかった．これらの情報はAUC上昇率および血中濃度推移の変動の仕方を定量的に考慮する上で必須であるといえる．

引用文献

1) Alván G, et al : Effect of pentobarbital on the disposition of alprenolol. Clin Pharmacol Ther, 22 : 316-321, 1977.

2) O'Reilly RA : Interaction of sodium warfarin and rifampin. Studies in man. Ann Intern Med, 81 : 337-340, 1974.

3) Tsunoda SM, et al : Differentiation of intestinal and hepatic cytochrome P450 3A activity with use of midazolam as an *in vivo* probe : effect of ketoconazole. Clin Pharmacol Ther, 66 : 461-471, 1999.

（前田 和哉）

第1章　ピットフォールに陥らないためのDDIの基礎知識

3　外用剤におけるDDI

> **Point**
> - 吸入剤や点眼剤などの局所作用型製剤に関しては，DDIのリスクは見落とされがちである．
> - 吸入剤や点眼剤の中でも，臨床上全身性副作用が問題となる薬剤では，DDIによって全身性副作用のリスクが高まることがある．
> - 吸入剤の中でも，フルチカゾンに代表されるステロイド吸入剤については，全身性の副作用につながるDDIのリスクに特に注意が必要である．
> - 点眼剤の中でも，β遮断薬の点眼剤については，全身性の副作用につながるDDIのリスクに特に注意が必要である．

　吸入剤や点眼剤のほとんどは，それぞれ呼吸器および眼組織への局所作用を目的とした製剤であることから，適用した薬物が循環血中に移行して生じる，いわゆる全身性副作用のリスクは，経口剤や注射剤などと比較して相対的に小さい．とはいえ，吸入剤や点眼剤も少なからず全身血中に移行することがあり，これによる全身性副作用は，時に臨床上大きな問題となる．例えば，ステロイド吸入剤による副腎機能抑制や，β遮断点眼剤による呼吸機能の悪化などは広く知られている．そして，こうした吸入剤や点眼剤による全身性副作用のリスクがDDIによって高まるという症例や臨床試験結果は多数報告されている．本項では，吸入剤や点眼剤による相互作用の典型的な症例を紹介するとともに，その機構と回避法についても解説したい．

吸入剤のDDI

　フルチカゾンやブデソニドなどの副腎皮質ステロイドは，気管支喘息や慢性閉塞性肺疾患に対して単剤あるいは配合剤の吸入剤として用いられている．また，アレルギー性鼻炎などに対して点鼻剤としても用いられる．これらの副腎皮質ステロイドの副作用としては，満月様顔貌や食欲増進，中心性肥満，クッシング症候群様の全身性副作用が知られており，吸入使用時にもみられる注意すべき副作用である．一方で，これらの副腎皮質ステロイドは主にシトクロムP450（CYP）3A4により代謝されることから，CYP3A4の阻害薬と併用することにより，上記の副作用が増強することが報告されている．以下に典型的な相互作用症例[1)]を記す．

症例1 [1]

　33歳のHIV感染男性患者. 満月様顔貌, 急性の体重増加, 痤瘡, カンジダ性食道炎のため来院した. 患者は重度の喘息のため, 2年前よりテルブタリン, サルメテロール, フルチカゾン(1回500μg, 1日2回)の吸入を行っていた. 一方で, 抗ウイルス療法としてサニルブジン, ジダノシンおよびエファビレンツが投与されていたが, 5ヵ月前にサニルブジン, ラミブジン, リトナビル(1回100mg, 1日2回)およびアンプレナビル(1回600mg, 1日2回)に変更されていた. 来院時の検査では, 血漿中のコルチゾール, 副腎皮質刺激ホルモン(ACTH)はいずれも検出限界(それぞれ10μg/L, 10ng/L)未満であった. 尿中遊離コルチゾールも30μg/日と低値であった. 吸入剤をいったん中止し, サルメテロール, テルブタリン, ブデソニドの吸入剤に変更したところ, 同様の症状は再発しなかった.

このほかにも, フルチカゾン吸入剤と, リトナビルやアゾール系経口抗真菌薬などのCYP3A4阻害薬との併用によりクッシング症候群様の症状を呈した症例が多数報告されており, ステロイド吸入剤の中でも, 特にフルチカゾンとCYP3A4阻害薬との相互作用には注意が必要である[2]. なお, フルチカゾンの点鼻剤でも同様の症例が複数報告されているので注意が必要である.

　症例1ではブデソニド吸入剤への変更により症状は改善しており, 同様の症例もみられることから, ブデソニドはフルチカゾンと比較して相互作用による有害作用を生じにくいとされている[2]. しかし, 以下の症例2からもわかるように, ブデソニド吸入剤とCYP3A4阻害薬の併用によってもクッシング症候群様の症状を呈した相互作用症例が報告されているので, やはり注意が必要である[3,4].

症例2 [3]

　囊胞性線維症の4歳男児. アレルギー性気管支肺アスペルギルス症のため入院となり, ブデソニド吸入剤(1回200μg, 1日2回), ホルモテロール吸入剤とイトラコナゾール(1回100mg, 1日2回)による治療を開始した. 2週間後, 呼吸機能は改善したが, 満月様顔貌, 高血圧, 急性の体重増加(1.5kg増)を呈した. 副腎抑制が, 両剤の併用中止3ヵ月後まで認められた. 血漿中コルチゾール濃度は3μg/mL未満であった. イトラコナゾールを中止し, ブデソニドを1日1回200μgに減量したところ, 臨床症状は改善した.

3 | 外用剤におけるDDI

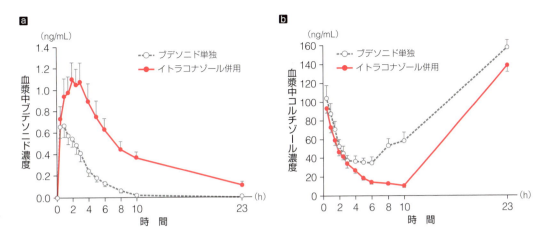

図1-10 10人の健常人におけるブデソニド1,000μg 吸入後の a 血漿中ブデソニド濃度推移および b 血漿中コルチゾール濃度に及ぼすイトラコナゾール（1日1回200mg，5日間）の影響
平均±SE

（文献5より引用）

Raaskaらは，ブデソニド吸入後の血漿中ブデソニド濃度とコルチゾール濃度に対するイトラコナゾールの影響について，臨床試験を行った[5]．その結果，イトラコナゾールの併用により，ブデソニド吸入後のブデソニドのAUC（area under the plasma concentration curve：血漿中濃度下面積）は4.2倍に有意に増大し，消失半減期も1.6時間から6.2時間に有意に延長していた（図1-10 a）．さらに，コルチゾールのAUCが43％に低下し，副腎機能抑制が遷延していた（図1-10 b）．したがって，ブデソニドとイトラコナゾールなどのCYP3A4阻害薬を併用すると，ブデソニドの血漿中濃度が増大し，前述のような副腎皮質ステロイドに典型的な副作用が発現すると考えられる．一方，ベクロメタゾン吸入剤は，リトナビルと併用してもベクロメタゾンの活性代謝物17-BMPの血中濃度上昇は2倍程度であり，単独群とリトナビル併用群の間で血中コルチゾール濃度の低下にも有意な違いはみられなかったとの報告がある[6]．

以上のことから，ステロイド吸入剤の中でも特にフルチカゾンはCYP3A4阻害薬との併用に注意が必要であり，ブデソニドについても相互作用のリスクがあるのに対して，ベクロメタゾンはCYP3A4阻害薬との相互作用リスクが他の2剤より低いため，併用が避けられない場合はベクロメタゾン吸入剤を選択するのが適切であると考えられる[2]．

点眼剤のDDI

点眼剤の中でも，β遮断薬の点眼剤は単独でも呼吸機能（FEV_1）の低下や徐脈など

の全身性副作用を引き起こす。これは，β遮断薬が点眼後少ないながらも全身血中に移行し，気管支のβ2受容体や心臓のβ1受容体を阻害するためであり，点眼滴数の遵守や点眼後の閉瞼，涙嚢部圧迫などにより全身移行する薬物量を減らすことで副作用を軽減できるとされている[7]。しかし，ほかの循環系薬物との併用や，β遮断薬の代謝を抑制する薬物との併用により，これらの副作用が増強するという薬物相互作用が知られている[8]。

例えば，以下に示すように，心抑制作用を有する経口剤とβ遮断薬の点眼剤を併用したところ，徐脈を呈したとの症例が報告されている[9]。

> ### 症例3 [9]
>
> 61歳女性。心房細動に対して，ベラパミル，フレカイニド，ワルファリンの投与を受け5年間以上症状は安定していたが，境界緑内障と診断され，チモロールマレイン酸塩（0.1%）を1日2回両眼に点眼を開始した。患者は，点眼後10〜15秒は鼻涙管を圧迫していた。しかし，点眼開始後3日目に，悪心，虚弱感，努力性呼吸困難，胸部重苦感が48時間ほど続いているとの訴えで救急部を受診した。心拍は38/分で不整，心電図上も徐脈を伴う心房細動を認めた。点眼を中止したところ徐脈などの症状は速やかに改善した。

チモロール点眼剤の投与量は，経口剤としての常用量より少ないものの，経口投与と比較した相対バイオアベイラビリティは50%程度とも報告されており，これにより全身性のβ遮断作用が発現すると考えられている。この症例は，類似した薬理作用を有する経口剤との併用による薬理学的相加反応（薬力学的相互作用）と考えられる。その他の薬力学的相互作用として，α刺激薬の点眼剤とモノアミンオキシダーゼ阻害薬の内服との併用も，血圧上昇を招く可能性があるため，併用禁忌とされている。

一方，チモロールなどのβ遮断薬はCYP2D6により代謝される。このため，CYP2D6を阻害する薬剤との併用によって，点眼後のチモロールの血中濃度が上昇し，全身性副作用のリスクが増大するという相互作用機序も考えられる。Mäenpääらは，健常人での臨床試験において，CYP2D6を強力に阻害するパロキセチンを内服すると，チモロール点眼後の血中濃度が上昇することを示した[10]。すなわち，パロキセチンを1日20mg，3日間投与し，チモロールを点眼後の血漿中チモロール濃度推移を評価した。その結果，0.1%チモロールゲルまたはチモロール0.5%点眼液を点眼後のチモロールのAUCは，パロキセチンの併用によりそれぞれ1.53倍，1.49倍増大し

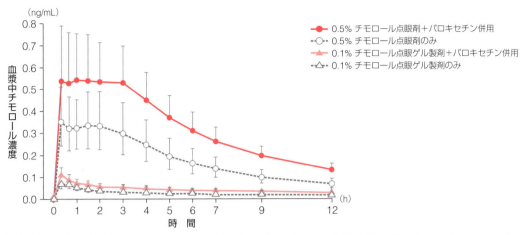

図1-11 12人の健常人におけるチモロール点眼剤適用後のチモロール血漿中濃度推移に及ぼすパロキセチン（1日1回20mg，3日間）の影響
平均±90％信頼区間

（文献10より引用）

た（図1-11）．さらに薬理作用についても，0.5％点眼液とパロキセチンを併用すると，点眼液単独時と比較して，起立試験における心拍上昇が抑制された．以上のことから，β遮断薬の点眼剤使用時にパロキセチンなどのCYP2D6阻害薬を併用すると，点眼剤の全身性副作用リスクが高まる可能性があると言える．このような場合には，CYP2D6の阻害薬を他剤に変更するか，緑内障治療に用いる点眼剤をプロスタグランジン系製剤に変更するなどの対処が必要かもしれない．

逆に，点眼投与された薬物が，全身性に薬物代謝を阻害する可能性を示唆する症例も報告されている[11]．すなわち，ワルファリンを服用中の患者がエリスロマイシン眼軟膏を使用したところ，INR (international normalized ratio)が上昇したとの症例である．ワルファリンの主代謝酵素はCYP2C9であることやエリスロマイシン眼軟膏使用時のエリスロマイシンの血中濃度などを考慮すると，エリスロマイシン眼軟膏によって肝代謝が生じたと結論づけることは難しいかもしれないが，念のため注意が必要かもしれない．

外用剤の中でも，全身性の副作用が問題となるような薬剤においては，DDIによってそのリスクが増大することがある．特に注意すべき吸入剤や点眼剤との相互作用を表1-1にまとめた．外用剤においても，DDIには十分な注意を払っていただきたい．

第1章 ● ピットフォールに陥らないためのDDIの基礎知識

表1-1 外用剤(吸入剤, 点眼剤など)において特に注意すべきDDI

薬 剤 (主な販売名)	併用に注意すべき薬剤 (主な販売名)	機 序	備 考
吸入剤など			
■ **ステロイド吸入剤** フルチカゾン(フルタイド®, アドエア®, フルティフォーム®, レルベア®など) ブデソニド(パルミコート®, シムビコート®など) ベクロメタゾン(キュバール®など) ■ **ステロイド点鼻剤** フルチカゾン(フルナーゼ®など)	■ **CYP3A4 阻害薬** ・HIV プロテアーゼ阻害薬 リトナビル(ノービア®など) など ・アゾール系抗真菌薬 イトラコナゾール(イトリゾール®) ボリコナゾール(ブイフェンド®) など	吸入/点鼻時に全身移行したステロイドの消失を, HIV プロテアーゼ阻害薬やアゾール系抗真菌薬が阻害する(PK)	フルチカゾンまたはブデソニドとCYP3A4阻害薬は添付文書上も併用注意. 特にフルチカゾンについては十分な注意が必要. 一方ベクロメタゾンは, 他の二者より低リスクとされる.
点眼剤			
■ **β遮断薬** チモロール(チモプトール®など)など	■ **循環系薬剤** ・β遮断薬 ・Ca拮抗薬 ベラパミル(ワソラン®など) ジルチアゼム(ヘルベッサー®など)	点眼後に全身移行したβ遮断薬が, 全身性に投与された循環系薬剤と薬理学的相加作用を起こす(PD)	併用注意
	■ **CYP2D6阻害薬** パロキセチン(パキシル®など)	点眼後に全身移行したβ遮断薬の消失をCYP2D6阻害薬が阻害する(PK)	併用注意
■ **α刺激薬** ナファゾリン(プリビナ®) など	■ **MAO阻害薬** セレギリン(エフピー®など)	ノルアドレナリンの蓄積が増大しているため, 併用により急激な血圧上昇が起こるおそれがある(PD)	併用禁忌

引用文献

1) Clevenbergh P, et al : Iatrogenic Cushing's syndrome in an HIV-infected patient treated with inhaled corticosteroids (fluticasone propionate) and low dose ritonavir enhanced PI containing regimen. J Infect, 44 : 194-195, 2002.

2) Foisy MM, et al : Adrenal suppression and Cushing's syndrome secondary to an interaction between ritonavir and fluticasone : a review of the literature. HIV Med, 9 : 389-396, 2008.

3) De Wachter E, et al : Rapidly developing Cushing syndrome in a 4-year-old patient during combined treatment with itraconazole and inhaled budesonide. Eur J Pediatr, 162 : 488-489, 2003.

4) Blondin MC, et al : Iatrogenic Cushing syndrome in patients receiving inhaled budesonide and itraconazole or ritonavir : two cases and literature review. Endocr Pract, 19 : e138-e141, 2013.

5) Raaska K, et al : Plasma concentrations of inhaled budesonide and its effects on plasma cortisol are increased by the cytochrome P4503A4 inhibitor itraconazole. Clin Pharmacol Ther, 72 : 362-369, 2002.

6) Boyd SD, et al : Influence of low-dose ritonavir with and without darunavir on the pharmacokinetics and pharmacodynamics of inhaled beclomethasone. J Acquir Immune Defic Syndr, 63 : 355-361, 2013.

7) Yamada Y, et al : Assessment of systemic adverse reactions induced by ophthalmic beta-adrenergic receptor antagonists. J Ocul Pharmacol Ther, 17 : 235-248, 2001.

8) Goldberg I, et al : Topical ophthalmic medications : what potential for systemic side effects and interactions with other medications? Med J Aust, 189 : 356-357, 2008.

9) Minish T, et al : Symptomatic bradycardia secondary to interaction between topical timolol maleate,

verapamil, and flecainide : a case report. J Emerg Med, 22 : 247-249, 2002.

10) Mäenpää J, et al : Paroxetine markedly increases plasma concentrations of ophthalmic timolol ; CYP2D6 inhibitors may increase the risk of cardiovascular adverse effects of 0.5% timolol eye drops. Drug Metab Dispos, 42 : 2068-2076, 2014.

11) Parker DL, et al : Elevated International Normalized Ratio associated with concurrent use of ophthalmic erythromycin and warfarin. Am J Health Syst Pharm, 67 : 38-41, 2010.

（大谷 壽一）

4 吸収過程のDDIと併用のタイミング

> **Point**
> - 薬物吸収過程では，さまざまなメカニズムによってDDIが生じるため，それらのメカニズムを正しく理解しておく必要がある．
> - 消化管内で薬物同士が出会って生じる物理化学的な相互作用は，薬物の投与タイミングを適切にずらして消化管内で両剤が出会わないようにすることで，相互作用を回避できる可能性がある．
> - 相互作用を回避するために必要な投与間隔は，薬物の組み合わせによって異なると考えられる．
> - 相互作用を回避するために必要な投与間隔は，薬物の投与量や食事の有無などの要因によっても異なる可能性がある．

　消化管からの吸収過程で生じるDDIには，さまざまなメカニズムがある．代表的なメカニズムと実際に相互作用が生じる組み合わせの例を表1-2に示した．表1-2の中で，生体側を介した生物学の相互作用に関しては，多くの場合，影響が一定時間持続するため，両剤が消化管内で直接出会うことがなくても，相互作用が生じうる．すなわち，併用のタイミングをある程度ずらしても，相互作用が回避できないものが多い．イトラコナゾールを例に考えてみよう．イトラコナゾールは難溶性の塩基性薬物であるため，消化管内での溶解が吸収速度や吸収率を決める最も重要な因子となる．すなわち，胃酸酸性下で水溶液になることが，吸収には必須である．このため，オメプラゾールなどの胃酸分泌を抑制する薬剤を併用すると，イトラコナゾールの胃内での溶解が低下し，結果として血中濃度が低下する（図1-12 a）[1]．この相互作用は，イトラコナゾールとオメプラゾールが消化管内で出会わなくても生じるため，両剤の投与間隔を空けて，例えば朝にオメプラゾール，夕食後にイトラコナゾールを服用しても，相互作用は回避できないと考えられる．これに対して，コーラは酸性の液体であり，直接に胃内のpHを低下させてイトラコナゾールの溶解性を上昇させることによって，吸収を増大させる（図1-12 b）[2]．逆に制酸薬は直接に胃内のpHを上昇させて溶解性を低下させることによって吸収を低下させると報告されている（図1-12 c）[3]．コーラや制酸薬との相互作用は，それらが消化管内でイトラコナゾールと直接出会うことによって生じるため，朝コーラや制酸薬を飲んでも，夕食後に服用するイトラコナゾールの吸収にはほとんど影響を与えないと考えられる．このように，

4 吸収過程のDDIと併用のタイミング

表1-2 消化管からの吸収過程で生じるDDIの代表的なメカニズムと具体例

	メカニズム	薬物の組み合わせの例
物理化学的相互作用	複合体の形成	ニューキノロン系抗菌薬と金属カチオン セフジニルと鉄剤
	物理的吸着・交換	バルビツール酸系薬と活性炭 ワルファリンとコレスチラミン
	直接的なpHの変動	イトラコナゾールとコーラ
生物学的相互作用	消化管運動能の変化	アセトアミノフェンとメトクロプラミド
	胃酸分泌の変化によるpHの変動	イトラコナゾールとオメプラゾール
	輸送担体の阻害・誘導	ジゴキシンとリファンピシン
	腸内細菌の変動	ジゴキシンとエリスロマイシン

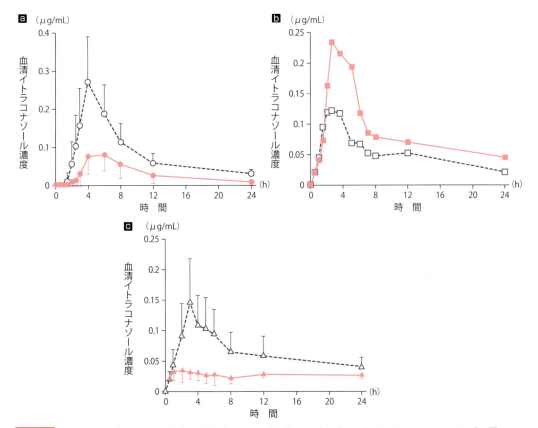

図1-12 イトラコナゾール経口投与後の薬物動態に及ぼす **a** オメプラゾール（1日1回40mg，14日間），**b** コーラ（375mL），**c** 制酸薬（水酸化アルミニウム 220mg，水酸化マグネシウム 120mgを含む懸濁内用液）の影響

イトラコナゾールの投与量は，**a**，**c** では200mg，**b** では100mgである。○，□，△が対照群，●，■，▲が併用群

（文献1-3より作成）

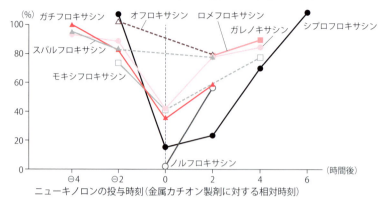

図1-13 各種ニューキノロン系抗菌薬のバイオアベイラビリティに対する金属カチオン製剤の投与タイミングの影響

金属カチオン製剤としては、マーロックス®、スクラルファートなどが用いられており、投与量についても研究間で差異があるため、絶対的な相互作用強度の比較には注意が必要である。また本図では、参考のため、すでに発売中止となった薬物の結果も示している。

（文献4-11より作成）

同じ消化管内pHの変動を介した相互作用であっても、そのメカニズムを正確に理解しておかないと、併用タイミングをずらした場合の影響は考察できない。

本項では、主に併用タイミングをずらすことによってある程度相互作用が回避できるケース、すなわち消化管内での物理化学的な要因に基づく薬物相互作用の代表例に焦点をあて、併用間隔と相互作用の程度との関係について概説したい。

ニューキノロン系抗菌薬と制酸薬

ニューキノロン系抗菌薬は、アルミニウムなどの多価金属カチオンを含む制酸薬や鉄剤と同時に内服すると、難吸収性のキレートを形成して吸収が低下することが報告されている。そして、吸収低下の度合いは、ニューキノロン系抗菌薬や金属カチオンの種類、併用のタイミングなどによって影響を受けることが知られている。図1-13には、各種ニューキノロン系抗菌薬のバイオアベイラビリティに対する金属カチオン製剤（マーロックス®など）の投与タイミングの影響を評価した研究[4-11]をまとめて示した。図1-13から、金属カチオン製剤とニューキノロン系抗菌薬を併用する場合、金属カチオン製剤の投与後4時間以上経過してから、もしくは投与2時間以上前に、ニューキノロン系抗菌薬を投与することで、相互作用がおおむね回避できることがわかる。

コレスチラミン

コレスチラミンは，イオン交換樹脂製剤であり，腸肝循環しているコレステロール（胆汁酸）を吸着してその再吸収を抑制することで，血中コレステロールを低下させる．このため，消化管内でコレステロール以外にもさまざまな薬物，特に陰イオン性薬物を吸着し，その吸収を低下させる．特にジゴキシン，ワルファリン，副腎皮質ステロイド類，フロセミドなどと相互作用を起こすことが広く知られているが，コレスチラミンとこれらの薬物との投与間隔が相互作用に及ぼす影響については，情報は限られている．Brownらの検討によると，ジゴキシンをコレスチラミンと同時投与すると，単独時と比較してAUC$_{0-8h}$は69％まで低下し，ジゴキシンをコレスチラミンの8時間前に投与すると，単独時の91％のAUC$_{0-8h}$が得られた[12]．また，ジゴキシンをコレスチラミンの8時間後に投与すると，AUC$_{0-8h}$は75％まで低下していた．コレスチラミンはジゴキシンの腸肝循環を抑えるため，中毒時の解毒にも有効であるとの報告もある．一方，ワルファリンとの相互作用についての報告では，ワルファリンの血中濃度および薬効は，コレスチラミンの同時投与，あるいはワルファリンの3時間前や30分後にコレスチラミンを投与した場合には低下するのに対して[13]，ワルファリン投与6時間後にコレスチラミンを投与した場合は，影響はみられなかったとの報告もある．

以上のことから，コレスチラミンの影響は，ニューキノロン系抗菌薬に対する金属カチオンの影響より長時間に及ぶと思われる．ただし，その影響時間は，相互作用を受ける側の薬物，すなわちジゴキシンやワルファリンの薬物動態学的特性にも依存する可能性がある．

活性炭

活性炭は，10g以上の大量投与により薬物中毒時の解毒に用いられるほか，球状活性炭（クレメジン®）として腎障害患者における透析導入の遅延を目的に投与される．活性炭は吸着剤であることから，他の薬物との同時投与は原則として行わないこととされている．活性炭と薬物との投与間隔が相互作用の程度に及ぼす影響については，アムロジピンを対象とした検討が行われている．すなわちLaineらは，アムロジピン（10mg）経口投与後の血中濃度推移に及ぼす活性炭（25g）の投与タイミングの影響を検討した．その結果，活性炭の同時投与では吸収率は99％程度低下し，活性炭を2または6時間後に投与すると，それぞれ51％，15％低下したと報告している（図1-14 a）[14]．

また著者らは，フェノバルビタールと球状活性炭（クレメジン®）の同時投与により

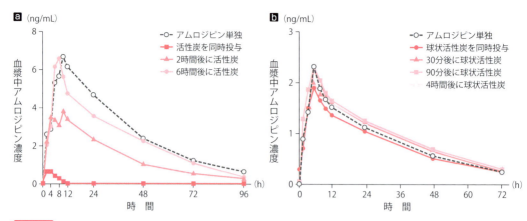

図1-14 アムロジピン経口投与後の血中濃度推移に及ぼす活性炭投与の影響
a 空腹下での10mgのアムロジピンと25gの活性炭の相互作用．b 食後における2.5mgのアムロジピンと2gの球状活性炭（クレメジン®）の相互作用

（文献14, 17より引用）

フェノバルビタールの血中濃度が低下し，両剤の投与間隔を1.5時間程度空けることで血中濃度の低下を完全ではないもののある程度回避できた症例を経験した[15]．

以上のことから，球状活性炭と他剤との相互作用に関しては，フェノバルビタールのように比較的吸収が速やかな薬剤の場合，ニューキノロン系抗菌薬と金属カチオンの場合と同様，活性炭の投与後4時間以上経過してから，もしくは投与2時間以上前に，他剤を投与することである程度回避できると考えられるのに対して，アムロジピンのように吸収が遅い薬物の場合は，より長い投与間隔が必要となる可能性もある．今後のさらなる研究成果の蓄積が待たれるところである．なお理論的には，吸収速度定数（k_a［/h］）の逆数の2倍以上の時間が経過すれば（$t[h] \geq 2/k_a$），吸収は86％以上が完了するので，投与後$2/k_a$時間以上経過してから他剤を投与するのも一つの解決策と言える．

投与間隔とともに考慮すべき要因

ここまで，消化管内で生じるDDIの程度に対する投与間隔の影響について述べてきた．しかし，相互作用の大きさは，ほかの要因によっても影響を受けることが知られている．まず，消化管内で生じる物理化学的相互作用の大きさは，食後では減弱すると考えられている．Kawakamiらは，オフロキサシンとスクラルファートの相互作用に対する食事の影響について検討を行っている．その結果，オフロキサシンのAUCは，スクラルファートにより空腹時には61％低下したのに対して，食後では31％の低下にとどまったと報告している[16]．したがって，食後では相互作用を回避するのに

必要な時間も短くなるかもしれない.

　さらに，相互作用を引き起こす薬物の投与量も考慮に入れる必要がある．著者らは，アムロジピン経口投与後の血中濃度推移に及ぼす，より少量の球状活性炭(クレメジン®；2g)の影響を検討した．その結果，Laineらとの報告とは対照的に，球状活性炭とアムロジピンを同時投与しても，アムロジピンの血中濃度の低下はほとんどみられなかった(図1-14 b)[17]．著者らの試験は食後条件で実施しているため，食事の有無または活性炭の剤形・投与量，もしくはその両方が，両剤の相互作用の大小に影響を与えたと考えられる．

　消化管内において物理化学的な吸着や複合体形成により生じる吸収の低下は，両剤の投与間隔を適切にあけることで回避できると考えられる．金属カチオン製剤とニューキノロン系抗菌薬を併用する場合，おおむね，金属カチオン製剤の投与後4時間以上経過してから，もしくは投与2時間以上前にニューキノロン系抗菌薬を投与すればよいであろう．ほかの組み合わせの場合も，相互作用を受ける薬物の吸収が比較的速やかな場合は，同様の対処により相互作用を回避可能と考えられる．しかし，吸収が遅い薬物では，相互作用を回避するためにより長い投与間隔が必要となるかもしれない．

引用文献

1) Jaruratanasirikul S, et al : Effect of omeprazole on the pharmacokinetics of itraconazole. Eur J Clin Pharmacol, 54 : 159-161, 1998.

2) Jaruratanasirikul S, et al : Influence of an acidic beverage (Coca-Cola) on the absorption of itraconazole. Eur J Clin Pharmacol, 52 : 235-237, 1997.

3) Lohitnavy M, et al : Reduced oral itraconazole bioavailability by antacid suspension. J Clin Pharm Ther, 30 : 201-206, 2005.

4) Foster TS, et al : The effect of antacid timing on lomefloxacin bioavailability. Pharmacotherapy, 11 : 101, 1991.

5) Nix DE, et al : Effects of aluminum and magnesium antacids and ranitidine on the absorption of ciprofloxacin. Clin Pharmacol Ther, 46 : 700-705, 1989.

6) Lober S, et al : Pharmacokinetics of gatifloxacin and interaction with an antacid containing aluminum and magnesium. Antimicrob Agents Chemother, 43 : 1067-1071, 1999.

7) Krishna G, et al : Effect of an aluminum- and magnesium-containing antacid on the bioavailability of garenoxacin in healthy volunteers. Pharmacotherapy. 27 : 963-969, 2007.

8) Stass H, et al : Evaluation of the influence of antacids and H₂ antagonists on the absorption of moxifloxacin after oral administration of a 400mg dose to healthy volunteers. Clin Pharmacokinet, 40 (Suppl 1) : 39-48, 2001.

9) Parpia SH, et al : Sucralfate reduces the gastrointestinal absorption of norfloxacin. Antimicrob Agents Chemother, 33 : 99-102, 1989.

10) Flor S, et al : Effects of magnesium-aluminum hydroxide and calcium carbonate antacids on bioavailability of ofloxacin. Antimicrob Agents Chemother, 34 : 2436-2438, 1990.

11) Johnson RD, et al : Effect of Maalox on the oral absorption of sparfloxacin. Clin Ther, 20 : 1149-1158, 1998.

12) Brown DD, et al : Decreased bioavailability of digoxin due to hypocholesterolemic interventions. Cir-

culation, 58 : 164-172, 1978.

13) Robinson DS, et al : Interaction of warfarin and nonsystemic gastrointestinal drugs. Clin Pharmacol Ther, 12 : 491-495, 1971.

14) Laine K, et al : Prevention of amlodipine absorption by activated charcoal : effect of delay in charcoal administration. Br J Clin Pharmacol, 43 : 29-33, 1997.

15) Tanaka C, et al : Decreased phenobarbital absorption with charcoal administration for chronic renal failure. Ann Pharmacother, 38 : 73-76, 2004.

16) Kawakami J, et al : The effect of food on the interaction of ofloxacin with sucralfate in healthy volunteers. Eur J Clin Pharmacol, 47 : 67-69, 1994.

17) Tanaka C, et al : Effects of dosing interval on the pharmacokinetic interaction between oral small spherical activated charcoal and amlodipine in humans. J Clin Pharmacol, 47 : 904-908, 2007.

（大谷 壽一）

第1章　ピットフォールに陥らないためのDDIの基礎知識

5 | タンパク結合阻害とDDI

> **Point**
> - 血漿中非結合形薬物濃度の変化が薬効の変化と相関する.
> - 生体内では，タンパク結合部位から追い出された薬物には行き場がある.
> - 分布容積の小さい薬物ではタンパク結合置換により非結合形濃度が上昇するが，多くの場合，一時的である.
> - 臓器クリアランスの小さい薬物では，血漿中非結合形薬物濃度が高くなると消失も亢進する.
> - 臓器クリアランスの大きな薬物を静脈内くり返し投与または持続点滴している場合には，タンパク結合置換による効果・副作用の増強に注意が必要である.

　タンパク結合によるDDIと聞くと，初めに試験管内のような閉鎖系をイメージし，「タンパクから追い出された非結合形の血中濃度が上がる！」「作用が増強する！」「危険だ！」という思考に至ってしまいがちである．しかし，生体内は試験管内のように単純ではない．体内の薬物は常に動いているのである．本項では，薬剤学で学ぶ数式的表現は最小限にとどめ，できるだけ体内の薬物の動きをイメージするかたちでタンパク結合によるDDIの臨床的意義について解説する．

タンパク結合置換とは？

　タンパク結合置換とは，血漿中や組織中のタンパクに結合している薬物（被置換薬）が，他の薬物など（置換薬）によって，その結合部位から追い出される現象をいう．アルブミンをはじめ，薬物結合タンパクはいくつかの結合部位を有しており，薬物によって結合する部位や結合の強さは異なる．そのため，タンパク結合率が高い薬物同士を併用してもタンパク結合置換現象が生じるとは限らない．そうなると，どの薬物の組み合わせでタンパク結合置換が生じるのか，気の遠くなるような情報収集が必要なのではないかと考えてしまうところだが，臨床的にはその必要はほとんどない．なぜなら，タンパク結合によるDDIは臨床上重要な変化をもたらさないことが多いからである．

タンパク結合置換が組織分布へ与える影響（図1-15）

　まずは，分布容積が大きく，投与した薬物のほとんどが組織中に存在する場合を考えてみたい．血管内でタンパク結合置換が生じると，追い出された非結合形薬物は血管内容積よりもかなり容積の大きい組織中へ再分配されるため，血液中の非結合形薬物濃度はほとんど変化しない．また，容積の大きい組織側からみれば再分配されてくる薬物量も微々たるものである．

　一方，分布容積が小さく，投与した薬物のほとんどが細胞外液中に存在する場合（あるいはごく限定された組織にのみ分布する場合）には，一時的に血中非結合形薬物濃度が上昇する．それに伴い，血管外の分布部位における非結合形薬物濃度も上昇する．しかし，多くの薬物においてこの現象はあくまで一時的であり，ほとんどの場合，薬理作用の増強にはつながらない．この理由はタンパク結合置換が生じた際の薬物消失の変化を考えることで理解できる．

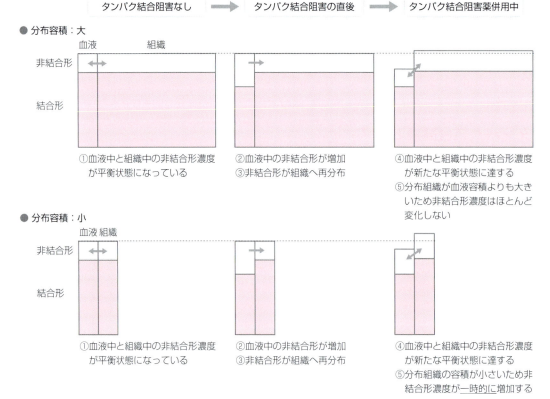

図1-15　タンパク結合置換によって増加した血中非結合形薬物の再分布（簡略イメージ）

タンパク結合置換が薬物消失へ与える影響

全身からの薬物の浄化能（クリアランス）は，主な消失臓器の血流量（消失臓器への運搬能）とその臓器を1回通過するたびに浄化される血液量の割合（抽出比と呼ばれ，消失臓器自体の消失能とその臓器への運搬能に依存）の掛け算で表現される（式1）．

$$浄化能 = 運搬能 \times \frac{消失能}{運搬能 + 消失能} \qquad \cdots\cdots 式1$$

これを，よく用いられる薬物動態パラメータで表現すると式2のようになる（詳細については成書[1,2]を参照のこと）．

$$CL_x = Q_x \times \frac{fu \times CLint_x}{Q_x + fu \times CLint_x} \qquad \cdots\cdots 式2$$

ここで，CL_xはある臓器Xのクリアランスを意味し，肝臓でのみ消失する薬物であれば肝クリアランス（＝全身クリアランス）となる．Q_xは臓器Xへの血流量，$CLint_x$は臓器Xの固有クリアランス（肝臓であれば肝代謝能など）を意味する．

消失能に対して運搬能が十分に高い薬物の場合（$Q_x \gg fu \times CLint_x$），式2の分母は$Q_x$に近似されるため，浄化能は消失能に依存している（$CL_x = fu \times CLint_x$）．これを一般に消失能依存型の薬物と呼ぶ．この特徴を有する薬物の場合，循環血液中でタンパク結合置換が生じると（fuが増加すると），結合タンパクから追い出された非結合形薬物の消失が促進される（図1-16）．仮にfuが2倍になれば，消失能も2倍になるため，結果として非結合型の平均血中濃度は変化しない．先に，分布容積の小さい薬物の場合には"一時的に"非結合形薬物濃度が上昇すると述べたが，多くの薬物は消失能依存型の消失特性を示すため，促進した浄化能のおかげで，DDIなどで上昇した非結合形薬物濃度は速やかに低下するのである．

一方，運搬能に対して消失能が十分に高い薬物の場合（$fu \times CLint_x \gg Q_x$），式2の分

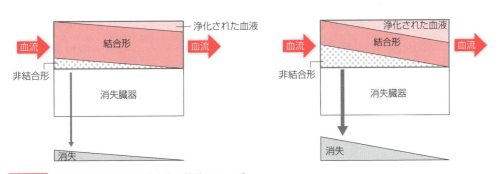

図1-16　消失臓器における血液浄化の簡略イメージ
分布容積の小さい薬物で，タンパク結合置換後に増加した血中非結合形薬物は消失量が増加する．

母はfu×CLint$_x$に近似されるため，浄化能は運搬能に依存している（CL$_x$＝Q$_x$）．これを血流律速型の薬物と呼ぶ．この場合は，循環血液中のfuが増加しても，消失臓器へ血液が運搬されてこない限りは浄化できないため，全身循環血中で結合タンパクから追い出された非結合形薬物濃度は高く維持されてしまう．先の分布容積への影響と併せて考えると，タンパク結合置換によって血流律速型薬物の血漿中非結合形薬物濃度が上昇しても，大きな分布組織中へ移行して希釈されるため，結局は血流律速型でも非結合形薬物濃度が高くなることはないのでは？と思うかもしれない．単回投与の場合にはそのような理解でおよそ問題ないが，くり返し投与や持続点滴などのように次から次へと薬物が全身循環血中に入ってくる場合には，浄化能（CL）が変わらないので，非結合形薬物が体内にどんどん蓄積することになる．分布容積が小さな薬物でも同様に，血流律速型である限りfuが増加しても浄化能（CL）は変わらないため，非結合形薬物は全身に蓄積する．これらの状況下では薬理作用増強のおそれがあるが，幸いなことに血流律速型の薬物は少ない．しかも，肝代謝型の血流律速型薬物を経口投与した場合には，消化管から吸収された薬物がいったんすべて門脈血を通じて肝臓に運ばれるため，門脈血中のfuが高ければ全身循環血中に到達する前にその分多く代謝を受けて消失する（肝初回通過効果）．すなわち，経口バイオアベイラビリティが低下するために，非結合形の平均血中濃度は増加しないで済む．それ故，事実上，リドカインやハロペリドール，モルヒネなどのごく一部の血流律速型薬物を静脈内投与した場合のみ，タンパク結合置換による非結合形薬物濃度の上昇に注意すればよい．

▶実例：フェニトインとバルプロ酸の タンパク結合置換によるDDI

タンパク結合置換によるDDIが非結合形薬物濃度に影響を与えないことは，てんかん患者を対象にMattsonらが実施したフェニトインとバルプロ酸（置換薬）の併用試験でも実証されている[3]．フェニトインはタンパク結合率が高く，分布容積は小さく，主消失経路である肝臓のクリアランスも小さい（消失能依存型）薬物である．このMattsonらの試験では，バルプロ酸の併用によってフェニトインのfuが上昇し，それに対応した総薬物濃度（結合形＋非結合形）の低下を認めている．しかし，フェニトインの血中非結合形濃度はほとんど変化していない（図1-17）．

フェニトインとバルプロ酸の例のように，実際の患者で置換薬併用前後での非結合形薬物を測定している臨床研究はほとんど存在しない．しかし，タンパク結合置換によるDDIを薬物動態学的に理解しておけば，血中濃度測定を行わなくとも，その臨床

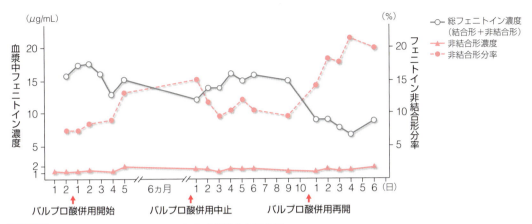

図1-17 フェニトインとバルプロ酸の薬物動態学的相互作用
フェニトイン投与中の患者にバルプロ酸（置換薬）を併用することでフェニトインの非結合形分率（●）が上昇し，それと対応して総フェニトイン濃度（○）が低下している（左側）．バルプロ酸併用を中止すると非結合形分率は低下し，総薬物濃度も上昇している（中央）．バルプロ酸の再投与によって同様の現象が再現されている（右側）．いずれの状況下においてもフェニトインの非結合形濃度（▲）はほとんど変化していない．

（文献3より引用）

的意義を予測することが可能である．経口抗凝固薬のワルファリンは，フェニトインと似たような薬物動態学的特徴をもつハイリスク薬だが，ワルファリンの医薬品添付文書や一部の書籍などでは，タンパク結合置換によってワルファリンの抗凝固効果が増強するかのような記述がなされており，タンパク結合によるDDIの情報を三次資料の記述に頼るには限界がある．臨床現場ではさまざまな医薬品が併用投与されているが，これらの医薬品に関する情報源を参照する際は，（一部の）誤解を生む記述に惑わされることのないよう，DDIに関する正しい理解が必要である．

引用文献

1) 緒方宏泰 編著：臨床薬物動態学 薬物治療の適正化のために，第3版，丸善出版，2015．
2) Rowland M, et al : Clinical Pharmacokinetics and Pharmacodynamics : Concepts and Applications, 4th edition, Lippincott Williams & Wilkins, 2011.
3) Mattson RH, et al : Valproic acid in epilepsy : clinical and pharmacological effects. Ann Neurol, 3 : 20-25, 1978.

（小川 竜一）

6 代謝酵素の基質同士の併用とDDI

Point
- 同じ薬物代謝酵素によって代謝される薬物が数多く存在し，臨床においてそれらを併用すると競合阻害を生じる可能性がある．
- 競合阻害では，酵素との親和性が大きい薬物ほど強い阻害薬となり，酵素阻害の程度は，阻害薬の濃度と阻害定数の比で表される．
- 阻害を受ける酵素が被相互作用薬の全身クリアランスに占める割合によって，酵素阻害による血中濃度の上昇率が異なる．
- 薬物の体内動態の特徴とともに，種々の相互作用の実例をきちんと把握しておくことが重要である．

薬物代謝酵素は一般に，基質特異性が低く，1つの代謝酵素がさまざまな薬物の代謝を担う．最も重要な薬物代謝酵素であるシトクロムP450（CYP）には種々の分子種が存在するが，汎用されている医薬品の約半数がCYPによって代謝され，さらにその約半数の代謝にCYP3A4が関与するとされている[1]．

同じ代謝酵素で代謝される複数の薬物を併用すると，それらが同じ代謝酵素を取り合う競合阻害が起こる．このとき，酵素との親和性が大きい方の薬物が，小さい方の薬物の代謝を阻害することになる（本項において前者を「阻害薬」，後者を「被相互作用薬」と記す）．その結果，被相互作用薬が代謝されて消失する速度が低下し，阻害薬を併用しない場合と比べて血中濃度が上昇する．しかし，これが臨床上問題となるかは，阻害薬による酵素阻害の強さ（濃度と親和性との関係），阻害される酵素での代謝が被相互作用薬の消失に占める割合および被相互作用薬の治療域（副作用を示さずに治療効果を発揮する血中濃度の範囲）の3つの要因により決まってくる．

阻害薬側の要因

基質同士による酵素の競合阻害では，酵素との親和性が大きい薬物ほど強い阻害薬となり，阻害の強さを表す阻害定数（K_i）は，酵素との親和性を表すミカエリス定数（K_m）と等しい．酵素阻害の程度は，阻害薬の濃度（$[I]$）とK_iの比（$[I]/K_i$）で表される．すなわち，K_iが小さい（強い）阻害薬でも，その濃度が低ければ，酵素活性の阻害はみられない．

被相互作用薬側の要因

　被相互作用薬の代謝に複数の代謝酵素が関与する場合，阻害される酵素がその代謝全体に占める割合によって，血中濃度への影響が異なる．また，被相互作用薬が肝代謝のみならず，腎臓を経由して尿中へ未変化体として排泄される経路ももつ場合，全身クリアランスに占める肝代謝クリアランスの割合にも依存する．例えば，CYP3A4が完全に阻害された場合，被相互作用薬（静脈内投与）の腎排泄の割合（尿中未変化体排泄率）が10%，肝代謝におけるCYP3A4の寄与率が100%であれば，血中濃度時間曲線下面積（AUC）は10倍に上昇する（図1-18 a）が，尿中未変化体排泄率50%，肝代謝におけるCYP3A4の寄与率100%であれば2倍に（図1-18 b），尿中未変化体排泄率50%，肝代謝におけるCYP3A4の寄与率20%であれば1.1倍にしかAUCが上昇しない（図1-18 c）．

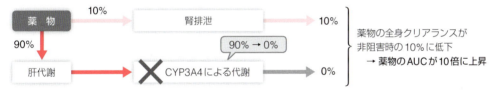

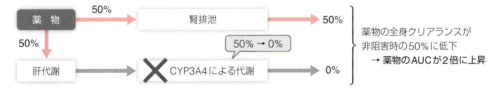

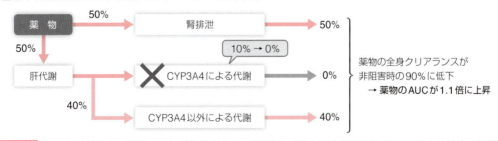

図1-18 CYP3A4が完全に阻害された場合のCYP3A4基質のAUC上昇率（肝代謝と腎排泄により消失する薬物の静脈内投与を想定）

同じ代謝酵素の基質同士を併用した場合の相互作用事例

糖尿病治療薬であるグリベンクラミド（オイグルコン®，ダオニール®など）あるいはグリメピリド（アマリール®など）と，抗凝固薬ワルファリン（ワーファリン®など）とは，互いの薬効を増強する可能性があることから，併用注意とされている．これは，いずれの薬物もほぼCYP2C9による肝代謝のみで消失するため，CYP2C9の競合阻害が各々の血中濃度の上昇に直結する可能性があるためである．実際に，ワルファリン服用患者がグリベンクラミドを併用することにより出血傾向が現れた症例報告[2]があるほか，グリメピリド服用患者においてワルファリンの併用により低血糖症状の出現が増大したことが報告されている[3]．

しかし，上記糖尿病治療薬もワルファリンも比較的用量の低い薬物であり，体内の薬物濃度$[I]$がK_iに近いほど上昇しているかについては疑問がある．実際に薬物の血中濃度を測定して確認する必要があると考えられる．このような場合に薬剤師は難しい判断を迫られるが，注意すべきポイントは，阻害薬が他の共通する消失機構の薬物にも同様の強度の相互作用を与えているかを確認することである．一方で，他の機構で相互作用が起きる可能性がないかを十分に考える必要もある．

このような相互作用は，CYP以外の代謝酵素においても生じる．一例として，免疫抑制薬6-メルカプトプリン（ロイケリン®）と，キサンチンオキシダーゼ阻害作用をもつ高尿酸血症治療薬アロプリノール（ザイロリック®など）は，いずれも主にキサンチンオキシダーゼによって代謝を受けて消失するため，併用すると6-メルカプトプリンの血中濃度が上昇することが報告されており（図1-19）[4]，両者は併用注意とされている．

臨床において同じ代謝酵素で代謝される基質同士を併用すると，当該酵素による代謝が消失に大きく寄与する基質ではその血中濃度が上昇する可能性がある．しかし，これは相手薬物の血中濃度が阻害濃度に達する場合に限る．実際に，CYP3A4基質であるシンバスタチン（リポバス®など）あるいはアトルバスタチン（リピトール®など）を併用しても，同じくCYP3A4基質であるミダゾラム（ドルミカム®など）の血中濃度は単独投与時と差がないことが報告されている[5]．各薬物の代謝に関与する酵素の種類や腎排泄の割合などの体内動態の特徴とともに，種々の相互作用の実例をきちんと把握しておくことが重要である．

6 | 代謝酵素の基質同士の併用とDDI

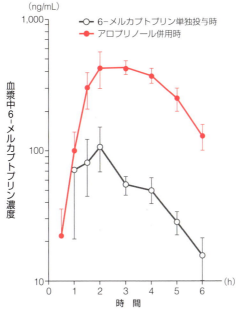

図1-19 アロプリノール（100mgを1日3回2日間経口投与）併用時および非併用時の6-メルカプトプリン（75mg/m^{2}を単回経口投与）の血中濃度推移
n＝5，平均値±標準誤差
（文献4より引用，一部改変）

引用文献

1) Williams JA, et al : Drug-drug interactions for UDP-glucuronosyltransferase substrates : a pharmacokinetic explanation for typically observed low exposure (AUCi/AUC) ratios. Drug Metab Dispos, 32 : 1201-1208, 2004.
2) Drug Points. BMJ, 303 : 789, 1991.
3) Romley JA, et al : Association between use of warfarin with common sulfonylureas and serious hypoglycemic events : retrospective cohort analysis. BMJ, 351 : h6223, 2015.
4) Zimm S, et al : Inhibition of first-pass metabolism in cancer chemotherapy : interaction of 6-mercaptopurine and allopurinol. Clin Pharmacol Ther, 34 : 810-817, 1983.
5) Kokudai M, et al : Effects of statins on the pharmacokinetics of midazolam in healthy volunteers. J Clin Pharmacol, 49 : 568-573, 2009.

（工藤 敏之，伊藤 清美）

7 代謝酵素の阻害様式とDDIの持続時間

> **Point**
> - 薬物代謝酵素の阻害は，メカニズムによって可逆的あるいは不可逆的阻害のいずれかに分類される．
> - 臨床で認められる代謝阻害の多くは酵素の可逆的阻害によるものであり，阻害薬が体内から消失すれば阻害効果も同時に消失する．
> - 不可逆的阻害の場合，阻害薬が体内から消失しても阻害効果は残り，新たな酵素が生成されるまで代謝活性はもとに戻らない．
> - 代謝阻害の相互作用がどれくらい持続するか推定し，投与設計に生かすためには，阻害のメカニズムを把握することが重要である．

薬物代謝酵素の阻害は，メカニズムによって可逆的あるいは不可逆的阻害のいずれかに分類される．代謝阻害の相互作用がどれくらい持続するか推定し，投与設計に生かすためには，阻害のメカニズムを把握することが重要である．

代謝酵素の可逆的阻害に基づく相互作用

臨床で認められる代謝阻害の多くは酵素の可逆的阻害によるものであり，酵素阻害の程度は阻害薬濃度（[I]）と阻害定数（K_i）との比（[I]/K_i）によって決まるので，阻害薬が体内から消失すれば阻害効果も同時に消失する．

H_2受容体拮抗薬シメチジン（タガメット®など）を併用することにより睡眠導入薬トリアゾラム（ハルシオン®など）の血中濃度が上昇することが報告されており，両者は併用注意とされている．これは，トリアゾラムの主代謝酵素であるCYP3A4をシメチジンが可逆的に阻害することに起因すると考えられる．シメチジンの濃度推移とCYP3A4阻害作用を考慮した生理学的薬物速度論モデルに基づくシミュレーション※注により，シメチジンを併用（同時投与）したときの血漿中トリアゾラム濃度の上昇（単独投与時と比較して血漿中濃度時間曲線下面積（AUC）が1.3倍に上昇；図1-20 a [1]）をほぼ再現することができた（図1-20 b）．シメチジン最終投与24時間後にトリアゾラムを投与した場合を想定すると，シメチジンは体内からほとんど消失し

※注：本項におけるシミュレーションには，薬物相互作用シミュレーションソフト「DDI Simulator®」（Ver. 2.4；富士通九州システムズ）を用いた．

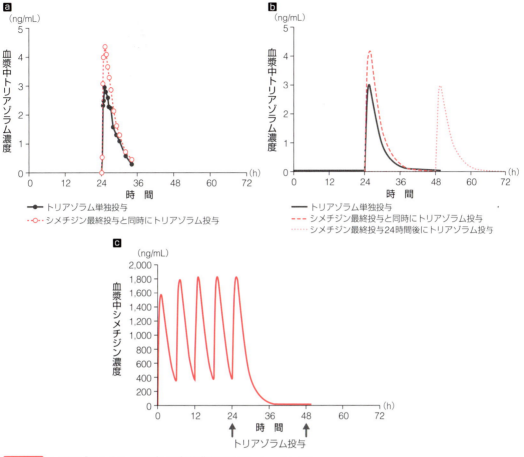

図1-20 トリアゾラムとシメチジンの相互作用のシミュレーション
ⓐ シメチジン300mgを6時間ごとに5回経口投与し，シメチジン最終投与と同時にトリアゾラム0.5mgを単回経口投与したときの血漿中トリアゾラム濃度の実測値[1]
ⓑ シメチジン300mgを6時間ごとに5回経口投与し，シメチジン最終投与と同時および24時間後にトリアゾラム0.5mgを単回経口投与したときの血漿中トリアゾラム濃度のシミュレーション
ⓒ シメチジン300mgを6時間ごとに5回経口投与したときの血漿中シメチジン濃度のシミュレーション

ており（図1-20ⓒ），血漿中トリアゾラム濃度は単独投与時とほぼ同等であった（図1-20ⓑ）．

一方，抗真菌薬イトラコナゾール（イトリゾール®など）投与と同時および24時間後にトリアゾラムを投与した場合，トリアゾラムのAUCが非併用時と比較してそれぞれ3.1倍および3.8倍に上昇したことが報告されている[2]．イトラコナゾールはシメチジンと同様にCYP3A4を可逆的に阻害するが，体内からの消失半減期が長く，また，代謝物である水酸化体もCYP3A4を強力に阻害するため[3]，阻害効果が持続したと考えられる．

代謝酵素の不可逆的阻害に基づく相互作用

酵素と阻害薬が不可逆的に結合した場合，阻害薬が体内から消失しても阻害効果は残り，新たな酵素が生成されるまで代謝活性はもとに戻らない．生体内での酵素の合成・分解のターンオーバーは半減期が1〜3日間程度である[4]ことから，酵素の不可逆的阻害に基づく相互作用は，可逆的阻害より持続時間が長く，重篤な副作用や毒性が生じる場合が多い．

抗悪性腫瘍薬フルオロウラシルと抗ウイルス薬ソリブジンの併用により，フルオロウラシルの毒性のため十数名の患者が亡くなり，ソリブジンの製造販売が中止された（ソリブジン事件）．これは，ソリブジンの代謝物であるブロモビニルウラシルが，フルオロウラシルの主代謝酵素であるジヒドロピリミジンデヒドロゲナーゼによって代謝を受ける際に酵素と強固に結合し不可逆的に阻害したことにより，フルオロウラシルの消失が遅れ，血中濃度が上昇したことに起因すると考えられている[5]．このように，阻害薬自身が代謝される際に酵素の活性部位と強固に結合した代謝中間体を生成することで，不可逆的に阻害する機構をmechanism-based inhibition（MBI）と言う．

グレープフルーツジュースに含まれるフラノクマリン類は消化管におけるCYP3A4をMBIにより阻害するため，その基質となる薬物の血中濃度を上昇させる[6]．この阻害作用は，グレープフルーツジュースの飲用を中止しても数日間持続する．CYP3A4で代謝される降圧薬ニソルジピン（バイミカード®など）をグレープフルーツジュースとともに服用すると，水で服用した時と比較してAUCが4.1倍に上昇し，グレープフルーツジュース飲用96時間後にニソルジピンを服用した場合でも1.4倍のAUC上昇が認められている[7]．

また，マクロライド系抗菌薬であるエリスロマイシン（エリスロシン®など）やクラリスロマイシン（クラリス®，クラリシッド®など）は，CYP3A4をMBIにより阻害するため，CYP3A4基質との併用には注意を要する[8]．CYP3A4に対するMBIを組み入れた生理学的薬物速度論モデルに基づくシミュレーションにより，エリスロマイシン反復投与の8時間後にトリアゾラムを投与したときの相互作用（トリアゾラム単独投与時と比較してAUCが2.1倍に上昇；図1-21 **a**[9]）をほぼ再現することができた．この条件において，エリスロマイシン最終投与24時間後にトリアゾラムを投与した場合を想定しても，8時間後投与の場合と同程度のAUC上昇が認められた（図1-21 **b**）．エリスロマイシン自身は24時間で体内からほとんど消失しているが（図1-21 **c**），肝臓における活性型CYP3A4はエリスロマイシン反復投与により最大で4割程度減少し，24時間ではほとんど回復していない（図1-21 **d**）ためである．

7 代謝酵素の阻害様式とDDIの持続時間

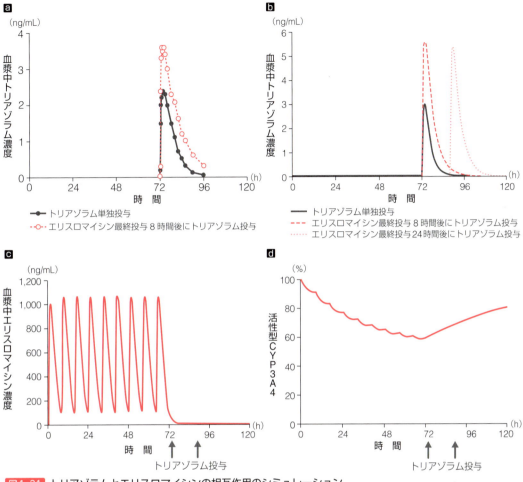

図1-21 トリアゾラムとエリスロマイシンの相互作用のシミュレーション
a エリスロマイシン333mgを1日3回，3日間経口投与し，最終投与8時間後にトリアゾラム0.5mgを単回経口投与したときの血漿中トリアゾラム濃度の実測値[9]
b エリスロマイシン333mgを1日3回，3日間経口投与し，最終投与8時間後および24時間後にトリアゾラム0.5mgを単回経口投与したときの血漿中トリアゾラム濃度のシミュレーション
c エリスロマイシン333mgを1日3回，3日間経口投与したときの血漿中エリスロマイシン濃度のシミュレーション
d エリスロマイシン333mgを1日3回，3日間経口投与したときの肝臓における活性型CYP3A4量のシミュレーション

　併用薬による代謝酵素阻害が可逆的であれば，阻害薬濃度が低下すれば阻害作用は消失するので，薬物を投与するタイミングをずらすことで相互作用を回避することも考えられる．一方，不可逆的な阻害の場合，阻害薬が体内から消失しても阻害作用が持続することから，相互作用が起きない薬物の組み合わせへの変更を検討すべきであろう．

引用文献

1) Friedman H, et al : Triazolam kinetics : interaction with cimetidine, propranolol, and the combination. J Clin Pharmacol, 28 : 228-233, 1988.

2) Neuvonen PJ, et al : The effect of ingestion time interval on the interaction between itraconazole and triazolam. Clin Pharmacol Ther, 60 : 326-331, 1996.

3) Isoherranen N, et al : Role of itraconazole metabolites in CYP3A4 inhibition. Drug Metab Dispos, 32 : 1121-1131, 2004.

4) Yang J, et al : Cytochrome p450 turnover : regulation of synthesis and degradation, methods for determining rates, and implications for the prediction of drug interactions. Curr Drug Metab, 9 : 384-394, 2008.

5) Okuda H, et al : A possible mechanism of eighteen patient deaths caused by interactions of sorivudine, a new antiviral drug, with oral 5-fluorouracil prodrugs. J Pharmacol Exp Ther, 287 : 791-799, 1998.

6) Hanley MJ, et al : The effect of grapefruit juice on drug disposition. Expert Opin Drug Metab Toxicol, 7 : 267-286, 2011.

7) Takanaga H, et al : Relationship between time after intake of grapefruit juice and the effect on pharmacokinetics and pharmacodynamics of nisoldipine in healthy subjects. Clin Pharmacol Ther, 67 : 201-214, 2000.

8) Zhou S, et al : Clinical outcomes and management of mechanism-based inhibition of cytochrome P450 3A4. Ther Clin Risk Manag, 1 : 3-13, 2005.

9) Phillips JP, et al : A pharmacokinetic drug interaction between erythromycin and triazolam. J Clin Psychopharmacol, 6 : 297-299, 1986.

（工藤 敏之，伊藤 清美）

8 | 代謝誘導によるDDIの持続時間

> **Point**
> - 代謝誘導は，主に転写の活性化により酵素タンパクの合成が促進されることによって引き起こされる．
> - 代謝誘導が起こってから回復するまでの過程には，代謝酵素の合成と分解というターンオーバーを考慮する．
> - CYPの代謝誘導の回復半減期はおよそ40〜60時間であると考えられ，誘導が10％以下のレベルになるまでは2週間程度と算出される．
> - 誘導の回復時間は，CYPの種類，誘導薬の投与期間や薬物動態学的特性，個人差により大きく変動する可能性がある．

代謝酵素は，薬物を含めた外因性の物質により増加することがある．この現象を代謝酵素の誘導（代謝誘導）と呼んでいる．もともと誘導は，脂溶性物質を体外へ効率よく排泄するための生体内での機構だと考えられる．しかし，薬物治療中において併用薬や食品，たばこなどの嗜好品により代謝誘導が引き起こされた場合は，投与中の薬物の代謝が亢進しそのクリアランスが増大するため，体内動態や薬力学に影響を及ぼす場合があり注意を要する．

酵素誘導のメカニズム

代謝誘導は，主に転写の活性化により酵素タンパクの合成が促進されることによって引き起こされる[1,2]．薬物代謝酵素タンパクの発現は，核内受容体と呼ばれるリガンド結合型の転写因子によって制御されている．核内受容体はリガンド（酵素誘導を引き起こす薬物や物質）が結合すると活性化し，核内へ移行する．その後，核内受容体はretinoid X receptor（RXR）などの別の転写因子とヘテロ二量体を形成し，標的遺伝子の上流域にある応答領域に結合し，転写を活性化する．そして転写が活性化された（誘導された）遺伝子から酵素タンパクの合成が促進される．この核内受容体として代表的なものはAhR（arylhydrocarbon receptor），PXRおよびCAR（constitutive androstane receptor）である．AhRは主にシトクロムP450（CYP）1A1/2，グルタチオン-S-トランスフェラーゼ（GST），UDP-グルクロノシルトランスフェラーゼ（UGT）1A1，PXRはCYP3A4/5，CYP2C8，CYP2C9，CYP2C19，UGT，スルホト

ランスフェラーゼ(SULT)，そしてCARはCYP2B6やCYP3A4などの誘導に関与する．

代謝誘導の動的変動

代謝酵素の誘導薬や誘導を引き起こす物質が体内に入った際，代謝酵素はどのような速度で増加し(誘導され)，どのような酵素の量で維持されるのだろうか．そして誘導物質が体内からなくなったときに，元の酵素量に戻っていく(誘導が回復する)のはどのぐらいの速度なのであろうか．このような酵素誘導の動的変動の記述には，酵素のターンオーバーを考慮して以下の式が用いられている[3,4]．

$$dA/dt = R_{syn} - k_{deg} \cdot A$$

このモデルでは，代謝酵素の量Aの変化(dA/dt)は，酵素の0次生成反応(R_{syn})と一次分解反応($k_{deg} \cdot A$)によって規定されている．

それでは代謝酵素がいったん誘導された後で，酵素活性はどのようにして元に戻るのであろうか．核内受容体のリガンドとなる物質(通常の場合は併用薬など)が体内よりなくなると，活性化された転写(R_{syn}の増大)は元の状態に回復し，増加していた酵素は分解速度(k_{deg}によって表される)に従って徐々に相互作用が起きる前の状態(タンパク量)に回復すると考えられる．このように，代謝誘導が起こってから回復するまでの過程には，代謝酵素の合成と分解というターンオーバーを考慮する必要があり，いったん誘導された代謝酵素の回復期間を考える場合は，酵素の分解速度が大切である(この点はmechanism-based inhibitionからの回復と同様である)．また現在，このような代謝誘導をモデリング＆シミュレーションで予測しようとする試みもさかんに行われている[4]．

酵素誘導に関する基礎研究は，主にCYP3A4が対象となっている．Yangらは，*in vitro*での知見からCYPのターンオーバーの速度について報告しており，その回復速度(半減期)は23 ～ 140時間であると報告している[5]．また，いくつかの*in vitro*および*in vivo*の知見から，肝臓および小腸のCYP3Aの分解速度定数はそれぞれ0.000321/分および0.000481/分と見積もる報告もある[6]．他方，Wangらは，肝臓の分解速度(0.0005/分)を用いてCYP3Aの分解速度を23時間(範囲：14 ～ 35時間)と推定している[7]．

酵素誘導の回復時間に関するヒトでの検討

　このようにCYPのターンオーバーの速度は，代謝誘導の持続時間に密接に関連していると考えられるが，実際に薬物動態の変動はどのぐらい持続するものなのであろうか．実際のところこの疑問に答えるためのエビデンスは多くはないが，いくつかの検討がなされている．

　Frommらは，リファンピシン投与後のS–およびR–ベラパミルの薬物動態がどのように変動するかについて検討している[8]．その結果，計算された回復時間の半減期はそれぞれ50および36時間であった．また，Imaiらは同様に，セントジョーンズワートにより誘導されたCYP3Aの回復時間について，ミダゾラムを基質薬物として用いて求めており，その回復半減期は46.2時間であるとしている（図1-22）[9]．

　著者らは浜松医科大学との共同研究により，リファンピシン投与終了後のCYP活性変動についてカクテル試験を応用して，経時的に評価した（図1-23, 24）[10]．試験は健康成人を対象に，リファンピシン（450mg）を朝1回1週間投与し，リファンピシン投与前，1週間投与直後，投与終了3日後および7日後にカクテル試験を行った．カクテル試験は5種のCYP基質薬を混合したカクテル薬を同時投与し，それら基質薬の血漿中濃度推移を測定することで，CYP活性を評価する方法である．その結果，リファンピシンのCYP3A4およびCYP2C19誘導作用は投与終了直後（day 0）において最も大きく，3日後（day 3）においても持続し，投与終了7日後（day 7）には投与前（コントロール）のレベルに回復することが明らかとなった（図1-24）．また，本研究の結果からCYP3A4活性の回復半減期は19.9時間と算出された．

　CYP3A4以外の酵素では，CYP1A2の喫煙による誘導が検討されている．禁煙後におけるCYP1A2活性の変化をカフェインとその代謝物であるパラキサンチンとの比で評価したところ，禁煙後におけるCYP1A2の回復半減期は39時間であったと報告されている[11]．また，CYP2E1でのアルコールによる誘導からの回復速度は，ほかのCYPよりも遅く，60時間であったとの報告もなされている[12]．

代謝誘導はどのぐらい持続するか

　さて，本項の課題である「代謝誘導による相互作用の持続時間」であるが，上述した報告を総合すると，CYPの代謝誘導の回復半減期はおおよそ40〜60時間であると考えられる[13]．したがって，仮に誘導が10%以下のレベルになったところが「回復した」と見積もると，およそ2週間程度と算出される．ただし，この回復時間は，誘導されたCYP，誘導薬の投与期間，誘導薬の種類や薬物動態学的特性（例えば誘導薬の消失

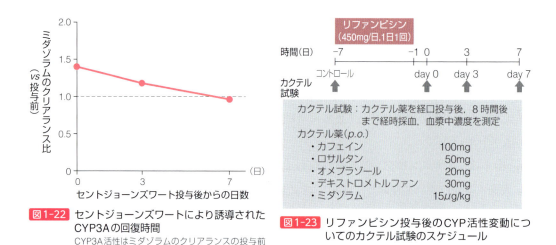

図1-22 セントジョーンズワートにより誘導されたCYP3Aの回復時間
CYP3A活性はミダゾラムのクリアランスの投与前からの比で表す．
（文献9より引用）

図1-23 リファンピシン投与後のCYP活性変動についてのカクテル試験のスケジュール

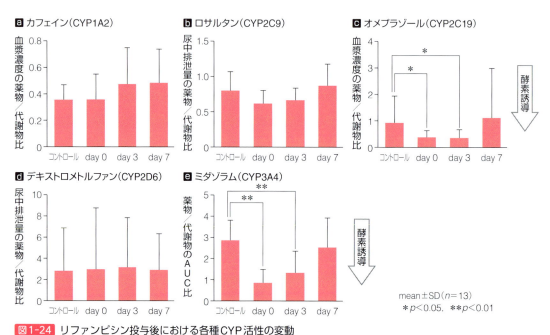

図1-24 リファンピシン投与後における各種CYP活性の変動
CYP1A2とCYP2C19の活性は投与後4時間で血漿濃度の薬物／代謝物比，CYP2C9とCYP2D6の活性は尿中排泄量の薬物／代謝物比，CYP3A4活性は薬物／代謝物のAUC比で評価した．
（文献10より引用）

半減期など），および年齢や合併症，遺伝的要因などの個人差により大きく変動する可能性がある．

　上記の回復期間を参考にしつつ，特に治療域の狭い薬物においては酵素誘導からの回復期における投与量の調節や効果および副作用の注意深いモニターが必要であることは言うまでもない．

引用文献

1) Hukkanen J : Induction of cytochrome P450 enzymes : a view on human *in vivo* findings. Expert Rev Clin Pharmacol, 5 : 569-585, 2012.

2) Urquhart BL, et al : Nuclear receptors and the regulation of drug-metabolizing enzymes and drug transporters : implications for interindividual variability in response to drugs. J Clin Pharmacol, 47 : 566-578, 2007.

3) Almond LM, et al : Towards a quantitative framework for the prediction of DDIs arising from cytochrome P450 induction. Curr Drug Metab, 10 : 420-432, 2009.

4) 山下富義：代謝酵素誘導を伴う薬物間相互作用のモデリング＆シミュレーション．日本薬理学雑誌，147，95-100，2016．

5) Yang J, et al : Cytochrome p450 turnover : regulation of synthesis and degradation, methods for determining rates, and implications for the prediction of drug interactions. Curr Drug Metab, 9 : 384-394, 2008.

6) Obach RS, et al : Mechanism-based inactivation of human cytochrome p450 enzymes and the prediction of drug-drug interactions. Drug Metab Dispos, 35 : 246-255, 2007.

7) Wang YH, et al : Prediction of cytochrome P450 3A inhibition by verapamil enantiomers and their metabolites. Drug Metab Dispos, 32, 259-266, 2004.

8) Fromm MF, et al : Differential induction of prehepatic and hepatic metabolism of verapamil by rifampin. Hepatology, 24, 796-801, 1996.

9) Imai H, et al : The recovery time-course of CYP3A after induction by St John's wort administration. Br J Clin Pharmacol, 65 : 701-707, 2008.

10) Inui N, et al : Chronological effects of rifampicin discontinuation on cytochrome P450 activity in healthy Japanese volunteers, using the cocktail method. Clin Pharmacol Ther, 94 : 702-708, 2013.

11) Faber MS, et al : Time response of cytochrome P450 1A2 activity on cessation of heavy smoking. Clin Pharmacol Ther, 76 : 178-184, 2004.

12) Chien JY, et al : Pharmacokinetic consequences of induction of CYP2E1 by ligand stabilization. Drug Metab Dispos, 25 : 1165-1175, 1997.

13) Imai H, et al : Duration of drug interactions : putative time courses after mechanism-based inhibition or induction of CYPs. Expert Rev Clin Pharmacol, 4 : 409-411, 2011.

（内田 信也）

9 添付文書のDDI情報

- 製薬企業により承認申請時点のガイドラインに従って試験がなされている.
- 厚生労働省から新しいガイドラインが公表された.
- 審査報告書やインタビューフォームが作成根拠の参考となる.
- 製造販売後の有害事象などによる追加もある.
- 定量的な情報は現時点では少ない.

DDIの検討について

　DDIについては，臨床で使用される可能性のあるすべての薬物との相互作用を承認前に実施することは不可能なため，承認までの段階では，DDIに関するガイドラインに基づいた検討と，第Ⅱ相，第Ⅲ相の臨床試験で併用された事例についての検討がなされる．使用上の注意に収載されている場合，検討経緯は，審査報告書やインタビューフォームに記載されている．

　DDIの検討方法については，『薬物相互作用の検討方法について』（平成13年6月4日医薬審発第813号厚生労働省医薬局審査管理課長通知）により示され，薬物の吸収，体内分布，シトクロムP450（CYP）を主とする薬物代謝，排泄の各過程におけるDDIの概要と評価の原則を記載し，さらに臨床試験が必要な場合の実施タイミングおよび実施デザインが示されている．ただ，この通知が公表されてから15年経過し，特にトランスポーターに関する研究は大きく進歩したため[1,2]，海外のガイドラインの動向や科学的知見集積を踏まえ，見直しが図られている[3-5]．

新しいガイドラインについて

　新しいガイドラインは2018年7月に『医薬品開発と適正な情報提供のための薬物相互作用ガイドライン』として公表された[5]．本項では変更部分を中心に概略を説明する．

　新しいガイドラインでは，薬物動態を制御しているトランスポーターに関する試験，薬物動態モデルなどによる予測，定量的指標に基づく決定樹による臨床試験の必要性

の判断や試験内容などの最新の知見に加え，薬物動態学的に相互作用を生じる機構に基づき関係する医薬品を適切に分類し，グループごとに注意喚起する添付文書への記載方法が盛り込まれている．

特徴としては，CYPの阻害または誘導による相互作用を受けやすい基質薬を例示し，相互作用を受けやすい基質薬のAUCの変化率をもとに，阻害薬は強い阻害薬（5倍以上），中程度の阻害薬（2倍以上5倍未満），弱い阻害薬（1.25倍以上2倍未満），誘導薬は強い誘導薬（1/5以下），中程度の誘導薬（1/2倍以下1/5より大きく），弱い阻害薬（1/1.25以下1/2より大きく）とカテゴリー化したことが挙げられる．これは，米国の添付文書のカテゴリーに準じており，将来的には，添付文書における相互作用の記載方法が見直される可能性もある．

新しいガイドラインのもう一つの特徴として，「8. 薬物相互作用に関する情報提供と注意喚起について基本となる考え方」で，添付文書への記載の考え方に踏み込んでいることが挙げられる．

A 使用上の注意の記載について

使用上の注意への記載については，併用することにより，被験薬または併用薬の薬理作用の増強または減弱，既知の副作用の増強，新しい副作用の出現または原疾患の増悪などが生じるおそれがあり，臨床使用上の注意を要する場合に，活性本体の用量反応や曝露−応答関係などを踏まえ，有効性の減弱や効果の増強による副作用の発現ならびにその種類とその程度および薬物動態（AUCおよびC_{max}）の変動の程度に基づき，「併用禁忌（併用しないこと）」または「併用注意（併用に注意すること）」を判断することとされている．

薬物動態の変動の程度にかかわらず，重篤な副作用が発現する可能性が高く，治療効果の臨床的重要性を上回る場合には，原則として「併用禁忌」とすることとされている．「併用禁忌」では，併用禁忌とする薬剤名すべてを一般名と代表的な販売名併記にて記載し，併用禁忌薬剤は「禁忌」の項にも簡潔に記載する．

薬物動態の変動が承認用法・用量の範囲で想定される曝露の範囲を逸脱する可能性があり，患者を危機にさらし重篤な結果に至らぬように処置を必要とするような場合は，その程度に応じて「併用禁忌」または「併用注意」とすることとされている．

「相互作用」の項の記載については，冒頭で，原則として臨床薬物動態情報に基づき，被験薬の代謝にかかわる酵素分子種とその寄与割合の目安，阻害および誘導作用，吸収，分布および排泄における薬物輸送機序など，相互作用に関連する薬物動態特性の概要を簡潔に記載することとされている．

被験薬がcrpを介して薬物動態学的相互作用を与える場合，相互作用の強度も明記

第1章　ピットフォールに陥らないためのDDIの基礎知識

する．併用薬に関する注意喚起は，表などのわかりやすい形式とし，相互作用の種類（機序など）に基づき項を分け，薬剤名などと相互作用の内容（臨床症状，措置方法，機序，危険因子など）を記載することとされている．

薬力学的な相互作用の場合には薬剤名の記載欄に薬効群と薬剤名を記載することとされている．

B　薬物動態欄の記載について

薬物動態欄への記載については，実測値だけでなく，シミュレーションによる推定値を区別した上で記載することが挙げられており，図表などによる簡潔な記載が求められている．

薬物相互作用の機序に関連する事項（主要消失経路，酵素とその寄与に関する定量的な情報，代謝酵素の阻害および誘導，ならびに吸収，分布，排泄における薬物輸送機序，根拠となる*in vivo*や*in vitro*試験成績）を代謝や排泄などの該当項目に記載する．データを示す際は，*in vitro*試験または臨床薬物相互作用試験によるものか，実測データかシミュレーションなどで得られた推定値なのか明確に区別して記載する．実施した臨床薬物相互作用試験は，相互作用の有無にかかわらず，臨床的に有用と考えられる情報を「薬物動態」に示す．薬物動態に変動が認められ，治療効果や副作用発現に影響する懸念がある場合は，試験で用いた用法・用量などの情報とともに薬物動態の変化を情報提供する．試験成績の表示は，記述，表または図（フォレストプロットなど）を利用し，AUCまたはC_{max}などの変化を定量的かつ簡潔に記載する．試験デザインや詳細なデータは添付文書以外の資材で情報提供する．添付文書中で文献を引用するなどして根拠を明確にする．

①薬物動態学的な相互作用を受ける薬（基質：被相互作用薬）の場合

基質の場合，相互作用の薬物動態上の機序および受ける影響の大きさを，定量的に特定して記載する．一般に，当該経路に対する選択的で強い相互作用薬との臨床薬物相互作用試験により検討する．特定の代謝酵素（およびトランスポーター）経路が主要な消失経路でない場合には，その根拠となる*in vitro*試験の情報を記載する．

②薬物動態学的な相互作用を与える薬（阻害薬，誘導薬：相互作用薬）の場合

相互作用薬の場合も，相互作用の薬物動態上の機序および与える影響の大きさを定量的に特定して記載する．一般に，当該経路に関する薬物動態学的相互作用を受けやすい基質薬との臨床薬物相互作用試験により検討する．

9 | 添付文書のDDI情報

表1-3 Ca拮抗薬のCYP3A4阻害薬との相互作用と添付文書の定量的データの記載

	CYP3A4阻害薬	文献情報		添付文書中の定量的データの記載		
		AUC	C_{max}	日　本	米　国	英　国
アムロジピン	エリスロマイシン イトラコナゾール	―	―	―		―
	シメチジン	影響なし	影響なし	―	影響なし	影響なし
	グレープフルーツジュース	1.2倍	1.2倍		影響なし	影響なし
フェロジピン	エリスロマイシン	2.5倍	2.3倍	―	AUC, C_{max}：2.5倍	―
	イトラコナゾール	6.3倍	7.8倍	―	AUC：8倍, C_{max}：6倍以上	
	シメチジン	1.6倍	1.6倍		AUC, C_{max}：1.5倍	
	グレープフルーツジュース	1.7〜2.9倍	2.7〜4.0倍	―	AUC, C_{max}：2倍以上	―
ニカルジピン	エリスロマイシン イトラコナゾール シメチジン	―	―	―	―	―
	グレープフルーツジュース	1.6倍				
ニフェジピン	エリスロマイシン	―				
	イトラコナゾール	4.4倍（トラフ値）	―	―	―	―
	シメチジン	1.8倍	1.8倍	―	―	―
	グレープフルーツジュース	2.0倍	1.9倍	―	AUC, C_{max}：2倍	―
ニソルジピン	エリスロマイシン イトラコナゾール	―	―	―	―	―
	シメチジン	1.3倍	1.5倍	―	AUC, C_{max}： 1.3〜1.45倍	―
	グレープフルーツジュース	2.0〜4.1倍	4.1〜4.9倍	―	AUC：2〜5倍, C_{max}：3〜7倍	―
ベラパミル	エリスロマイシン イトラコナゾール	―	―	―	―	―
	シメチジン	1〜1.4倍	1〜1.4倍	―	クリアランス： 減少〜影響なし	―
	グレープフルーツジュース	1〜1.5倍	1〜1.6倍	―	―	―
ジルチアゼム	エリスロマイシン イトラコナゾール	―	―	―	―	―
	シメチジン	1.5倍	1.6倍	―	AUC：1.53倍, C_{max}：1.58倍	―
	グレープフルーツジュース	1〜1.2倍	1〜1.2倍	―	―	―

（文献6より引用，一部改変）

55

● **第1章** ● ピットフォールに陥らないためのDDIの基礎知識

表1-4 アムロジピンのCYP3A4に関する添付文書改訂

改訂後(____：改訂箇所)			内　容
3. 相互作用 本剤の代謝には主として薬物代謝酵素CYP3A4が関与していると考えられている． 併用注意（併用に注意すること）			代謝酵素の分子種を追記
薬剤名等	**臨床症状・措置方法**	**機序・危険因子**	
降圧作用を有する薬剤	（略）	（略）	
CYP3A4阻害剤 　エリスロマイシン 　ジルチアゼム 　リトナビル 　イトラコナゾール等	エリスロマイシン及びジルチアゼムとの併用により，本剤の血中濃度が上昇したとの報告がある．	本剤の代謝が競合的に阻害される可能性が考えられる．	リトナビルにCYP3A4阻害薬を追記
CYP3A4誘導剤 　リファンピシン等	本剤の血中濃度が低下するおそれがある．	本剤の代謝が促進される可能性が考えられる．	CYP3A4誘導薬を追記
グレープフルーツジュース	本剤の降圧作用が増強されるおそれがある．同時服用をしないように注意すること．	グレープフルーツに含まれる成分が本剤の代謝を阻害し，本剤の血中濃度が上昇する可能性が考えられる．	グレープフルーツジュースを追記

（文献7より引用）

表1-5 アムロジピンの添付文書改訂の根拠となった症例

	副作用名	**性 (年齢)**	**使用理由 (合併症)**	**発現時 投与量**	**発現時期**	**処　置**	**転　帰**
1	血圧低下感，失神	男 (60代)	高血圧(多発性脳梗塞)	5mg	129日目	中止	回復
				2.5mg	再投与64日目	継続	回復
	［経過］ 投与129日目：朝アムロジン®服用．夜に食事，飲酒後，フルーツ(内容不明)摂取．摂取30分後，血圧低下感，失神発現．臥位にて回復． 再投与64日目：朝グレープフルーツ摂取，20分後アムロジン®服用．服用40分後に気分不快，不安感発現．臥床にて回復．グレープフルーツ摂取を避けて投与継続．						
2	ショック (血圧低下に伴う意識消失)	女 (60代)	高血圧(SLE，ループス腎炎による腎不全，不整脈)	5mg	1年2ヵ月目	中止	回復
	［経過］ 発現直前は食事摂取不良の状態で，食事がとれないためグレープフルーツを15日間毎日摂食．						
3	低血圧症による失神	女 (50代)	本態性高血圧症	5mg	1年6ヵ月目	中止	回復
	［経過］グレープフルーツを日常的に摂食．						

（文献7より引用）

承認後のアップデートについて

　このように，承認までは最新のガイドラインに従って試験がなされるが，承認時までに実施したデータがアップデートされないのが問題である．国内外の承認用量の違いもあり，承認後に第三者が実施した臨床薬物相互作用試験で定量的情報が得られても，その結果は，必ずしもすべて採用されるわけではない．実際，日本の添付文書は，海外の添付文書と比較して，定量的情報の記載が少ない（表1-3）[6]．また，同じ程度の相互作用があっても，承認時期により，注意喚起の度合いが異なることがあり，注意が必要である．また，現在，添付文書記載要領の改訂が検討されている．

　一方，相互作用の有害事象報告が蓄積すると，併用試験での血中濃度測定では問題にならないと考えられる変化量でも，添付文書に併用注意などが追加されることがある（表1-4，5）[7]．このような症例報告の場合，TDMを行うような薬剤以外では，血中濃度の測定も行われていない場合が多い．海外の添付文書は，影響ない旨を記載したものもあり，必ずしも注意喚起ではないこと，有害事象での追記は，比較対照群がなく，頻度も不明なことに注意する必要がある．

引用文献

1) 前田和哉：トランスポーターを介した薬物間相互作用の実例と評価法．臨床薬理，43：253-254，2012.

2) 杉山雄一ほか：薬物動態の変化を伴う薬物相互作用，PharmaTribune，2015. Available at：〈https://ptweb.jp/article/drug-interactions/drug-drug-interactions〉

3) 前田和哉ほか：医薬品開発と適正な情報提供のための薬物相互作用ガイドライン（最終案）について．薬剤学，74：406-413，2014.

4) 永井尚美ほか：医薬品開発における薬物相互作用の評価と添付文書による注意喚起．薬局，66：377-382，2015.

5) 厚生労働省医薬・生活衛生局医薬品審査管理課：「医薬品開発と適正な情報提供のための薬物相互作用ガイドライン」，2018. Available at：〈https://www.mhlw.go.jp/hourei/doc/tsuchi/T180724I0150.pdf〉

6) Saito M, et al：Comparison of information on the pharmacokinetic interactions of Ca antagonists in the package inserts from three countries（Japan, USA and UK）．Eur J Clin Pharmacol, 61：531-536, 2005.

7) 大日本住友製薬株式会社：使用上の注意改訂のお知らせ（アムロジン®錠2.5mg/錠5mg/OD錠2.5mg/OD錠5mg），2010年8月．

（齋藤　充生）

10 | 正確で効率のよいDDI情報のキャッチアップ

- 添付文書は必ずしも最新の情報ではない．
- 代表的な代謝酵素，トランスポーターが添付文書に記載されるので，そこから読み取る．
- 米国添付文書のweak, medium, strongのinhibitorのカテゴリーは参考となる．
- リスク管理計画（RMP）が参考になる可能性もある．
- 健康食品・サプリメントの相互作用も念頭におく．

医薬品添付文書について

　医薬品添付文書は，医薬品医療機器等法で規定された公的な文書であり，承認時には申請時点のガイドラインに従って試験が行われ，添付文書にコンパクトにまとめられている．また，主な代謝酵素やトランスポーターについても記載され，最新の添付文書は医薬品医療機器総合機構（PMDA）のホームページから入手できる[1]．ただし，予想されるすべての医薬品の組み合わせを試験することは不可能であり，網羅性には限界がある．また，法的には最新の知見に基づくこととされているものの，製造販売後のアップデートは製造販売業者の責任で行われており，必ずしも最新の情報を反映していない場合や，片方の医薬品には注意喚起がされるが，相手方には記載がない非対称な情報となっている場合もある．添付文書は申請ごとに検討されるため，**表1-6**のスタチン系薬剤とシクロスポリンの相互作用[2]のように，類薬を横断的に比較すると必ずしも合理的でない事例もある．なお，2017年に，添付文書記載要領が改訂され，2019年から順次更新されている．

添付文書を補完する資料

　添付文書を補完する資料として，さまざまな資料が作成され，PMDAのホームページから提供されている[1]．インタビューフォームは日本病院薬剤師会の作成したフォーマットに従い製薬企業が作成するものであり，物性，規格・安定性や非臨床の成績を入手できる．患者向医薬品ガイドは，経口糖尿病用薬など，厚生労働省が指定したカテゴリーの医薬品で作成され，添付文書の内容をベースに患者にわかりやすい

表1-6 スタチンとシクロスポリンとの相互作用記載について

薬剤名	AUC変化率	添付文書	承認年
シンバスタチン	3〜8倍	相互作用	1991
プラバスタチン	5〜12倍	相互作用	1991
フルバスタチン	3〜3.3倍	相互作用	1998
アトルバスタチン	6倍(活性)	相互作用	2000
ピタバスタチン	4.55倍	禁忌	2003
ロスバスタチン	7.1倍	禁忌	2005

(文献2より引用, 一部改変)

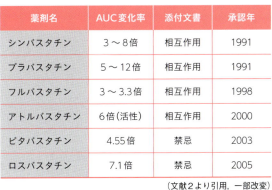

図1-25 添付文書と関係文書の図

用語で, 製薬企業が作成している. ただし, これらの文書は, 添付文書がベースとなるので, 添付文書に記載されていない新しい情報を入手する目的には適していない.

重篤副作用疾患別対応マニュアルは, 副作用に着目して厚生労働省により作成され, インターネットや書籍で提供されているが, メカニズムから説明されているので, 信頼度は高い反面, 改訂頻度は高くない.

新薬の場合は, 医薬品の承認審査過程をまとめた審査報告書, 承認申請資料概要も公表されているが, 情報は承認時点までであり, 薬局において活用するには, 事前に内容の把握やチェックが必要である.

海外添付文書

承認の用法・用量が日本と異なることも多いが, 米国[3]や英国[4]の添付文書がインターネットから入手可能である. 特に米国の添付文書は, 相互作用の記載がカテゴリー化され, メカニズムも詳細に記載されているが, 日本のインタビューフォーム以上のボリュームがある.

英国の添付文書は製品に同梱される患者向けの添付文書(patient information leaflet : PIL)と製品情報概要(summary of product characteristics : SPC)があるが, SPCが日本の添付文書に相当する(図1-25). 米国の添付文書に比べ, 分量は少ないが, 相互作用に関する定量的情報など, 日本の添付文書よりは情報量が多い.

文献など

症例報告やレビューなどの文献情報を利用する場合は, 信頼できる情報源であるこ

第1章 ● ピットフォールに陥らないためのDDIの基礎知識

> **●重要な特定されたリスク**
> すでに医薬品との関連性がわかっているリスク，例えば，
> ・臨床試験において本剤群で有意に発現している副作用
> ・多くの自発報告があり，時間的関連性などから因果関係が示唆される副作用

> **●重要な潜在的リスク**
> 関連性が疑われるが十分確認されていないリスク，例えば，
> ・薬理作用などから予測されるが，臨床的には確認されていない副作用
> ・同種同効薬で認められている副作用

> **●重要な不足情報**
> 安全性を予測する上で十分な情報が得られていないリスク，例えば，
> ・治験対象から除外されているが実地医療では高頻度で使用が想定される患者集団
> （高齢者，腎機能障害患者，肝機能障害患者，妊婦，小児など）における安全性情報

表1-7 安全性検討事項の特定
ベネフィット・リスクバランスに影響を及ぼしうる，または保健衛生上の危害の発生・拡大のおそれがあるような重要なものについて3つのリスク・情報を特定

（文献8より引用，一部改変）

との確認に加え，試験条件を確認し，投与方法や，日本の承認用量との違いについて吟味する必要がある．

近年急速に研究が進展している代謝酵素やトランスポーターに関しては，Pharma Tribuneの「薬物動態の変化を伴う薬物相互作用」[5]が最新の情報をまとめている．また，後述するグレープフルーツジュースについては，「カル・グレ」[6]に最近の知見がまとめられている．

医薬品リスク管理計画（RMP）

2013年4月より医薬品リスク管理計画（RMP）が導入され，2016年5月より1ページのRMPの概要版も作成されるようになった[7]．また，PMDAでは販売名順で掲載されているが，利用しやすさに配慮したまとめサイトも存在する[8]．

RMPは，①開発段階および製造販売後などに得られた安全性に関する知見である「安全性検討事項」，②それぞれの安全性検討事項に関して製造販売後に実施する情報収集，調査，臨床試験などによる「安全性監視活動」，③それぞれの安全性検討事項に関するリスクを最小化するための「リスク最小化活動」を明示した文書であり，適宜改訂されていく．

安全性検討事項は，臨床試験などで確認された「重要な特定されたリスク」，臨床試験では明確に確認されなかったが，非臨床試験や類薬の情報から予想される「重要な潜在的リスク」，臨床試験では除外されたが，臨床現場では使用しうる患者層などの「重要な不足情報」に分類される（表1-7）．

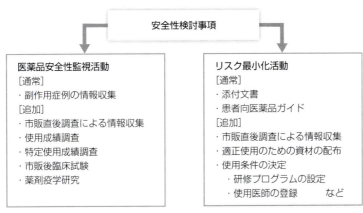

図1-26 医薬品安全性監視計画とリスク最小化計画

(文献8より引用，一部改変)

　添付文書はリスク最小化活動に含まれるアウトプットであり，RMPはその基本設計図と捉えることができる．現状は，添付文書が先に存在したため，RMPが添付文書記載に引きずられる側面も指摘されているが[9]，RMPには重要な潜在的リスクや重要な不足情報など，添付文書には必ずしも記載されない情報が掲載され[10]，また，それに対する安全性監視計画やリスク最小化活動も記載されている（図1-26）．

　実際，RMPに記載された安全性検討事項が，添付文書にどのように反映されているかを検討した結果，RMPの「重要な特定されたリスク」であっても警告や禁忌になっておらず，副作用や相互作用に記載されている事例が見られる一方で，「重要な不足情報」では，禁忌や重要な基本的注意とされている事例も見られた[11,12]．RMPでの位置づけと添付文書の記載箇所は薬効群や品目ごとに異なっているため，RMPと添付文書の双方を確認することが望ましい．

食品・サプリメントとの相互作用

　添付文書の相互作用の欄には，医薬品だけでなく，食品も記載することとされているが，記載されている事例は少ない．食品やサプリメントについては，もともと開発段階で検討がなされないこと，市販後に何らかの相互作用が報告されたとしても，健康食品やサプリメントの摂取量，品質などがまちまちであり，確たる情報になりにくいことから，相当数の症例が集積されないと添付文書に収載されないことが要因と考えられる．

　グレープフルーツジュースについても，公表文献により相互作用が報告されている医薬品31種（日本で承認されている成分）のうち，21種については添付文書中では記載がなく，添付文書に記載がある26種の医薬品のうち，16種は文献情報が得られず，

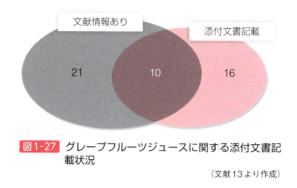

図1-27 グレープフルーツジュースに関する添付文書記載状況

(文献13より作成)

文献情報と添付文書情報が一致しているのは10種のみであった(図1-27)[13]。

このほか,文献情報としては,ハーブなどとの併用による医薬品血中濃度の上昇や有害事象などのさまざまな報告があり,また,米国の副作用情報収集システムMedWatchでは,相互作用などの原因薬として,グレープフルーツジュース,セント・ジョーンズ・ワートのほか,大麻,イチョウ,ニンジン,センナ,チャ,ショウガなどが報告されている[14]。

2015年から導入された機能性表示食品では,医薬品との相互作用についての検討を求めており,消費者庁ホームページに届出資料が掲載されている[15]。薬剤師が適切な指導を行うためには,国立研究開発法人医薬基盤・健康・栄養研究所の「健康食品」の安全性・有効性情報(特定保健用食品,素材情報データベースなど),消費者庁の機能性表示食品の届出情報をベースに,さらなる情報提供の仕組みが必要と考えられる。

引用文献

1) 医薬品医療機器総合機構(PMDA). Webpage URL:〈http://www.pmda.go.jp/〉
2) Saito M, et al : A literature search on pharmacokinetic drug interactions of statins and analysis of how such interactions are reflected in package inserts in Japan. J Clin Pharm Ther, 30 : 21-37, 2005.
3) U.S. Food and Drug Administration : Drugs@FDA. Available at :〈https://www.accessdata.fda.gov/scripts/cder/daf/index.cfm〉
4) Datapharm Communications Ltd. : electronic Medicines Compendium(eMC). Available at :〈https://www.medicines.org.uk/emc/〉
5) 杉山雄一ほか:薬物動態の変化を伴う薬物相互作用, PharmaTribune, 2015. Available at :〈https://ptweb.jp/article/drug-interactions/drug-drug-interactions/〉
6) 大日本住友製薬株式会社:Ca拮抗薬とグレープフルーツの相互作用(Q&A)カル・グレ. Available at :〈https://ds-pharma.jp/gakujutsu/contents/calgre/〉
7) 厚生労働省医薬食品局:「医薬品リスク管理計画」の実施について.医薬品・医療機器等安全性情報,No.300 : 3-7, 2013.
8) 株式会社CACクロアほか:e-RMP update. Webpage URL:〈https://www.rmp.jp/〉
9) 欧州製薬団体連合会(EFPIA)安全性・PMS部会ほか:より良い医薬品リスク管理計画に向けての提言−医薬品リスク管理計画に対する当局からの照会事項を基に−.医薬品医療機器レギュラトリーサイエンス,47 : 240-245, 2016.
10) 佐藤弘康ほか:医薬品リスク管理計画における列挙リスクの添付文書記載との比較.医薬品情報学, 17 :

205-208, 2016.

11) 齋藤充生ほか：新医薬品の医薬品リスク管理計画書（RMP）と添付文書の記載の位置づけについての比較解析．第4回レギュラトリーサイエンス学会学術大会，2014.

12) 齋藤充生ほか：新有効成分含有医薬品のリスク管理計画書（RMP）に関する抗悪性腫瘍薬とそれ以外の医薬品の比較．第5回レギュラトリーサイエンス学会学術大会，2015.

13) Saito M, et al : Undesirable effects of citrus juice on the pharmacokinetics of drugs : focus on recent studies. Drug Saf, 28 : 677-694, 2005.

14) 齋藤充生ほか：JAPIC AERSを用いた統合医療の有害事象報告に関する試行調査．第19回日本医薬品情報学会 総会・学術大会，2016.

15) 消費者庁：機能性表示食品の届出情報検索．Available at :〈https://www.fld.caa.go.jp/caaks/cssc01/〉

16) 国立研究開発法人医薬基盤・健康・栄養研究所：「健康食品」の安全性・有効性情報．Available at :〈https://hfnet.nibiohn.go.jp/〉

（齋藤 充生）

第**2**章

網羅的なDDI予測を可能とする
CR-IR法とPISCSの基礎と実践

1 | CYP3A4阻害のDDIにおけるCR-IR法とPISCS

- 相互作用に関わる薬物代謝酵素と基質薬の寄与率(CR), 阻害薬の阻害率(IR)の情報が分かると, AUCの変化率がCR-IR法により推定できる.
- 重要なCYP3A4の基質薬と阻害薬とその分類を理解する.
- PISCSは相互作用によるAUC変化を予測するとともに, そのAUC変化に対応する臨床的に根拠のある注意喚起レベルを判別する仕組みである.
- PISCSでは添付文書と矛盾しない注意喚起になるように工夫されているが, 違いを生じた場合の対処方法を理解する必要がある.
- 2018年に発出された「医薬品開発と適正な情報提供のための薬物相互作用ガイドライン」における相互作用薬の分類とPISCSの関係を理解する.

CR-IR法とPISCSの背景

著者らが薬物相互作用の研究に取りかかった10年くらい前のことであるが, ある研究者から研究の目的を聞かれたので「すべての血中濃度が変化する相互作用を予測可能にすること」と答えたところ, へぇーっと怪訝な顔をされたのを覚えている. *In vitro*の情報から相互作用の程度を予測することは, その頃も普通に行われていたが, すべての組み合わせとなるとその人には達成可能な目的とは思えなかったようである. 一方で, この研究を進めて今のPISCSの枠組みを最初に発表したシンポジウムでは, 大先輩の先生から「そのような情報は医療の現場からはノイズになるだけだ」と酷評されていささか気が滅入ったこともよく覚えている. 薬物動態を予測することと臨床のリスクを考えるのは別物であり, 予測の血中濃度のような不確かな情報でいたずらに現場を混乱させるべきではない, とのお考えだったのではと思う. 確かに根拠に基づく医療(evidence based-medicine：EBM)の哲学は, 専門家の直感やあるいは最新の理論に基づく判断が, 臨床試験の結果からは幾度となく否定された苦い経験から作り上げられている. したがって, 複雑な要因を含む相互作用についても, 実際に併用して臨床試験で調べた結果にのみ基づくべきである, との考え方は今でも根強くあるように思う.

EBMは尊重すべき重要な考え方である. しかしそうであっても, 薬物相互作用の重大なリスクを医療の現場から除くには, 予測は欠かすことのできない方法である.

その理由は薬物相互作用にかかわる可能性のある薬剤の数が関係している．もしそのような薬剤が数剤であれば，それを実際に組み合わせて投与し，相互作用の有無を検証することが可能である．しかし，現在の医療で使われる薬剤数は数千のオーダーであり，例えば，代表的な薬物代謝酵素であるシトクロムP450（CYP）の活性を阻害したり，誘導する活性を有する数十の薬物との組み合わせだけでも，実に数万〜数十万種類もの組み合わせの相互作用のリスクを調べる必要がある．現在までに報告されている薬物相互作用の臨床研究は1,000以下であり，数万の組み合わせのリスクを臨床試験で調べることは達成不可能で，したがって予測を使うしかほかに方法がない．

一方で，薬物動態学の専門的立場からみたときに，薬物相互作用の予測方法として現在主流になっているのは生理学的薬物速度論（physiologically-based pharmacokinetics：PB-PK）による方法である．これは世界の製薬業界に大変大きな影響力をもつ米国FDAが発表した薬物相互作用ガイダンス案[1]で強く推奨されている方法で，どんな薬物動態の変化をも解析できる極めて合理的なものである．ただ，この方法の問題点をあえて挙げると，多くの種類の，しかも精度の高い情報を必要とする点である．すべての薬物相互作用を予測したいとの筆者の目標が野心的に過ぎるのではと考えた研究者は，ひょっとするとPB-PKモデルによる方法が頭の中にあり，そんなに多量の質の高い情報をどうやって手に入れるのだろうと考えたのかもしれない．しかし，相互作用の予測において，重大な相互作用については漏れなく検出できなければならないが，一方で一つひとつの相互作用の程度については，必ずしも完璧に予測する必要はない．なぜなら，相互作用の予測が必要なのは，薬剤を選択したり，用量を調節するためであり，用量の調節はほとんどが倍程度の荒刻みな調節になっているため，薬物治療の現状としては，多くの場合それ以上の細かな調整は難しいからである．したがって，相互作用の予測もその精度で行うべきであり，そのための情報も必要最低限なものに絞ることが可能である．

CR-IR法の具体的な方法の解説に入る前に前置きが長くなったが，この方法の特徴は臨床で問題となる血中濃度の変化を伴う多数の相互作用を網羅的に予測する点にあり，臨床の現場で使えるように大胆に方法が単純化されているが，一方で精度が悪くならないように工夫が図られている点にある．これに加えて，相互作用のマネジメントのためには血中濃度の変化を予測するだけでは不十分であり，その点を解決するためにPISCSの枠組みが考えられている．その原理は，「ある薬物について相互作用により特別の対応を取る必要が臨床上生じた経験がある場合には，薬物動態的に同じ程度の相互作用を生じる可能性のあるすべての薬剤の組み合わせについて，同様の対応を取る必要がある．」というものである．この方法は動態の変化を物差しとして使ってはいるが，対応の判断は臨床上の経験に基づくものであることに注意されたい．以上，

具体的な理論に入る前に，CR-IR法・PISCSの特徴と，これらが必要とされる背景について理解しておくことは有用と考えたので，少し詳しく述べた.

CR-IR法による阻害の相互作用の予測

CR-IR法はCYPの基質薬については，その代謝酵素分子種のクリアランスへの寄与率(contribution ratio：CR)，また阻害薬では同様に特定分子種のクリアランスの阻害率(inhibition ratio：IR)から，その組み合わせを併用で経口投与した場合の血漿中薬物濃度下面積(area under the curve：AUC)の変化率を以下の式で予測するものである[2,3].

$$AUC\ increase = \frac{1}{1 - CR \cdot IR} \qquad \cdots\cdots 式1$$

クリアランスへの寄与率は薬物動態の分野ではf_m (fraction metabolized)と表現されることが多く，ほとんどの場合に同種の概念とみなしてよい．ただし，f_mは*in vitro*での薬物代謝実験から発生した言葉であるのに対し，CRは*in vivo*で評価されるべきものであることと，CRは代謝以外の例えば輸送や腎排泄にも適用可能な点に違いがある．IRについては可逆的阻害の場合にPB-PKモデル解析の理論と以下の関係がある[4].

$$IR = \frac{1}{1 + \dfrac{[I]}{Ki}} \qquad \cdots\cdots 式2$$

ここで[I]は相互作用部位の阻害薬濃度，K_iは阻害定数である．式2は阻害様式が変わるとそれを反映した式に修正する必要がある．また，式2ではIRは阻害薬濃度に依存するので，時間や阻害薬の投与量によって変化する．しかし，式1ではそのようなさまざまな変化は，臨床上はほぼ一定とみなして差し支えないと判断してIRを定数としている．また，式1では腎排泄，および消化管などでの肝外代謝も考慮されていない．このように，薬物動態の教義からするとかなり大胆な単純化がなされているが，後に述べるようにCR-IR法による相互作用の予測精度は，実はPB-PKモデルと肩を並べる，あるいは場合によっては上回ると言ってよい．したがって，式1は不完全で多くの要因が省略されていることを意識する必要はあるが，まずはこれを覚えておけば，CR-IR法を使いこなすことができる.

PB-PKモデルが多くの情報と精密な構造をもっているにもかかわらず，予測精度においてCR-IR法を上回るとは言えない理由は，一般にはPB-PKモデルは*in vitro*実験で得られたパラメータを使うためである．最近はヒト細胞などの利用技術の進歩

が著しく，*in vitro*実験の質は向上しているが，それでも*in vitro*から*in vivo*の予測には注意深い実験と計算方法についての専門的知識が必要であり，適正に行った場合でさえ数倍の誤差をもつことが多いのが現状である．CR-IR法はこの点でパラメータを*in vivo*の観測値から求めるので，*in vitro*実験の不確かさの影響を受けず，また式1で表されるモデル式の理解が容易である．この式は非常に単純であるが，AUC変化の推定値の偏りを補正する方向でパラメータが自然に算出されるとの特徴をも有する．

　CRおよびIRの値は，式1に従って臨床試験で観察されたAUCの上昇率をもとにして算出するのが一般的である．これらの数値を*in vitro*実験から推定することは可能ではあるが，その場合のAUC変化の推定精度には十分な注意が必要と考えられる．具体的な算出の手順については，これまでに2種類のアプローチが報告されている．第一の方法は筆者らが最初に薬物代謝酵素として最も重要であるCYP3Aの基質薬，阻害薬について報告したものであるが[2,3]，典型的な信頼性の高い少数のCYP3Aの基質薬と阻害薬の組み合わせの臨床試験を選択し，そこから薬剤個別のパラメータを直接求める方法である．第二の方法はすべての臨床試験の情報を利用し，数理統計的方法によりすべての薬剤のパラメータを調整する方法である[5]．第一の方法の利点は計算方法が単純でパラメータの決定された理由が明確であり，また算出に用いなかった臨床試験の情報を利用して，パラメータのバリデーションが可能な点である．一方で，選択した臨床試験の信頼性が十分でない場合には，誤差が大きくなる．第二の方法はその逆で，全体の情報を偏らずに反映するが，計算方法が複雑でバリデーションは困難である．表1は第一の方法で著者らが求めたCYP3AのCRおよび，IRの値である[2,3]．この時に信頼性の高い基質薬として，ほとんどの場合にミダゾラムを選択している．また信頼性の高い阻害薬としては，ケトコナゾールおよびイトラコナゾールを選択している．第二の方法および他の分子種については次項（p 81）で詳しく述べる．これまでのところ，この2つのアプローチについて，算出結果に大きな違いは生じていない．

　薬物相互作用のマネジメントにおいて表2-1は大変重要であり，もし可能であればそのまま覚えておく価値がある．特にアゾール，マクロライド，HIV薬，一部のCa拮抗薬など中程度以上の阻害薬を覚えておくことは，薬剤師にとって優先度が極めて高い．なお，CYP3AファミリーにはCYP3A4とCYP3A5の2種類があるほか，胎児期にのみ発現するCYP3A7の存在が知られている．CYP3A5には遺伝子多型があり発現量の個人差が大きいが，そもそもの基質の認識性がCYP3A4に類似するため，CYP3Aとしてまとめて扱われることが多い．また，一部の基質薬や阻害薬ではCYP3A4と3A5の認識性の違いが報告されているが，現状では情報が不十分である．

第2章 ● 網羅的なDDI予測を可能とするCR-IR法とPISCSの基礎と実践

表2-1 臨床試験における血中濃度変化から推定されたCYP3A4のCRおよびIR値

強度分類	基質薬	CR_{CYP3A4}			阻害薬	IR_{CYP3A4}		
		推定値	MPE[*1]	RMSE[*2]		推定値	MPE[*1]	RMSE[*2]
very selective/ very strong	シンバスタチン	1	−0.119	0.18	ケトコナゾール	1.00	0.058	0.28
	Lovastatin	1	0.140	0.22	ボリコナゾール	0.98	0.499	0.71
	Buspirone	0.99	−0.118	0.23				
	ニソルジピン	0.96	0.076	0.11	イトラコナゾール	0.95	0.006	0.29
	トリアゾラム	0.93	0.063	0.40	テリスロマイシン	0.91	0.007	0.01
	ミダゾラム	0.92	0.033	0.21				
selective/ strong	フェロジピン	0.89	0.198	0.28	クラリスロマイシン	0.88	−0.037	0.41
					サキナビル	0.88	0.000	0.00
	シクロスポリン	0.8	0.315	0.45	ネファゾドン	0.85	0.292	0.40
					エリスロマイシン	0.82	0.188	0.32
					ジルチアゼム	0.80	0.188	0.34
slightly selective/ slightly strong	ニフェジピン	0.78	0.010	0.21	フルコナゾール	0.79	0.079	0.21
	アルプラゾラム	0.75	−0.017	0.31	ベラパミル	0.71	−0.089	0.16
moderate	アトルバスタチン	0.68	0.022	0.36	—			
weak	テリスロマイシン	0.49	0.116	0.14	シメチジン	0.44	0.047	0.17
					ラニチジン	0.37	0.104	0.17
	ゾルピデム	0.4	0.128	0.16	ロキシスロマイシン	0.35	0.038	0.05
					フルボキサミン	0.30	−0.082	0.19
very weak	セリバスタチン	0.18	0.043	0.11	アジスロマイシン	0.11	0.038	0.14
					ガチフロキサシン	0.08	0.000	0.00

＊1：mean prediction error $= \frac{1}{n}\Sigma\,(\text{Predicted} - \text{Observed})$

＊2：root mean square prediction error $= \sqrt{\frac{1}{n}\Sigma\,(\text{Predicted} - \text{Observed})^2}$

（文献2,3より引用）

図2-1 **a**は表2-1のCRとIRを求めるのに用いた臨床試験について，AUC変化の推定精度を示している．AUCが推定される前提でパラメータを求めているので，これらの試験で正しく推定されるのは当たり前であるが，ここでは1.5倍程度の誤差が随所に観察されることに注意されたい．この原因は同じ組み合わせの薬剤の相互作用試験であっても，AUCの変化率にはある程度の臨床試験の試験間差が存在するためである．これに対し図2-1 **b**はCRとIRを求めなかった臨床試験について同様の解析を行い，バリデーションを実施したものであるが，図2-1 **a**よりはやや誤差は大きい

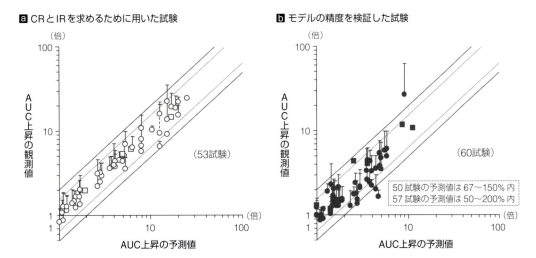

図2-1 CYP3Aの阻害を介する薬物相互作用による薬物血中濃度AUCの計算値と実測値の関係
それぞれのデータは平均と標準偏差を示す．ただし破線は範囲を示す．右肩上がりの実線と点線はそれぞれ50〜200%と67〜150%の範囲を示す．

(文献2, 3より引用)

ものの，95%の試験(59試験中の56試験)では平均の変化率の予測が実測値と2倍以下の乖離であった．これだけ多数の臨床試験の相互作用の程度をまとめて精度よく予測することはPB-PKモデルを含めてこれまで報告されておらず，CR-IR法の信頼性を考える時にこの結果は大変重要な意味をもっている．

PISCSとは何か

最初に述べたように，臨床に直接かかわる薬剤師にとって，薬物相互作用の情報提供として血中濃度の変化の予測だけでは不十分である．もしそれだけに終わるのであれば，大先輩が懸念したように医師に困惑をもたらすだけであろう．相互作用による変化が臨床的な対処を必要とするかを必ず考慮しなくてはならない．相互作用により血中濃度が著しく増加すると，薬物性肝障害の発症や不整脈のリスク増加などの副作用の可能性が高まり，臨床的にその処方は許容できない場合が一般的に考えられる．一方で，例えばAUCに数倍の変化はあっても，臨床的には特段の副作用を生じない安全な薬剤もある．この場合には用量を減らしても必要な薬効を維持できる可能性は高いが，病状の変化やコンプライアンスの問題で阻害薬が服用されない可能性があるので，あえて用量調節は行われないケースが多いであろう．場合によっては，血中濃度の適正域での維持が相互作用により困難になる可能性はあるが，治療の意義が上回るので十分な観察を行いながら投与は継続とすることも考えられる．このように，血中濃度の変化に対してとられる臨床的対処は多様で，添付文書の記載は基本としては

第2章　●　網羅的なDDI予測を可能とするCR-IR法とPISCSの基礎と実践

重要であるが，薬剤ごとによく考える必要がある．

　このような問題を解決するために，著者らはpharmacokinetic interaction signifi-cance classification system（PISCS）を提案した[6]．PISCSの表を**表2-2**に示す．表の左側部分はCRとIRによるAUC上昇の早見表であり，式1に基づいて計算されている．この時に上昇の程度により相互作用を9段階の領域に分割している．表の右側部分は，この9段階の領域ごとに，対処をどのように行うべきかをまとめた表である．この分類の決定は，薬剤ごとあるいは薬効群ごとに臨床的観点からなされるべきである．表に挙げた例では，CYP3Aの基質薬であることが多いHMG-CoA還元酵素阻害薬（スタチン）およびカルシウム拮抗薬については，2倍以上の血中濃度が予測される場合は併用に注意が必要であり，7倍以上の変化の可能性がある場合は，禁忌相当と提案している．一方でベンゾジアゼピンの場合は，血中濃度の変化のリスクがやや大きいので，もう少し小さい血中濃度変化の場合から対処が必要と提案している．

表2-2　（Pharmacokinetic Interaction Significance Classification System）
代謝酵素阻害による相互作用をマネジメントするためのPISCS表

● 予測されるAUC上昇比

阻害薬のIR		基質薬のCR					
		0.9<	0.8〜0.89	0.7〜0.79	0.5〜0.69	0.3〜0.49	0.1〜0.29
		very selective (VS)	selective (S)	slightly selective (SS)	moderate (M)	weak (W)	very weak (VW)
0.9<	very strong (VS)	13.9	5.4	3.5	2.4	1.6	1.2
0.8〜0.89	strong (S)	5.4	3.7	2.8	2.1	1.5	1.2
0.7〜0.79	slightly strong (SS)	3.5	2.8	2.3	1.8	1.4	1.2
0.5〜0.69	moderate (M)	2.4	2.1	1.8	1.6	1.3	1.1
0.3〜0.49	weak (W)	1.6	1.5	1.4	1.3	1.2	1.1
0.1〜0.29	very weak (VW)	1.2	1.2	1.2	1.1	1.1	1.0

● 適切な注意喚起のレベル

AUC上昇区分	スタチン Ca拮抗薬	ベンゾジアゼピン
I	禁忌	禁忌
II	注意	
III		
IV		注意
V		
VI	なし	
VII		
VIII		なし
IX		

表中の数値は，各分画内のAUC上昇比の予測平均値を示す．

（文献6より引用）

PISCSの使い方

このように，薬剤のCRあるいはIRの分類が行われてさえいれば，多くの相互作用の可能性に対して具体的な臨床的な対処の提案を即座にまた系統的にできるところが，PISCSの重要な特徴である．もちろん当然のことながら，そのような提案の根拠が問われることになるし，そのような対処が現状の添付文書の記載と整合するかはよく検討されなければならない．最初の，言わばPISCSの右側部分のクラス分類をどのように行うかとの問題については，理論的には各薬剤の安全域に基づいて決定するのがよさそうに思える．しかし，安全域の定義の難しさ，情報の乏しさから，実際にはこれはほとんど実行不可能である．著者らが提案している方法は，むしろ現在の添付文書の注意喚起から，経験に基づいて特定の組み合わせで注意や禁忌などの対処が取られている，あるいは逆に取られていないのならば，そのクラスでは統一した対処を取るように分類するとの方法である．これは先に述べた血中濃度を物差しとして使う考え方とよく合致している．

そのようにクラス分類された場合には，第二の，PISCSの注意喚起と現在の添付文書の注意喚起が矛盾するとの問題は最低限になるはずである．しかし，そのような場合にも矛盾は残るかもしれない．そのようなときにこそ，現場の薬剤師の知識が問われることになる．具体的にはPISCSはクラス分類なので，明確にクラスが異なる場合には決して誤った判断をしない点に特長を有するが，クラスの境界域の薬物あるいは組み合わせでは，経験上よいと判断されるものとは微妙に異なる結果になる可能性がある．したがって，そのような場合にはこれまでの経験を優先して柔軟に判断すべきであろう．一方で，現在の添付文書では記載すべき相互作用薬が漏れていたり，記載が曖昧であるとの問題が残念ながら残っている．このような場合にこそPISCSは真価を発揮するので，添付文書に記載されていなくても，注意を払わなければならないケースを見逃さないようにすべきである．逆に，PISCSではまったく注意喚起されないものが，添付文書で記載されている場合があるかもしれない．この場合には，一般的に添付文書は十分な証拠をもとに記載されているので，添付文書の記載を無視するわけにはいかない．

さて，PISCSは臨床の現場でどの程度使われるべきであろうか．もちろん，臨床の現場で薬物動態に責任をもつ立場の薬剤師の場合は，相互作用のすべての状況でその適用を考える価値がある．表2-3にはエプレレノンのケースを例示する．新薬が市場に導入された早期には薬物相互作用の程度の情報が必ずしも十分ではないことがあるが，そのような場合でも少なくとも1剤あるいは2剤程度の相互作用の情報があれば，新薬のPISCSによるクラス分類は可能であり，そこから多くの薬剤の組み合わせに

ついて漏れなく適切な注意喚起が可能となる．このような考え方はCYP3Aに限るものではなく，他の分子種でもCYPの場合は適切な予測が可能なので，知識の整理のために薬剤師は積極的に利用すべきである．

　一方で，薬物動態を専門としない一般の医療関係者にとっては，PISCSが有用なのはおそらくCYP3Aの基質薬と阻害薬の場合に限定されるのではと考える．なぜかと言うと，基質薬，阻害薬の数が他の分子種ではCYP3Aに比べて段違いに少ないからである．したがって，CYP3A以外ではクラス分類を意識するよりも個々の相互作用の組み合わせを覚えた方が手っ取り早い．相互作用は基質薬と阻害薬の数の積に比例して起こる．CYP3A以外の分子種ではそれぞれが3Aの数分の1なので，相互作用の頻度は1/10のオーダーとなる．なお，誘導については次項（p 77）で解説するが，CYP3Aでさえ数が少ないので，代表的なリファンピシンや抗てんかん薬を覚えてしまうのがよいであろう．

　CYP以外の抱合酵素やトランスポーターの場合はどうであろうか．これらについては，現状では基質薬も阻害薬も分子種の選択性の情報が十分ではなく，相互作用の予測の精度がまだ実用の域に達していない．残念ながらCR，IRを分子種ごとに算出することが難しい．抱合酵素については臨床で重要な相互作用の報告が少ない．カルバ

表2-3 PISCSによるエプレレノンの相互作用のマネジメント例

併用薬	AUC上昇の報告値	添付文書の記載	IR$_{3A4}$	AUC上昇率の計算値	PISCSによるAUC上昇分類	PISCSによる注意喚起分類
ケトコナゾール	5.4倍	（国内未発売）	1.00	5.4倍	Ⅱ	禁忌に相当
ボリコナゾール	―	―	0.98	4.8倍		
イトラコナゾール	―	禁忌	0.95	4.3倍		
テリスロマイシン	―	―	0.91	3.8倍		
クラリスロマイシン	3.3倍	注意	0.88	3.5倍	Ⅲ，Ⅳ	注意に相当
サキナビル	2.1倍	注意	0.88	3.5倍		
エリスロマイシン	2.9倍	注意	0.82	3.0倍		
ジルチアゼム	―	―	0.80	2.8倍		
フルコナゾール	2.2倍	注意	0.79	2.8倍		
ベラパミル	2.0倍	注意	0.71	2.4倍		
シメチジン	―	―	0.44	1.6倍	Ⅴ	記載なしに相当
ロキシスロマイシン	―	―	0.35	1.4倍		
フルボキサミン	―	―	0.30	1.3倍		

PISCSは添付文書に記載のない阻害薬との組み合わせでも，添付文書の注意喚起と矛盾しないマネジメントを可能としている．

（文献6より引用）

マゼピンとバルプロ酸の相互作用でバルプロ酸の濃度が顕著に減少するもの，イリノテカンの下痢の副作用頻度とUDP-グルクロノシルトランスフェラーゼ(UGT) 1A1の遺伝子変異との関連程度である．トランスポーターについては肝臓の有機アニオン輸送ポリペプチド(OATP)阻害薬としてシクロスポリンとリファンピシン，P糖タンパク(P-gp)阻害薬としてイトラコナゾールなどを意識しておくとよい．トランスポーターについては，これらの強い阻害薬を個別に覚えて，それらを中心に対処するのがよいと思われる．

小腸の寄与

CYP3A4は他のCYP分子種と異なり，肝臓だけではなく小腸での発現がよく知られている．したがって，相互作用についても小腸の酵素の寄与を考えるべきである．典型的な例として，グレープフルーツジュースによるCYP3Aの阻害は小腸で起こるが，肝臓ではほとんど起こらないことがよく知られている．小腸の相互作用の解析については理論的に複雑になるので本稿では詳しく解説しないが，筆者らは相互作用によるAUCの変化率に加えて半減期の変化率を考慮することで，小腸の代謝の寄与を肝臓と分離することに成功している[7]．小腸の相互作用への寄与を分離した解析結果をこれまでのCR-IR法のものと比較すると，肝臓での真のCRあるいはIRの値に比較して，これまでの方法では値が過大評価となることがわかっている．しかし，大変興味深いことに，小腸を分離した精密なモデルで正しいCRとIRを用いた場合でも，相互作用によるAUCの上昇率の予測精度はこれまでに比べほとんど改善しなかった．したがって，用量調節のためにAUC変化を予測するためには，本書で述べた方法を用いることで十分と言えそうである．

薬物相互作用ガイドラインとの関係

最後にPISCSの分類と，著者自身も関与し，2018年7月23日に薬生薬審発0723第4号として発出された「医薬品開発と適正な情報提供のための薬物相互作用ガイドライン」[8]との関係について簡単に述べる．相互作用薬をクラスに分類し，クラスとクラスの組み合わせで注意喚起を合理的に判断しようとの方向性は，現在の国際的な潮流である．米国FDAが発表した薬物相互作用のガイダンス案には強い阻害薬，中程度の阻害薬，弱い阻害薬，感度の高い基質薬との分類がなされている[1]．米国FDAの強い阻害薬の定義は，感度の高い基質薬のAUCを5倍以上上昇させるものであり，これはPISCSのIRが0.8以上との分類とよく一致する．FDAの分類とPISCSの分類は全

体的にもよく対応している．したがって，CRあるいはIRにより薬剤を分類する考え方はFDAの考え方とも協調しており，医薬品の国際性を考えると，薬剤のクラス分類自体を国際的に協調すべきである．将来，このような方向性がすべての相互作用の合理的なマネジメントを積極的に支援し，安心して薬を用いることのできる医療の実現に貢献することを強く願うものである．

引用文献

1) US FDA : (A) In vitro metabolism- and transporter-mediated drug-drug interaction studies, 2017. Available at : 〈https://www.fda.gov/downloads/Drugs/Guidances/UCM581965.pdf〉(B) Clinical drug interaction studies-study design, data analysis, and clinical implications, 2017. Available at: 〈https://www.fda.gov/downloads/drugs/guidances/ucm292362.pdf〉

2) Ohno Y, et al : General framework for the quantitative prediction of CYP3A4-mediated oral drug interactions based on the AUC increase by coadministration of standard drugs. Clin Pharmacokinet, 46 : 681-696, 2007.

3) Hisaka A, et al : Prediction of pharmacokinetic drug-drug interaction caused by changes in cytochrome P450 activity using *in vivo* information. Pharmacol Ther, 125 : 230-248, 2010.

4) Hisaka A, et al : Theoretical considerations on quantitative prediction of drug-drug interactions. Drug Metab Pharmacokinet, 25 : 48-61, 2010.

5) Tod M, et al : Quantitative prediction of cytochrome P450 (CYP) 2D6-mediated drug interactions. Clin Pharmacokinet, 50 : 519-550, 2011.

6) Hisaka A, et al : A proposal for a pharmacokinetic interaction significance classification system (PISCS) based on predicted drug exposure changes and its potential application to alert classifications in product labeling. Clin Pharmacokinet, 48 : 653-666, 2009.

7) Hisaka A, et al : Assessment of intestinal availability (FG) of substrate drugs of cytochrome P450s by analyzing changes in pharmacokinetic properties caused by drug-drug interactions. Drug Metab Dispos, 42 : 1640-1645, 2014.

8) 厚生労働省：「医薬品開発と適正な情報提供のための薬物相互作用ガイドライン」について, 2018. Available at : 〈https://www.mhlw.go.jp/hourei/doc/tsuchi/T180724I0150.pdf〉

（樋坂 章博）

第2章　網羅的なDDI予測を可能とするCR-IR法とPISCSの基礎と実践

2 CYP3A4誘導のDDIにおけるCR-IR法とPISCS

- 誘導による相互作用に関わる薬物代謝酵素と基質薬の寄与率（CR），誘導薬の代謝クリアランス増加（IC）の情報が分かると，阻害の場合と類似した方法でAUCの変化率が推定できる．
- 誘導に関与する核内レセプターと代謝酵素との関係について理解する．
- 阻害による相互作用と同様に，PISCSを用いることで誘導が起きる場合も臨床的に根拠のある対処が可能である．
- 誘導の相互作用のリスクは誘導薬を中止する場合にも生ずることを理解する．

CR-IC法による誘導の相互作用の予測

薬物代謝酵素誘導の場合は，以下の式でAUCの変化の予測を行うことができる[1]．

$$AUC\ decrease = \frac{1}{1 + CR \cdot IC} \qquad \cdots\cdots 式1$$

式1で，CR（contribution ratio）は各CYP分子種における基質薬のクリアランスへの寄与率，ICは"increase in clearance"であり，ICは誘導による代謝クリアランスの増加分を表すパラメータである．ICが0の場合に誘導によるクリアランス変化はない，1の場合には誘導で代謝クリアランスは2倍になるとの関係が成立する．前項（p 66）で述べたように，阻害薬の阻害率（inhibition ratio：IR）を用いて，阻害薬による基質薬のAUCの変化率は式2で表すことができる．

$$AUC\ increase = \frac{1}{1 - CR \cdot IR} \qquad \cdots\cdots 式2$$

式1と式2の類似性は明らかで，IR=−ICと考えると2つの式は一致する．この誘導の予測のための式1で大変ユニークな特徴は，CRについては代謝酵素阻害による相互作用試験から得られた式2の値を用いている点にある．これは阻害に比べて誘導の臨床試験の実施例は少なく，誘導からだけでは独自にCRの値を求めるだけの十分な情報が得られないことから工夫された点である．阻害も誘導も代謝酵素の活性変化という同一の機構により起きているので，CRの値を共用することには強い合理性がある．一方で，CYP3Aの場合は，これらの相互作用は小腸と肝臓で起きているために，それぞれの寄与が一致するかは疑問の余地も否定できない．阻害と誘導の相互作用に

おいて，肝臓と小腸のそれぞれがどの程度寄与しているかは，現在それほど詳しくはわかっていない．したがって，予測が正確であるかを調べるしか，この点の妥当性を知る方法はない．

図2-2は，前項図2-1 a (p 71)と同様に，誘導についてCR-IC法の精度を検証したものである．この例ではすべての臨床試験について，AUCの変化率は誘導がない場合のAUC換算で20％以内の精度で求まっている．In vitro実験から臨床試験の誘導の相互作用の程度を精度よく予測することは決して容易ではないが，CR-IC法はそれを可能にすると同時に，阻害の相互作用の情報から，誘導の相互作用の程度を予測できる点で，応用の広がる可能性が考えられる．表2-4には誘導についてのPISCS表を示す．また，表2-5にはIC値の一覧を示す[2]．

誘導の相互作用を考慮するときには，その分子機構についても一定程度知っておくことが重要である．代謝酵素誘導は，薬物が核内受容体のリガンドとなり，さまざまなタンパク質の発現量を増加させることで生じる．CYP3Aの誘導は核内受容体の中でもPXR/RXRに親和性がある場合に起こることが多く，その場合にはCYP3Aに限らず，CYP2C9，CYP2C19，P-糖タンパク質など複数の因子が一斉に増加する（図2-3）[3]．

相互作用に関係する核内受容体には，CARやAhRなど複数の種類がある．結果として，阻害の相互作用に比べて関与する要因が多数になりやすい．なお，誘導の相互作用は一般にクリアランスが増大する方向なので，効果不十分に陥りやすいが，危険な副作用が急に生じるリスクは小さいと考えられる．しかし，誘導薬の処方を中止す

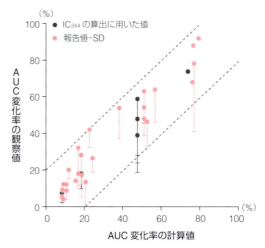

図2-2 CYP3Aの誘導を介する薬物相互作用による薬物血中濃度AUCの計算値と実測値の関係
それぞれのデータは平均と標準偏差を示す．右肩上がりの破線は精度20％の範囲を示す．
（文献1，2より引用）

表2-4 代謝酵素誘導による相互作用をマネジメントするためのPISCS表
(Pharmacokinetic Interaction Significance Classification System)

● 予測されるAUC減少比

誘導薬のIC		基質薬のCR					
		0.9<	0.8〜0.89	0.7〜0.79	0.5〜0.69	0.3〜0.49	0.1〜0.29
		very selective	selective	slightly selective	moderate	weak	very weak
5〜10	very strong	0.14	0.15	0.17	0.20	0.27	0.44
3.0〜4.9	strong	0.22	0.24	0.26	0.31	0.40	0.58
2.0〜2.9	slightly strong	0.30	0.33	0.36	0.41	0.51	0.68
1.0〜1.9	moderate	0.44	0.46	0.50	0.55	0.65	0.79
0.5〜1.0	weak	0.61	0.63	0.66	0.71	0.79	0.88

● AUC減少のレベル
(注意喚起レベルを薬剤群ごとに設定)

AUC 減少区分	予測される AUC
I	0.1〜0.25
II	0.25〜0.33
III	0.33〜0.50
IV	0.50〜0.70

(文献2より引用)

表2-5 臨床試験における血中濃度変化から推定されたCYP3A4のIC値

誘導薬	IC_{CYP3A4}		
	推定値	MPE[*1]	RMSE[*2]
リファンピシン	7.7	0.008	0.06
フェニトイン	4.7	−0.075	0.11
カルバマゼピン	3.0	−0.031	0.09
エファビレンツ	1.4	0.001	0.08
セントジョーンズワート	1.2	−0.029	0.04
ボセンタン	0.5	0.093	0.13
ピオグリタゾン	0.4	−0.079	0.10

[*1]: mean prediction error $= \frac{1}{n}\Sigma$(Predicted − Observed)

[*2]: root mean square prediction error $= \sqrt{\frac{1}{n}\Sigma\text{(Predicted − Observed)}^2}$

(文献2より引用)

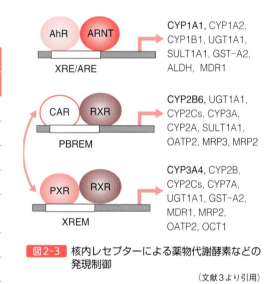

図2-3 核内レセプターによる薬物代謝酵素などの発現制御

(文献3より引用)

る場合にはクリアランスが減少するので，思わぬ副作用を生じる可能性があり注意が必要である．代表的な誘導薬には結核の治療に用いられるリファンピシンのほかに，長期間服用されることの多い抗てんかん薬が複数含まれているので，そのようなリスクを十分に考慮すべきである．

引用文献

1) Ohno Y, et al : General framework for the prediction of oral drug interactions caused by CYP3A4 induction from *in vivo* information. Clin Pharmacokinet, 47 : 669-680, 2008.

2) Hisaka A, et al: Prediction of pharmacokinetic drug-drug interaction caused by changes in cytochrome P450 activity using *in vivo* information. Pharmacol Ther, 125 : 230-248, 2010.

3) Hewitt NJ, et al : Induction of hepatic cytochrome P450 enzymes : methods, mechanisms, recommendations, and *in vitro-in vivo* correlations. Xenobiotica, 37 : 1196-1224, 2007.

（樋坂 章博）

3 | CYP3A4以外の分子種が関与するDDIにおけるCR-IR法とPISCS

> **Point**
> - 誘導の相互作用は代謝酵素分子種，基質薬のCR，阻害薬のICからCR-IC法によりAUC変化が予測できる．
> - CR-IR法は複数の代謝酵素分子種および遺伝子多型がある場合にも容易に拡張できる．
> - 阻害と誘導が同時に起きる場合の予測は一般には困難である．
> - 多剤併用の場合は，相互作用のマネジメントと多剤併用のマネジメントを使い分ける必要がある．

CYPの遺伝子多型

　薬物代謝反応には主に酸化反応を行う第1相代謝と抱合反応を行う第2相代謝があり，シトクロムP450（CYP）は第1相代謝を行う代表的な酵素群である．ヒトの遺伝子上には57種類のCYP分子種の存在が知られるが，薬物代謝で重要な分子種は，CYP1A2，2B6，2C8，2C9，2C19，2D6，3A4および3A5と考えられている．CYPには非常に多数の遺伝子多型，特に一塩基多型（single nucleotide polymorphisms：SNPs）の存在が知られているが，日本人にとって最も重要なのは，CYP2C19の活性を欠損する変異であり，活性を完全に欠損する人（poor metabolizer：PM）が16%程度存在する（表2-6）[1]．一方で，Caucasian（白人）ではCYP2D6のPMの頻度が高く，10%程度存在する．CaucasianのCYP2C19のPM，東洋人のCYP2D6のPMは共に極めて少ない．ただし日本人では，CYP2D6の活性が通常の1/5程度に低下する*10と呼ばれる変異をホモで有する人が14%程度の頻度で存在する．そのほかにもCYP2C9やCYP3A5などで多数の遺伝子多型が知られており，中には活性が高くなる変異もあるが，いずれも頻度が著しく低かったり，臨床上クリアランスに明確な差が認められていない．

　以上のCYPのさまざまな分子種およびその遺伝子多型は，薬物相互作用と密接な関連がある．薬物動態的には，PMは最も強力な阻害薬を併用した場合と同一である．遺伝子多型によるクリアランスの変化は阻害の式2（p 77）から容易に推定することができる．PMの場合は活性を完全に欠損するので，IRを1.0とおけばよい．活性を欠損するアレルを1つだけもつ人は活性は半分になると考えられるので，IRは0.5に相当する．*CYP2D6*10*をホモでもつ人のIRは0.8程度になる．

表2-6 日本人における代表的なシトクロム P450 の遺伝子多型による活性変動の頻度

CYP分子種	活性変動の分類		
	通 常 (EM)	減 弱 (ヘテロEM・IM)	欠 損 (PM)
CYP1A2	99%	1%	—
CYP2B6	79%	21%	—
CYP2C8	100%	—	—
CYP2C9	96%	4%	—
CYP2C19	36%	48%	16%
CYP2D6	48%	35% (*10ホモ：14%)※	3%
CYP3A	98%	2%	—

※活性が1/5程度まで低下するpopulation14%を含む.
活性頻度は遺伝子多型頻度からの推定値を示した.

（文献1より引用）

CYP3A以外の分子種が関与する相互作用

　一般的な薬剤は複数のCYP分子種により代謝されることが多い．また阻害薬についても複数の分子種を同時に阻害する場合がある．そのような場合のAUC変化を推定する式は理論的には以下となる[2]．

$$AUC\ increase = \frac{1}{1 - \sum_i CR_i \cdot IR_i} \qquad \cdots\cdots 式1$$

ここで添字のiはCYPの分子種を表す．例えば薬剤AがCYP3A4，CYP2D6，CYP2C9によりそれぞれ60%，30%，10%代謝されるとする．もし，CYP3A4を70%，CYP2D6を80%阻害する阻害薬を併用する場合，式1をもとにAUC変化を求めると，

$$AUC\ increase$$
$$= \frac{1}{1 - (CR_{CYP3A4} \cdot IR_{CYP3A4} + CR_{CYP2D6} \cdot IR_{CYP2D6} + CR_{CYP2C9} \cdot IR_{CYP2C9})}$$
$$= \frac{1}{1 - (0.6 \cdot 0.7 + 0.3 \cdot 0.8 + 1.0 \cdot 0)}$$
$$= 2.94$$

のように2.94倍と計算することが可能である．なお，このように要因が多くなる場合には，それぞれの数値の信頼性を考慮する必要はある．式1においては近似的に腎排泄をも1つのクリアランス経路として扱うことで，腎排泄のある薬剤のAUC変化の

予測に用いることも可能である.

　また，遺伝子多型を有する人の相互作用の予測も上述の該当するIRの値を用いて実施できる．例えば，通常の代謝活性をもつ人(extensive metabolizer：EMと呼ばれる)が，薬剤AとCYP3Aを90%阻害する薬剤を併用した場合には，AUCは，

$$AUC\ increase$$
$$= \frac{1}{1 - (0.6 \cdot 0.9 + 0.3 \cdot 0 + 0.1 \cdot 0)}$$
$$= 2.17$$

2.17倍の上昇にとどまるが，CYP2D6のPM（$IR_{CYP2D6}=1$）の人が同じ阻害薬を併用した場合には，

$$AUC\ increase$$
$$= \frac{1}{1 - (0.6 \cdot 0.9 + 0.3 \cdot 1 + 0.1 \cdot 0)}$$
$$= 6.25$$

6.25倍の上昇となる．ただし，PMでは併用のない場合でも，

$$AUC\ increase$$
$$= \frac{1}{1 - (0.6 \cdot 0 + 0.3 \cdot 1 + 0.1 \cdot 0)}$$
$$= 1.43$$

1.43倍高いので，併用そのものによる変化は6.25/1.43＝4.4倍になる．仮にCYP2D6のPMがCYP2D6の阻害薬を併用した場合は，対象の酵素活性が存在しないので，併用そのものでは血中濃度は変化しない(併用前からPMではすでに高い濃度になっていると表現すべきかもしれないが)．このように，遺伝子多型は相互作用の大きな個人差の原因になる可能性がある．著者らが臨床試験で調べた具体例では，エチゾラムはCYP3AとCYP2C19の両方で代謝されており，CYP3Aの強い阻害薬であるイトラコナゾールを併用した場合に，EMではAUCは1.6倍への上昇にとどまるのに対し，CYP2C19のPMでは6.1倍へもの顕著な上昇が観察された(図2-4)[3].

　なお，式3において，それぞれのクリアランス経路は並列の関係になっている必要がある．例えば，相互作用に肝臓のトランスポーターと代謝酵素の両方が寄与する場合には，直列の経路を含むので経路に応じた別の予測式が理論的には必要である．

　CYP2D6，CYP2C9およびCYP2C19について，前項(p 66)で述べた数理統計的な方法でCRおよびIRを計算した結果をそれぞれ表2-7[4]，表2-8[5]および表2-9[6]に示す．ここで用いられている方法は一般の最小二乗法による最適化ではなく，ギブスサンプリングと呼ばれる方法である．この方法は解析対象のパラメータの統計分布を

● 薬物速度論的パラメータ

グループ		AUC$_{inf}$ (ng・hr/mL)		t$_{1/2}$ (hr)	
		Mean±SD	比*	Mean±SD	比*
PM	イトラコナゾール(+)	216±42.0	6.1	25.6±6.08	4.4
	イトラコナゾール(−)	91.9±15.0	2.6	12.4±2.66	2.1
EM	イトラコナゾール(+)	57.8±11.6	1.6	7.58±1.68	1.3
	イトラコナゾール(−)	35.6±11.0	1.0	5.78±1.72	1.0

＊：EM・イトラコナゾール(−)の値との比

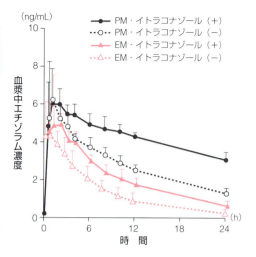

図2-4 エチゾラムとイトラコナゾールの相互作用に対するCYP2C19の遺伝子多型の影響
イトラコナゾール200mg1日2回投与で7回投与/非投与後にエチゾラム0.25mgを投与.
各群 n =8の平均および標準偏差をプロット.

（文献3より引用）

柔軟に定義可能で，また数値計算法として発散することが少なく比較的安定している．ただし，マイナーなCYPの寄与率を求める場合には，該当の分子種に選択的な基質や阻害薬が少なくなるので，十分な信頼性を保つことが次第に困難になる．また，遺伝子多型がある場合には，相互作用の臨床試験の中で遺伝子検査をしていないと精度が非常に悪くなる．一方で，CYP2D6およびCYP2C19の場合には，遺伝子検査をした被験者による一般の臨床薬理試験が存在すれば（相互作用を検討するものでなくてよい），その結果をCRの推定に用いることが可能である．

遺伝子検査の結果の利用について

現在のわが国では，CYPの遺伝子検査は一般的な薬物治療において医療保険制度の対象に含まれておらず，相互作用に組み合わせて薬剤を選択したり，用量を調整することは現実的に不可能である．またそのために，遺伝子多型の情報がわかっていることを前提にそのような調整を図る方法については，ほとんど整理されていない．しかし，遺伝子検査のコストは著しく低下しており，一般の遺伝子検査が保険対象外で容易に実施可能となり，そのような情報をすでにもっている患者が出始めている．また，抗凝固薬のクロピドグレルが典型例であるが，CYP2C19のPMでは効果が劣ることが科学的に明確になっており[2]，該当する患者には代替えの治療法が存在するのに，そのような情報さえ十分に提供されていない現実がある．CYPのPMは極めて強い阻害薬を常に併用していることと同等なので，相互作用の合理的なマネジメントを目指

3 | CYP3A4以外の分子種が関与するDDIにおけるCR-IR法とPISCS

表2-7 臨床試験における血中濃度変化から推定されたCYP2D6のCRおよびIR値

基質薬	CR [90 % CI]	基質薬	CR [90 % CI]
デキストロメトルファン	0.99 [0.98 to 0.99]	アミトリプチリン	0.58 [0.31 to 0.78]
Debrisoquine	0.98 [0.96 to 1.00]	S-クロルフェニラミン	0.56 [0.33 to 0.74]
R-ベンラファキシン	0.92 [0.91 to 0.94]	R-カルベジロール	0.55 [0.28 to 0.74]
コデイン*1	0.91 [0.88 to 0.92]	イミプラミン	0.51 [0.28 to 0.68]
アトモキセチン	0.87 [0.82 to 0.90]	R-クロルフェニラミン	0.49 [0.25 to 0.70]
デシプラミン	0.87 [0.84 to 0.89]	R, S-カルベジロール	0.48 [0.23 to 0.72]
ペルフェナジン	0.86 [0.81 to 0.90]	S-ミアンセリン	0.47 [0.20 to 0.71]
リスペリドン	0.85 [0.78 to 0.91]	メトクロプラミド	0.44 [0.20 to 0.68]
R, S-メトプロロール	0.83 [0.76 to 0.88]	S-カルベジロール	0.43 [0.19 to 0.67]
R-メトプロロール	0.81 [0.75 to 0.85]	Zuclopenthixol	0.42 [0.15 to 0.74]
トルテロジン	0.81 [0.65 to 0.91]	デュロキセチン	0.37 [0.13 to 0.62]
R, S-ベンラファキシン	0.80 [0.71 to 0.85]	R-メキシレチン	0.33 [0.11 to 0.59]
ノルトリプチリン	0.79 [0.70 to 0.86]	R, R-トラマドール	0.33 [0.11 to 0.57]
S-メトプロロール	0.74 [0.64 to 0.81]	アリピプラゾール	0.31 [0.10 to 0.56]
トロピセトロン	0.72 [0.43 to 0.92]	S-メキシレチン	0.30 [0.09 to 0.55]
パロキセチン	0.71 [0.51 to 0.85]	S, S-トラマドール	0.29 [0.09 to 0.54]
チオリダジン	0.71 [0.43 to 0.92]	R-フレカイニド	0.19 [0.05 to 0.41]
プロプラノロール	0.62 [0.41 to 0.75]	ミルタザピン	0.19 [0.05 to 0.42]
トリミプラミン	0.61 [0.40 to 0.76]	リスペリドン*2	0.16 [0.04 to 0.38]
S-ベンラファキシン	0.59 [0.29 to 0.79]	S-フレカイニド	0.09 [0.02 to 0.22]
プロパフェノン	0.59 [0.38 to 0.74]		

＊1：モルヒネからコデインを生ずる
＊2：リスペリドンと代謝物の9-ヒドロキシリスペリドンに活性がある

阻害薬	投与量(mg/日)	IR [90 % CI]
Fluoxetine	60	0.99 [0.98 to 1.00]
プロパフェノン	675	0.99 [0.98 to 1.00]
キニジン	50*3	0.99 [0.98 to 1.00]
パロキセチン	20	0.99 [0.97 to 0.99]
Bupropion	300*3	0.93 [0.88 to 0.97]
チオリダジン	50	0.93 [0.87 to 0.97]
Fluoxetine	20	0.92 [0.87 to 0.96]
テルビナフィン	250*3	0.92 [0.87 to 0.96]
パロキセチン	10	0.89 [0.80 to 0.95]
デュロキセチン	120*3	0.84 [0.73 to 0.91]
レボメプロマジン	20	0.76 [0.63 to 0.86]
デュロキセチン	60*3	0.74 [0.61 to 0.85]
レボメプロマジン	10	0.67 [0.53 to 0.78]
ジフェンヒドラミン	150	0.61 [0.43 to 0.76]
セルトラリン	150	0.41 [0.23 to 0.59]

＊3：Single dose

（文献4より引用）

第2章 ● 網羅的なDDI予測を可能とするCR-IR法とPISCSの基礎と実践

表2-8 臨床試験における血中濃度変化から推定されたCYP2C9のCRおよびIR値

基質薬	CR [90 % CI]	阻害薬	投与量	IR
S-acenocoumarol	0.99 [0.97 to 1.00]	ベンズブロマロン	50mg/日	0.55
ベンズブロマロン	0.76 [0.64 to 0.85]	ブコローム	300mg/日	0.84
セレコキシブ	0.97 [0.94 to 0.99]	クラリスロマイシン	250mg	0.26
ジクロフェナク	0.12 [0.03 to 0.26]	クロピドグレル	75mg	0.00
Fluindione	0.74 [0.51 to 0.91]	ジクロフェナク	100mg	0.09
3*S*-5*R*フルバスタチン	0.9 [0.86 to 0.95]	フルコナゾール	100mg/日	0.48
3*R*-5*S*フルバスタチン	0.7 [0.58 to 0.8]	フルコナゾール	400mg/日	0.65
フルルビプロフェン	0.93 [0.83 to 0.98]	Fluoxetine	20mg/日	1.00
グリメピリド	0.99 [0.97 to 1.00]	フルバスタチン	40mg/日	0.20
グリベンクラミド（Glyburide）	0.63 [0.47 to 0.76]	Gemfibrozil	600mg	0.19
R-イブプロフェン	0.51 [0.31 to 0.68]	グリベンクラミド（Glyburide）	2.5mg/日	0.00
S-イブプロフェン	0.7 [0.56 to 0.82]	イブプロフェン	400mg	0.00
インドメタシン	0.50 [0.23 to 0.77]	イルベサルタン	300mg/日	0.05
イルベサルタン	0.84 [0.65 to 0.96]	ロルノキシカム	16mg/日	0.20
ロルノキシカム	0.99 [0.97 to 1.00]	ロサルタン	50mg	0.00
ロサルタン	0.4 [0.16 to 0.69]	ミコナゾール	125mg/日	0.79
ナプロキセン	0.22 [0.07 to 0.45]	オメプラゾール	40mg/日	0.28
ナテグリニド	0.48 [0.27 to 0.66]	フェニトイン	300mg/日	0.68
フェノバルビタール	0.99 [0.97 to 1.00]	ピロキシカム	40mg	0.13
S-Phenprocoumon	0.4 [0.16 to 0.67]	セルトラリン	200mg/日	0.17
フェニトイン	0.72 [0.51 to 0.89]	シンバスタチン	20mg	0.20
ピロキシカム	0.84 [0.65 to 0.95]	スルファメチゾール	600mg/日	0.41
Tenoxicam	0.24 [0.08 to 0.49]	スルファフェナゾール	1,000mg/日	0.86
トルブタミド	0.89 [0.83 to 0.94]	スルフィンピラゾン	400mg/日	0.41
トラセミド	0.77 [0.67 to 0.86]	トルブタミド	500mg	0.00
S-ワルファリン	0.99 [0.97 to 1.00]	バルプロ酸	800mg/日	0.61
		ボリコナゾール	800mg/日	0.66
		ザフィルルカスト	80mg	0.39

（文献5より引用）

3 | CYP3A4以外の分子種が関与するDDIにおけるCR-IR法とPISCS

表2-9 臨床試験における血中濃度変化から推定されたCYP2C19のCRおよびIR値

基質薬	CR [90 % CI]	基質薬	CR [90 % CI]
R-mephobarbital	0.99 [0.99 to 1.0]	セルトラリン	0.67 [0.59 to 0.74]
プログアニル	0.89 [0.87 to 0.90]	クロピドグレル	0.65 [0.55 to 0.72]
S-ランソプラゾール	0.87 [0.85 to .088]	Fluoxetine	0.64 [0.55 to 0.72]
オメプラゾール	0.84 [0.82 to 0.86]	シタロプラム	0.49 [0.37 to 0.60]
ジアゼパム	0.84 [0.81 to 0.86]	トリミプラミン	0.49 [0.36 to 0.60]
Pantoprazole	0.80 [0.76 to 0.83]	ネルフィナビル	0.46 [0.33 to 0.58]
グリクラジド	0.76 [0.71 to 0.80]	クロミプラミン	0.42 [0.30 to 0.55]
R-ランソプラゾール	0.74 [0.68 to 0.79]	エスシタロプラム	0.45 [0.33 to 0.57]
ランソプラゾール	0.73 [0.67 to 0.78]	シロスタゾール	0.30 [0.19 to 0.42]
ラベプラゾール	0.72 [0.65 to 0.77]	アミトリプチリン	0.28 [0.18 to 0.40]
Moclobemide	0.71 [0.64 to 0.77]	ネルフィナビルa.f.	0.26 [0.16 to 0.37]
Sibutramine	0.69 [0.61 to 0.75]	プラジカンテル	0.18 [0.10 to 0.27]
ボリコナゾール	0.68 [0.60 to 0.74]		

阻害薬	投与量 (mg)	IR [90%CI]
フルボキサミン	50 〜 150	0.98 [0.95 to 0.99]
フルコナゾール	100 〜 400	0.78 [0.62 to 0.90]
ボリコナゾール	400 〜 800	0.64 [0.43 to 0.82]
Moclobemide	300	0.61 [0.39 to 0.80]
チクロピジン	300	0.51 [0.29 to 0.72]
Fluoxetine	60	0.44 [0.24 to 0.66]
オメプラゾール	40 〜 80	0.43 [0.24 to 0.64]
クロピドグレル	75	0.28 [0.13 to 0.48]
Pantoprazole	80	0.26 [0.12 to 0.45]

（文献6より引用）

すのであれば，今後この問題は何らかの解決策が示されるべきではないだろうか．なお2015年3月に承認されたエリグルスタットは，投与前にCYP2D6の遺伝子多型の判別が必要とされている．また，UGT1A1の遺伝子多型がイリノテカンの下痢の副作用頻度と関係することは以前よりよく知られている．

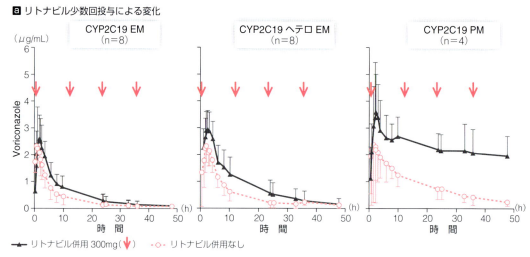

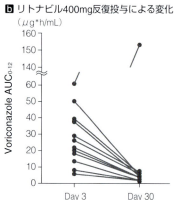

図2-5 ボリコナゾール血中濃度のリトナビル併用による相互作用に与えるCYP2C19の遺伝子多型の影響

(文献4, 5より引用)

阻害と誘導が同時に起きる場合

　HIVの治療薬などの中には，CYPの阻害と誘導を同時に引き起こすものがある．この場合の相互作用は非常に複雑になることがあり，典型例としてボリコナゾールとリトナビルの場合を説明する．

　ボリコナゾールはCYP3A4とCYP2C19で代謝を受けるが，自身でもCYP3A4を阻害する．リトナビルはCYP3A4を強力に阻害するが，CYP2C19は誘導する傾向である．ボリコナゾールにリトナビルと併用した場合に，短期的にはCYP2C19の遺伝子多型にかかわらずボリコナゾールの血中濃度は上昇するが，特にPMでは上昇の程度が大きい[7]．これを反復投与した場合は，多くの被験者ではCYP2C19の誘導により血中濃度は減少するが，逆に著しく増大する被験者もあり[8]，これはおそらくCYP2C19のPMであり，CYP3A4の阻害の効果のみを観察するためと考えられてい

る（**図2-5**）．このように阻害と誘導の両方の作用がある場合は，相互作用の予測は容易ではなく，実際の相互作用試験の結果を参照して慎重に判断する必要がある．

多剤併用の場合の配慮

　現在の医療においては多剤併用が一般的であり，好ましくはないが10 〜 15剤の併用もしばしば観察される．一般的には多剤併用の場合であってもCYPの阻害薬同士，あるいは誘導薬同士が併用される場合は極めてまれである．ただし，この場合に相互作用の程度の予測は非線形性が強いために非常に難しく，よほどの理由がない限り避けるべきである．一方で，クリアランス経路が共通する基質薬が処方に複数含まれる場合については，基質薬間の相互作用を考える必要はなく，併用薬に阻害薬との1：1の併用の場合に準じて対処を行う．ただし，多剤併用の患者は高齢者であることが多く，腎機能や肝機能が弱っていたり，そもそも副作用に対して脆弱になっている場合が多い．したがって，用量が過大にならないように十分な注意が必要である．一般的に言って，中程度以上の阻害薬や誘導薬が処方に含まれている場合には相互作用のマネジメントが重要ではあるが，そうでない場合は，多剤併用そのものの必要性を確認する方が臨床的に重要と考えられる．

引用文献

1）杉山雄一ほか：薬物動態の変化を伴う薬物相互作用2015, PharmaTribune, 2015.

2）Hisaka A, et al : Theoretical considerations on quantitative prediction of drug-drug Interactions. Drug Metab Pharmacokinet, 25 : 48-61, 2010.

3）Yamamoto T, et al : Notable drug-drug interaction between etizolam and itraconazole in poor metabolizers of cytochrome P450 2C19. J Clin Pharmacol, 57 : 1491-1499, 2017.

4）Tod M, et al : Quantitative prediction of cytochrome P450 (CYP) 2D6-mediated drug interactions. Clin Pharmacokinet, 50 : 519-553, 2011.

5）Castellan AC, et al ; Quantitative prediction of the impact of drug interactions and genetic polymorphisms on cytochrome P450 2C9 substrate exposure. Clin Pharmacokinet, 52 : 199-209, 2013.

6）Goutelle S, et al : *In vivo* quantitative prediction of the effect of gene polymorphisms and drug interactions on drug exposure for CYP2C19 substrates. AAPS J, 15 : 415-426, 2013.

7）Mikus G, et al : Potent cytochrome P450 2C19 genotype-related interaction between voriconazole and the cytochrome P450 3A4 inhibitor ritonavir. Clin Pharmacol Ther, 80 : 126-135, 2006.

8）Liu P, et al : Steady-state pharmacokinetic and safety profiles of voriconazole and ritonavir in healthy male subjects. Antimicrob Agent Chemther, 51 : 3617-3626, 2007.

（樋坂 章博）

4 PISCSによる DDIマネジメントの実践

- 薬物相互作用のマネジメントにおいては，臨床薬学あるいは医学的な知識や理論に基づき，用量調節や代替薬への変更などの適切な手段を選択する必要がある．
- 相互作用を回避するために代替薬を検討する際には，薬剤間の相違を十分に把握することが必要となる．その薬物療法を行うこと自体を見直すということも，大切な相互作用マネジメントの一つである．
- 薬物相互作用のマネジメントはエビデンスが少なく，診療ガイドラインなどの情報も少ない領域である．
- 薬物相互作用のマネジメントにおいては，理論的な予測と臨床的重要性の評価を個別に行う必要がある．そのためには，PISCSのような相互作用リスクの理論的かつ定量的な考え方が必要となる．

前項では，薬物動態学的相互作用の中で，シトクロムP450（CYP）の活性変動による基質薬の血中濃度の変化について網羅的に精度良く予測する方法について解説している．これは予測のためのパラメータとして，CYPの基質薬のクリアランスへの寄与率（CR）と阻害薬の阻害率（IR），あるいは誘導薬によるクリアランスの増加（IC）を用いて，これらの薬剤のどのような組み合わせであっても，阻害および誘導による薬物間相互作用による基質薬の血中濃度AUCの変化をそれぞれ以下の式で予測するものである[1,2]．

$$\frac{AUC_{+inhibitor}}{AUC_{control}} = \frac{1}{1 - CR \cdot IR} \qquad \cdots\cdots 式1$$

$$\frac{AUC_{+inducer}}{AUC_{control}} = \frac{1}{1 + CR \cdot IC} \qquad \cdots\cdots 式2$$

さらに，この予測方法に基づいて薬剤を層別化することで，網羅的に臨床的重要性を考慮して相互作用を注意喚起する方法（Pharmacokinetic Interaction Significance Classification System：PISCS）についても解説している[3]．ただし，PISCSは著者らの提言する注意喚起の方法論であるが，相互作用のマネジメントとは決して同義ではないことに注意されたい．PISCSは相互作用のマネジメントにおいて，その考え方も取り入れていただきたいという位置づけである．

なお，薬剤師が行うべき薬物相互作用のマネジメントは，薬物動態以外の要因も少

なくない．そもそも薬物動態以外の薬理的機序による多くの相互作用が知られている．また，相互作用を回避する際には，臨床薬学あるいは医学的な知識や理論に基づいて，用量調節や代替薬への変更などの適切な手段を選択する必要がある．そこで本項では，処方監査や疑義照会，病棟業務などのさまざまな状況で，迅速に相互作用を適切に予測し，その総合的なマネジメントをどう考えて実践すべきかについて，薬物動態学的相互作用におけるPISCSの具体的な活用事例を紹介しながら解説したい．

臨床上問題となる相互作用とそのメカニズムの把握

　薬物相互作用を考察するときには，相互作用によってどのような不都合な状況が発生しうるかを把握し，それに備える必要がある．すなわち，単に血中濃度が何倍変動するかでなく，その変動によって臨床的にどのような事象が起こりうるか，その事象はどの程度のインパクトをもたらすのか，その薬物療法で期待されるメリットと天秤にかけた場合，その相互作用のリスクはどの程度であり，それを回避すべき手段としてどのような方法があり，その回避方法はメリットとデメリットのバランスから許容しうるのか，など一言に相互作用のマネジメントと言っても，それは決して単純で簡単ではないことはまず強調しておきたい．逆に言えば，だからこそ，薬剤師の専門性を活かす分野であると同時に，医師などと協議することも重要な分野と言える．

　相互作用のマネジメントは，それがCYPに限らずどのような機構により惹起される可能性があるかを考えて，そのような事態の発生を極力避けることが前提となる．相互作用が報告されている，あるいは報告がなくても可能性が考えられるのであれば，その相互作用が臨床上どの程度問題となるのかを評価し把握する．例えば，HMG-CoA還元酵素阻害薬（スタチン）であれば，横紋筋融解症という重篤な副作用が知られており，その副作用のリスクの一つとして相互作用にも注意を払わなくてはならない．

　スタチンはCYPで代謝されるものも多いことから，CYPの阻害薬とスタチンの併用についてはスタチンの血中濃度上昇の可能性があるため，そのリスクを評価することが必要となる．このCYPの阻害による相互作用リスクの評価方法であるPISCSに関しては，本誌ですでに紹介されているとおりであるが，横紋筋融解症のリスクとなる相互作用はCYPの阻害薬との相互作用だけではない．薬物動態学的な相互作用においても，スタチンの血中濃度を上昇させる可能性があるのはCYPの阻害薬のみではない．例えば，多くのスタチンが有機アニオントランスポーター（OATP）によって肝臓に取り込まれることが知られており，シクロスポリンはその阻害薬としてスタチンの血中濃度を上昇させることが知られている[4]．したがって，CYPでほとんど代謝を受けないスタチンでも，シクロスポリンとの併用に関しては，OATPを介した相互

作用の点から添付文書で注意喚起されているものもある．さらに，スタチンの体内動態への影響が考えられなかったとしても，フィブラート系高脂血症治療薬やニコチン酸製剤などはそれ自体が横紋筋融解症を誘発することのある薬剤であるため併用には注意が必要となる．このように，起こりうる臨床的帰結は同様であっても，相互作用のメカニズムが異なることも少なくない．

同種同効薬の薬剤間の相違の把握

　前述のようなスタチンで起こりうる相互作用の相違を把握することは，マネジメントの観点から非常に重要である．なぜなら，例えばイトラコナゾールとシクロスポリンを服用中の患者に，もし新たにシンバスタチンが処方された場合は，イトラコナゾールとシンバスタチンの組み合わせが併用禁忌なので，他のスタチンへの変更を検討する必要がある．しかしその際，代替薬のスタチンとシクロスポリンの相互作用の可能性についても注意しなくてはいけない．すわなち，例えばロスバスタチンはCYPによる代謝の寄与が小さいと考えられるのでイトラコナゾールとは比較的併用しやすいスタチンではあるが，ロスバスタチンはOATPの寄与が高く，その阻害薬であるシクロスポリンとの併用により約7倍のAUC上昇が確認されていることから併用禁忌となっている．フルバスタチンであればイトラコナゾールもシクロスポリンもフルバスタチンの血中濃度に与える影響は比較的小さいので，注意は必要であるが代替薬としての選択が考えられる．ただし，代替薬を検討する際には，脂質改善作用の強さや大規模臨床試験における一次予防および二次予防のエビデンスなど，スタチンの効果に関する薬剤間の違いも考慮した上で検討する必要がある[5]．ここで，エビデンスという言葉を出したが，エビデンスの実践（特にエビデンスの患者への適用のステップ）については，別途専門書籍などを参考にして薬物相互作用マネジメントの際にも意識していただきたい．

　逆に，すでにシンバスタチンを服用している患者にイトラコナゾールが処方された場合を考えてみたい．この場合は通常，イトラコナゾールの代替薬について検討することになる．通常の経口剤であれば，さまざまな適応症があるため，どの適応症に対して処方されたかによって代替薬も異なってくる．例えば，爪白癬に対して処方されたのであれば，アリルアミン系経口抗真菌薬のテルビナフィンは爪白癬に適応を有しており，CYP3A4の阻害作用もないと考えられているため，代替薬として考えられる．しかし，もしテルビナフィンに変更するのであれば，テルビナフィンはCYP2D6を強力に阻害することが知られていることから，抗うつ薬などのCYP2D6の基質薬となる薬剤がすでに使用されている患者ではないかを確認した上で変更する必要がある．

4 | PISCSによるDDIマネジメントの実践

このように，相互作用を回避するために代替薬を検討する際には，薬剤間の相違を十分に把握することが必要となる（表2-10）．

また，相互作用の可能性やマネジメントを検討する際に，その薬剤は今，あるいはこれからもどの程度必要なのかを再度検討し，相互作用のリスクとのバランスも考慮して，その薬物療法を行うこと自体を見直すということも，大切な相互作用マネジメントの一つであることは，あえて強調しておきたい．

薬物相互作用マネジメントの支援ツール

このような相互作用のマネジメント情報を整理して，調剤室，薬品情報室，病棟，カンファレンスなどでの処方チェックや情報提供の際にすぐに確認可能な支援体制の構築やツールの利用が有用である．特にCYPの関与する相互作用の中でも，処方チェックとマネジメント情報の提供が特に重要で，実際に情報提供の機会が多い薬剤については，著者らの書籍[6]や本誌の各論を資料として活用いただきたい．

例えば，薬効分野ごとに，相互作用の概要，基本事項，相互作用の添付文書の記載，CYP阻害薬との相互作用，代替薬を選択する際の注意点の内容を速やかに把握することが重要である．基本事項とは，適応症，用法用量，使用上の注意に関する情報，臨床効果などであり，同種同効の薬剤間での基本的な相違内容を確認することが肝要である．表2-11にはスタチンの基本事項を示した[5,6]．また，表2-12では，添付文書の注意喚起区分と併用によるAUC上昇比（報告がない場合には参考として予測値）を記載し，また一覧表のすべての組み合わせについて，PISCSによる注意喚起区分を色分けして示した[6]．これにより，添付文書の記載区分だけでなく，具体的なAUC上昇の程度を情報提供可能であり，添付文書で注意喚起されていない組み合わせについても，注意喚起の程度を把握可能となる．また，スタチンの種類の変更について検討

表2-10 相互作用回避のために代替薬を検討する際の把握すべき主な点

・臨床効果の相違
　　代替薬への変更により同等の臨床効果が得られるか？
・副作用の相違
　　代替薬への変更による副作用の発現の可能性はないか？
・適応症の相違
　　代替薬は同じ適応症を有しているか？
・使用上の注意点の相違
　　代替薬への変更により使用上の注意点に違いはないか？
・薬物動態上の相違
　　例えば代替薬が腎排泄の場合，腎障害患者ではないか？
・他のメカニズムによる相互作用の可能性
　　代替薬が他の併用薬と相互作用を起こす可能性は？

第2章 ● 網羅的なDDI予測を可能とするCR-IR法とPISCSの基礎と実践

する際には，基本事項なども確認することによって，対象となる患者の病態や他の併用薬なども考慮した上で，代替薬として適切なスタチンを情報提供することが可能となる．

イトラコナゾールを服用中の患者に対するスタチンの選択の例

「アトルバスタチンの投与を考えていたが，すでにイトラコナゾールを服用している．アトルバスタチンとの相互作用はありますか？」薬品情報室に医師からこのような問い合わせが来たことがある．このケースでは，表2-12より，「アトルバスタチンはCYP3A4で代謝されることから，イトラコナゾールとは併用注意であり，CYP3A4の阻害によりアトルバスタチンの血中濃度が約3倍に上昇することが報告されています．」と回答可能である．また，医師からイトラコナゾールと併用しやすいスタチンについても質問されたため，さらに表2-12より「ロスバスタチンであれば，ほとんどCYP3A4で代謝されないため相互作用は生じにくいと思われます．また，脂質低下作用の程度も大きな差はないと思われます．」と回答した結果，ロスバスタチンの処方を検討するとのことであった．そこで引き続き，ロスバスタチンはシクロスポリンと相互作用がある旨を情報提供し，シクロスポリンを服用中でないことも確認した．このような円滑な情報提供は個々の薬剤師の知識に基づいて行われることが望ましいが，実際問題として比較的経験が浅く知識が十分でない薬剤師にとっては決して容易ではない．しかし，このようなマネジメントのツールを活用することで，情報提供をより確実にできるものと考えている．

ボリコナゾールを服用中の患者に対する
ペロスピロンの選択の例

先日，血液内科病棟担当の薬剤師より，次のような相談があった．「ボリコナゾールを服用中の患者のせん妄症状に対して，血液内科から心療内科にコンサルトした結果，ペロスピロンの開始が検討されているが，血液内科の担当医はボリコナゾールとペロスピロンの相互作用のリスクを心配しており，どの程度のリスクかを質問されている．」とのことである．さすがに血液内科の医師であり，ボリコナゾールがCYP3A4の阻害薬であることはよく知っており，ペロスピロンも添付文書の併用注意にCYP3A4の阻害薬が記載されているため，病棟担当薬剤師に相談したのである．しかし，添付文書やインタビューフォームをみても，ペロスピロンとCYP3A4の阻害薬との相互作用試験の結果や，ペロスピロンのCYP3A4による代謝の寄与率（すなわち

4 | PISCSによるDDIマネジメントの実践

表2-11 HMG-CoA還元酵素阻害薬(スタチン)の基本事項一覧

	HMG-CoA還元酵素阻害薬(スタチン)					
	プラバスタチン (メバロチン®)	シンバスタチン (リポバス®)	フルバスタチン (ローコール®)	アトルバスタチン (リピトール®)	ピタバスタチン (リバロ®)	ロスバスタチン (クレストール®)
適応症	高脂血症 家族性高コレス テロール血症	高脂血症 家族性高コレス テロール血症	高コレステロー ル血症 家族性高コレス テロール血症	高コレステロール 血症 a) 家族性高コレステ ロール血症 b)	高コレステロー ル血症 家族性高コレス テロール血症	高コレステロール血 症 家族性高コレステ ロール血症
用法用量	10mg/日 1日1～2回	5mg/日 1日1回	20～30mg/日 1日1回夕食後	10mg/日 1日1回	1～2mg/日 1日1回	2.5～5mg/日 1日1回 (原則2.5mgから開 始)
制限量	20mg/日まで	20mg/日まで	60mg/日まで	a) 20mg/日まで b) 40mg/日まで	4mg/日まで	4週以降10mg/日 まで その後,重症患者に 限り20mg/日まで
使用上の注意 に関する 特記事項	─	[禁忌] ・イトラコナゾール, ミコナゾール,ア タザナビル,サキ ナビル,テラプレ ビル,コビシス タット含有製剤を 投与中の患者 ・重篤な肝障害のあ る患者	[禁忌] ・重篤な肝障害 のある患者	[禁忌] ・肝機能が低下し ていると考えら れる以下のよう な患者:急性肝 炎,慢性肝炎の 急性増悪,肝硬 変,肝癌,黄疸 ・テラプレビル投 与中の患者	[禁忌] ・重篤な肝障害 または胆道閉 塞のある患者 ・シクロスポリ ン投与中の患 者	[禁忌] ・肝機能が低下して いると考えられる 以下のような患 者:急性肝炎,慢 性肝炎の急性増 悪,肝硬変,肝癌, 黄疸 ・シクロスポリン投 与中の患者
脂質低下率* TC	16～19%↓	21%↓	20%↓	25～34%↓↓	23～33%↓↓	32～40%↓↓↓
脂質低下率* LDL-C	23～26%↓	29%↓	29%↓	32～50%↓↓	33～46%↓↓	45～58%↓↓↓
大規模臨床試 験における主 なエビデンス	WOSCOPS (一次予防) KLIS(一次予防) CARE (二次予防) LIPID (二次予防) PROSPER (一次・二次) MEGA (一次予防)	4S (二次予防) HPS (一次・二次予防)	─	LIPS (二次予防) MIRACL (二次予防) ASCOT-LLA (一次予防) CARDS (一次予防) SPARCL (二次予防)	─	AFCAPS/TexCAPS (一次予防) JUPITER(一次予防)
主な代謝・ 排泄経路	未変化体のまま 胆汁排泄	CYP3A4	CYP2C9	CYP3A4	未変化体のまま 胆汁排泄	未変化体のまま 胆汁排泄

＊TC:総コレステロール低下率, LDL-C:LDL-コレステロール低下率

(各添付文書,文献5より作成)

第2章 ● 網羅的なDDI予測を可能とするCR-IR法とPISCSの基礎と実践

表2-12 スタチンとアゾール系抗真菌薬の相互作用一覧

アゾール系抗真菌薬	HMG-CoA還元酵素阻害薬（スタチン）											
	プラバスタチン（メバロチン®）CR(CYP3A4)：0.35		シンバスタチン（リポバス®）CR(CYP3A4)：1.00		フルバスタチン（ローコール®）CR(CYP3A4)：0.24 CR(CYP2C9)：0.61		アトルバスタチン（リピトール®）CR(CYP3A4)：0.68		ピタバスタチン（リバロ®）CR(CYP3A4)：不明 CR(CYP2C9)：不明		ロスバスタチン（クレストール®）CR(CYP3A4)：0.02 CR(CYP2C9)：0.17	
	添付文書	AUC上昇比	添付文書	AUC上昇比	添付文書	AUC上昇比	添付文書	AUC上昇比	添付文書	AUC上昇比	添付文書	AUC上昇比
ボリコナゾール（ブイフェンド®）IR(CYP3A4)：0.98 IR(CYP2C9)：0.51	（注意）	（1.5倍）	（注意）	（＞20倍）	（注意）	（2.2倍）	注意	（3.0倍）	（注意）	（不明）	注意	（1.1倍）
イトラコナゾール（イトリゾール®）IR(CYP3A4)：0.95	—	1.5倍	禁忌	19倍（活性体）	—	1.3倍	注意	2.5～3.2倍	—	（不明）	注意	1.4倍
ミコナゾール（フロリード®）IR(CYP3A4)：強い IR(CYP2C9)：0.91	—	（1.5倍）	禁忌	（9倍程度）	—	（＞2倍）	注意	（2.5倍）	—	（不明）	注意	（1.2倍）
フルコナゾール（ジフルカン®）IR(CYP3A4)：0.79 IR(CYP2C9)：0.69	—	1.4倍	（注意）	（4.8倍）	注意	1.8倍	注意	（2.2倍）	—	（不明）	注意	1.2倍

■ ×（AUC 7倍以上）　□ !（AUC 2～7倍）　□ ▲（AUC 2倍未満）
「—」は添付文書に記載なし．「添付文書」欄のカッコ内は阻害薬の添付文書のみの記載．「AUC 上昇比」欄のカッコ内は予測値．枠内の色は，予測されるAUC上昇比から評価される注意喚起の程度を示す（ただし，現状の添付文書の注意喚起の方が厳しい場合は添付文書の記載も重視すること）．

CR_{CYP3A4}）の情報はない．そこで，著者に相談してきた．こういう時こそ薬剤師としてあきらめないで，さらに参考となる情報がないか確認することが重要である．その場で，ペロスピロンの相互作用に関する臨床情報がないか，PubMedで検索したところ，強力なCYP3A4阻害薬であるイトラコナゾールとペロスピロンの相互作用試験の報告がヒットした．内容をみると，イトラコナゾールの併用によりペロスピロンのAUCは約7倍にも増大した結果である[7]．すなわち，ペロスピロンのCR_{CYP3A4}は0.9とCYP3A4による代謝の寄与が高いことがすぐにわかった[※注]．ボリコナゾールのCYP3A4阻害作用はイトラコナゾールと同等かそれ以上と考えられるので（表2-12），ボリコナゾールとの相互作用試験の結果はないが，ペロスピロンと併用すればペロスピロンのAUCが7倍以上になる可能性が十分にあると考えられる．PISCSでは本来，AUCが何倍以上なら併用禁忌相当，何倍以上なら併用注意相当と考えるが，このような中枢系薬剤でAUCが7倍以上になる可能性が十分あるということは，薬剤師や医師であれば，直感的に危ないと思えるのではないだろうか．それでも十分なPISCSの考え方の取り入れ方だと考える．病棟担当薬剤師から血液内科担当医師にそ

の旨を伝えたところ，やはりペロスピロンの投与は見送りになった．その後の対応については，ここでは割愛する．ここで強調しておきたいことは，添付文書やインタビューフォームを確認して欲しい情報がないかを探すことは大事であるが，なくてもあきらめずに，文献検索などをする意識が重要である．もし文献検索できる環境がなければ，あるいは仮にそのスキルがなくても，そういう時には他者（製薬メーカーも含めて）に確認してみるという姿勢は大事である（ただし，何でも無闇に聞くものもよくなく，個人の医薬品情報リテラシーを高めることがもちろん前提として必要である）．そして，ざっくりであっても，少しでも定量的にリスクを評価することができれば，マネジメントの説得力や行動力も変わるであろう．

時間経過を考慮した相互作用マネジメント

PISCSの考え方に基づく予測のためのパラメータであるCYPの阻害薬の阻害率（IR），あるいは誘導薬によるクリアランスの増加（IC）は常用量を投与した際の定常状態化での値である．他稿で解説があるように，不可逆的な阻害により代謝阻害が阻害薬の投与中止後も持続することがある．また，誘導薬の場合には，その誘導作用が最大に達するまでに時間を要し，また誘導薬投与中止後，相互作用が解除されるまで長時間を要する．そのような相互作用の影響の発現から最大効果到達，解除までの時間経過も含めたマネジメントが必要である．詳細は他項を参照されたい．

薬物相互作用マネジメントはエビデンスが少なく，診療ガイドラインなどの情報も少ない領域

診療ガイドラインでは，一般にその疾患領域ごとに作成されることが多い．ガイドラインは標準的治療をエビデンスとともに示しており，薬物治療を行う上で重要な役割を担っているが，薬物相互作用については十分に強調されていないことが指摘されている[8]．すなわち，超高齢社会における医療の最大の特徴は多様性であるが，画一的な集団での研究から得られた臨床研究の結果であるガイドラインで示された標準的治療とは必ずしもそぐわない点がある．その要因の一つとして薬物相互作用のリスクもある．例えば，ある領域の疾患で標準的治療薬があり，それとの併用に注意すべき

※注：イトラコナゾールの阻害率（IR）は0.95（**表3**），併用の有無によるAUC比はおよそ7倍であるので，式1に代入すると

$$\frac{AUC_{+inhibitor}}{AUC_{control}} = \frac{1}{1 - CR \cdot IR} = \frac{1}{1 - CR \cdot 0.95} \fallingdotseq 7$$

$$CR \fallingdotseq 0.9$$

薬剤が，その患者の並存する疾患の推奨薬であることも十分起こりうる．しかし，その場合のマネジメントについては，両方の診療ガイドラインとも明確に示されていないことが多いと思われる．また，その相互作用の組み合わせに関する質の高いエビデンスがあれば，十分に参考にすべきであるが，臨床的に重大な相互作用を起こしうる組み合わせで相互作用試験が行われている事例は多くはなく，相互作用の可能性のあるすべての組み合わせのエビデンスを作ること自体が不可能である．したがって，相互作用のマネジメントが必然的に重要であり，多くの場合で理論的な予測と臨床的重要性の評価を個別に行うことが必要とされる．そのためには，PISCSのような相互作用のリスクの理論的な考え方が必要不可欠となる．

スマートフォンやタブレット端末などの情報通信技術（ICT）が普及した現在，添付文書などの医薬品情報は医師も患者もどこでもすぐに確認することができる．添付文書やガイドラインなどの医薬品情報を単に確認することに対する薬剤師へのニーズは今後ますます低下するであろう．医薬品情報関連のデータベースも今後さらに有用なものが提供されてくることは容易に想像できる．相互作用の情報も一般的かつ典型的な情報は今後すぐに誰でも確認できるようになっていくことが予想される．それでは，今後，薬剤師は何が求められ，何をしなくてはいけないのだろうか．おそらく，相互作用情報に対しては，エビデンスのない組み合わせの報告でもリスク評価ができ，それらの評価した情報を患者個別に適切に応用して，患者個別に適切にマネジメントすることではないかと思う．薬物相互作用のマネジメントに関しては，該当する相互作用の知識だけでなく，他のさまざまな知識が必要となり，比較的短い時間で決断が求められることが少なくない．これからの薬剤師は，そのような臨床的決断を積極的に支援し，有効かつ安全な薬物治療の実践の核となって活躍することが期待される．本項がそのために少しでも役に立てば幸いである．

引用文献

1) Ohno Y, et al : General framework for the quantitative prediction of CYP3A4-mediated oral drug interactions based on the AUC increase by coadministration of standard drugs. Clin Pharmacokinet, 46 : 681-696, 2007.

2) Ohno Y, et al : General framework for the prediction of oral drug interactions caused by CYP3A4 induction from *in vivo* information. Clin Pharmacokinet, 47 : 669-680, 2008.

3) Hisaka A, et al : A proposal for a pharmacokinetic interaction significance classification system (PISCS) based on predicted drug exposure changes and its potential application to alert classifications in product labeling. Clin Pharmacokinet, 48 : 653-666, 2009.

4) Shitara, Y, et al : Pharmacokinetic and pharmacodynamic alterations of 3-hydroxy-3-methylglutaryl coenzyme A (HMG-CoA) reductase inhibitors : drug-drug interactions and interindividual differences in transporter and metabolic enzyme functions. Pharmacol Ther, 112 : 71-105, 2006.

5) 日本動脈硬化学会編：動脈硬化性疾患予防のための脂質異常症治療ガイド 2013年版，日本動脈硬化学会，2013.

6) 鈴木洋史ほか：これからの薬物相互作用マネジメント 臨床を変えるPISCSの基本と実践，じほう，2014.

7) Masui T, et al : Effects of itraconazole and tandospirone on the pharmacokinetics of perospirone. Ther Drug Monit, 28 : 73-75, 2006.

8) Dumbreck S, et al : Drug-disease and drug-drug interactions : systematic examination of recommendations in 12 UK national clinical guidelines. BMJ, 350 : h949, 2015.

（大野 能之）

| 第2章 | 網羅的なDDI予測を可能とするCR-IR法とPISCSの基礎と実践

5 | CR-IR法とPISCSに関するQ&A

Q1. CRが大きい薬剤は阻害薬になりうるか？

　特定のシトクロム（CYP）分子種への寄与率（CR）が大きい薬剤は，その分子種により代謝される割合がほかの分子種に比べて高く，その分子種の活性が変化したときに血中濃度の変化が大きく現れる．この場合に薬剤はその分子種のCYPと親和性が高いので，競合阻害によりその代謝活性を阻害するのではと疑う人がいるかもしれない．しかし，これは正しいとは言えない．以下で説明するように，CRが高くても阻害活性を持つわけではない．良く代謝されることと活性を阻害することはまったく別である．この考えは，実は何重にも誤っているのである．

　まずCRが大きいことは，特定のCYP分子種に代謝が依存しているということであるが，その代謝速度の絶対値が速いとは限らない．代謝速度が多少遅くても，ほかの分子種ではもっと代謝速度が遅ければCRは大きくなる．CRは相対的な代謝速度の差で決まるので，代謝速度を直接表すものではない．しかも，薬剤の代謝酵素との親和性は代謝速度とは一致しない．親和性が高いと（速度論的にはミカエリス定数が小さいと），薬剤は代謝酵素と効率的に結合するのは確かであるが，代謝は多段階のプロセスなので，その速度は結合速度以外のステップで決まることも多いのである．したがって，CRが大きくても薬剤の代謝速度は速いとは限らず，また該当のCYP分子種と親和性が高いとも限らない．

　さらに親和性が高いと競合阻害を起こすので阻害が強い傾向にあることは正しいが，阻害にはいろいろな機構があり，特に時間依存的な阻害などでは親和性が少し低くても阻害は強力な場合がある．そして最後に，ここが一番重要なポイントあるが，阻害薬はその阻害する分子種のCYPでは代謝を受けないことが一般的であることに注意が必要である．例えば競合的な阻害であっても，阻害薬は基質の認識部位に結合さえすれば阻害を起こすのであって，代謝はされない場合も多いということである．この場合は，その阻害薬の該当するCRはゼロである．つまり，代謝を受けること，そのときに酵素と親和性が高いこと，そしてその酵素を強力に阻害すること（すなわち阻害定数が小さい）は，それぞれ別の問題であることが非常に多いということである．

　以上の理由から，CRが大きいことと阻害率（IR）が大きいことはまったく別と考えるべきである．それでも，これまでの説明で「CRが小さくても阻害が強い薬剤がある

100

ことは納得できるが，CRが大きいと結局は代謝を受けるのだから，何らかの相互作用はある」と考える人がいるかもしれない．しかし，これも正しいとは言えない．阻害薬は一般的に治療に用いられる薬物濃度でも代謝酵素の活性を抑制する．つまり阻害定数が薬物血中濃度に匹敵するかより小さい値になっているのである．これに対し，基質薬のミカエリス定数は用いられる血中濃度の数倍，あるいは数十倍と高いことが一般的で，競合阻害による相互作用は現実的ではない用量を用いないと起きないことが多い．ちなみに，もし通常の用量で競合阻害を起こすような薬剤は，増量すると代謝酵素が飽和するので血中濃度が増量の程度以上に上昇する．そのような薬剤はフェニトインのように存在はするが，決して多くはない．

したがって，複数の基質薬と1つの阻害薬を併用する場合の対処法は，それぞれの基質薬を単独で阻害薬と併用した場合の対処と同様に考えるということになる．ただし，多剤併用の場合には患者は多数の疾患を持っており，また薬理的な相互作用も複雑になるので，慎重な対処が必要であることは言うまでもない．

Q2. 経口以外の投与経路でもCR-IR法は適応可能か？

基質薬が経口以外の投与経路の場合に，その経路が小腸，肝臓の初回通過効果を受けるかを考える必要がある．口腔内塗布剤などは経口投与と同様と考えるべきである．これに対し，静脈内投与，筋肉注射，皮下注射などでは初回通過効果はない．CR-IR法は経口投与を前提に構築された方法なので，これをそのまま初回通過効果のない投与方法に適用はできない．それでは静脈内投与時の相互作用を予測するために，別の方法を開発すべきかというと，臨床的にはあまりその必要性は高くないと考えている．その最大の理由はCR-IR法で予測した相互作用の程度に比べて，初回通過効果がない場合は相互作用の程度が必ず弱くなる点にある．相互作用は一般に初回通過時に小腸と肝臓で起きた後，全身循環の中で主に肝臓からの消失過程で起きる．経口投与以外の投与経路の場合に，この初回通過時の相互作用がなくなるので，その程度は小さくなるということである．したがって，臨床的なリスクの程度はCR-IR法で推定し，それよりは弱いと考えて対処することが可能である．

この初回通過時とそれ以外の相互作用の程度を薬物速度論的に区別することは可能であるが，理論的に複雑であまり一般的ではない．一般にCYP3Aによる代謝が速い，したがって半減期も短い薬剤は小腸での相互作用の程度が強い傾向にある．また経口投与時の血中濃度の相互作用による変化を観察し，AUCやC_{max}が変化する割には半減期の変化しない薬剤も初回通過効果の寄与が大きい傾向である．静脈内投与時の相互作用を伴う血中濃度推移では分布容積は変化せず，半減期が変化するが（つまり片

第2章 ● 網羅的なDDI予測を可能とするCR-IR法とPISCSの基礎と実践

対数グラフでy切片は変化せず傾きが変化する），経口投与時の相互作用による半減期の変化の程度は静脈内投与時にもそのまま変わらずに起きることを覚えておくとよい．差の顕著なものでは，経口投与時にはAUCが10倍以上に変化するのに，静脈内投与では2~3倍にしかならないこともある．

　阻害薬を静脈内投与する場合は，基質薬と同様に初回通過効果に由来する相互作用が弱めになるが，基質薬の場合ほど顕著な違いはないと考えてよい．

Q3. CR，IRを求めるための試験の選択基準は？

　著者らの解析では，主として論文に報告されている臨床試験時の相互作用による血中濃度の変化を用いている．添付文書，インタビューフォーム，PMDAによる審査報告書を利用する場合もある．ただし，症例報告など統計的評価できないものは基本的に用いていない．解析の対象とする薬剤は臨床で使用頻度が高く，相互作用が問題になるものを重点的に選んでいる．新薬の情報は重点的に調べているが，既存薬について網羅的な調査を行っているわけではない．

　CRあるいはIRを求めるための試験の選択は，まず調べたいCYP分子種の関与が明確で相互作用の程度の顕著なものを優先して使っている．CYP3Aの場合には，イトラコナゾール，あるいはケトコナゾールは*in vitro*の研究からこれらの阻害薬がCYP3Aを選択的に強力に阻害することが分かっており，また臨床試験でも最も基質薬の血中濃度を顕著に上昇させるので，優先して選択している．複数の分子種を同時に強く阻害する薬剤，あるいは相互作用の程度が曖昧なものは選んでいない．基質薬としては，ミダゾラムが最も血中濃度が上昇しており，またやはり*in vitro*の情報からCYP3Aで選択的に代謝されることが分かっているので，優先して選択した．CYP3Aの場合にはP糖タンパクの寄与が少ないこと，バランスをとるために小腸の相互作用がある程度あることもミダゾラムを選んだ理由になっている．

　CYP2C19あるいはCYP2D6の場合は，前項(p81)で説明されているように活性を完全に失う遺伝子変異がよく知られている．そこで活性を欠損するpoor metabolizerの血中濃度の上昇を，活性を完全に失う相互作用と同様に考えて，これらの分子種の基質薬のCRを求めている．

Q4. CR値，IC値およびIR値の妥当性の精査と　　追加報告による見直しは？

　新しい情報を参照して値を更新する必要性は，著者らも強く感じている．相互作用

はリスクマネジメントであるので，情報が不十分な場合にも現状の判断として値を示す必要がある．これは合理的な理由がある場合には，将来情報の変更がありえるということでもある．一方でこれは著者らの研究としての活動なので，タイミングよくすべての情報を精査して報告するというのは困難であることも事実である．

臨床試験による相互作用の情報は限られており，複数の分子種の関与を考慮したり，トランスポーターの関与する相互作用の予測精度を向上するには，現状の個別の臨床情報のみに頼った方法では限界があると考えている．そのための新しい方法も研究の途上にあり，将来は報告できればと考えている．

CYP3Aの場合に注意が必要なのは，前項（p66）でも述べたように肝臓だけではなく小腸でもCYP3Aが発現しているのでその両方で代謝が起きている点である．したがって，現在使われているCRとIRはその両方を併せたものである．さらに小腸ではCYP3AとP糖タンパクは相互作用で協同的に働くので，これらの値はP糖タンパクの寄与をも含んでいる可能性がある．さらに，相互作用にはP糖タンパク以外のトランスポーターが関与することも知られている．したがって，将来はこのような機能ごとに，あるいは新しい機能について，個別にCRとIRを評価することで，相互作用の予測精度が高まる可能性も考えられる．

なお，2018年7月に厚生労働省より『医薬品開発と適正な情報提供のための薬物相互作用ガイドライン』が発出された．当初このガイドラインには強い阻害薬，中程度の阻害薬などの分類が具体的に含まれる予定であったが，最終版はガイドラインの性格に馴染まないなどの理由で，ガイドラインとは別個に論文などの手段を用いて公表する予定で準備中である．ここで例えば強い阻害薬は，感度の高い基質薬のAUCを5倍以上に上昇させるとの定義なので，PISCSではIRが0.8以上の阻害薬に相当する．同様に強い誘導薬はAUCが1/5以下に減少するので，ICが4以上に相当する．したがって，この分類はCR-IRと同様の運用が可能である．

ただし，ガイドラインに関係して発表される薬剤のリストは，米国FDAなどとも協調しておりオフィシャルな性格を持つので，われわれが研究として発表するリストとすべて一致するとは限らない．臨床の現場で混乱しないように配慮は払う予定ではあるが，より最新の情報を積極的に取り入れていきたいと考えている．

（樋坂 章博）

第3章

臨床上重要な薬剤の
実践的DDIマネジメント

1 主に基質薬として重要なもの
①ジヒドロピリジン系カルシウム拮抗薬

Point
- DHP系Ca拮抗薬はいずれも主としてCYP3A4により代謝されるため，CYP3A4の活性を変動させる薬剤との相互作用に注意する．
- CYP3A4を阻害するアゾール系抗真菌薬，マクロライド系抗菌薬，抗ウイルス薬，グレープフルーツジュースや，CYP3A4を誘導するリファンピシンとの併用には特に注意が必要である．
- DHP系Ca拮抗薬は，実臨床で血中濃度をモニターできる薬剤ではなく，相互作用による血中濃度変化の影響は効果および副作用をモニターすることが必要となる．

　カルシウム(Ca)拮抗薬は主要な降圧薬の一つとして繁用されており，特に左心肥大，狭心症，慢性腎臓病(尿タンパク(−))，脳血管障害慢性期の病態がある場合に積極的適応とされている．Ca拮抗薬には，ジヒドロピリジン(DHP)系と非ジヒドロピリジン(非DHP)系があるが，降圧薬としては主にDHP系Ca拮抗薬が用いられている．DHP系Ca拮抗薬の降圧作用は速やかで強力であり，心抑制作用は臨床用量ではほとんどみられない．むしろ，短時間作用型のDHP系Ca拮抗薬は反射性頻脈を伴う．現在は1日1回投与の薬剤が主流であり，例えばアムロジピンは血中半減期が約36時間と長いことにより，また，ニフェジピン徐放錠は製剤上の工夫により長時間の作用持続を可能としている．長時間作用型のDHP系Ca拮抗薬は反射性頻脈などの副作用が軽減している．L型以外のN型Caチャネルも阻害するシルニジピンは，腎疾患を合併する高血圧患者のタンパク尿低下作用を示したことが報告されている[1]．DHP系Ca拮抗薬の副作用としては，動悸，頭痛，ほてり，浮腫，歯肉増殖，便秘などがあるが，これらの副作用は用量依存的であると考えられる．

　本項ではDHP系Ca拮抗薬の相互作用とそのマネジメントについて概説する．

DHP系Ca拮抗薬と相互作用

　DHP系Ca拮抗薬はいずれも主としてCYP3A4により代謝される．したがって，CYP3A4の活性を変動させる薬剤との相互作用に注意を要する．CYP3A4のクリアランスの寄与率(CR)は薬剤間で多少の差はあるが，いずれも高い寄与率(CR)であると考えられる．特に初回通過効果が大きい(すなわちバイオアベイラビリティが小さい)

Ca拮抗薬は，CYP3A4の阻害薬や誘導薬の併用によりバイオアベイラビリティが変動するため，併用初期から相互作用の影響を受ける．一方で，初回通過効果が小さい（すなわちバイオアベイラビリティが大きい）Ca拮抗薬は，CYP3A4の阻害薬や誘導薬の併用によるバイオアベイラビリティの変動は少ないが，半減期が変化するので併用後徐々に薬効が変動することが予測される．したがって，DHP系Ca拮抗薬の血中濃度変化による相互作用が予測される場合には，他のDHP系Ca拮抗薬に変更するというマネジメントは一般的でなく，必要に応じて他の種類の降圧薬に変更するか，用量の調節を行うことが一般的となる．特に半減期の長いDHP系Ca拮抗薬のクリアランス変動が予測される場合には，その影響の定常状態がどのくらいの時期になるのかを考慮して対応を検討することが必要となる．

ニフェジピンなどの一部のDHP系Ca拮抗薬においてはCYP3A4の阻害作用もあると考えられており，CYP3A4の基質であるタクロリムスの血中濃度を上昇させるので注意が必要であるが，その程度は強力ではないと考えられる（例えば，ニフェジピン30 or 60mg/日の併用によりタクロリムスの投与量の30%程度の減量を要していた報告がある[2]）．

また，DHP系Ca拮抗薬は，ジゴキシンの腎および腎外クリアランスを減少させ，ジゴキシンの血中濃度が上昇することがある旨が添付文書などで注意喚起されているが，そのような報告のあるDHP系Ca拮抗薬は一部であり，その程度もわずかである（ただし，非DHP系Ca拮抗薬については影響がある）．むしろ，ニフェジピンやアムロジピンなど，併用によるジゴキシンの血中濃度への影響はなかったことが多数報告されている．

CYP3A4阻害薬との相互作用

Ca拮抗薬は主にCYP3A4で代謝されるため，CYP3A4の阻害薬との併用により血中濃度が上昇する．Ca拮抗薬の過度の血中濃度上昇は，腎への影響を与えるような血圧低下を引き起こし，その結果，腎血流が低下し，腎虚血によるAKIを引き起こしうる．また，下腿浮腫はDHP系Ca拮抗薬の特異的な副作用であり，血中薬物濃度が高くなるほど起こりやすくなる．

A アゾール系抗真菌薬との相互作用

高血圧治療のためにニフェジピンを服用していた患者が，足爪白癬に対してイトラコナゾール（400mg/日）を開始したところ，2〜3日後に踵の浮腫が出現し，投与中止したところ2〜3日後に消失した症例が報告されている．本症例ではニフェジピン

の血中濃度が少なくとも5倍上昇していた[3].

ニフェジピンで血圧コントロールをしていた褐色細胞腫の患者がフルコナゾール200mg/日の服用を中止したところ血圧が上昇し，フルコナゾールの再開により血圧は低下したとの症例報告がある．ニフェジピンの$AUC_{0.5}$は約3倍に上昇していた．

健康成人におけるニソルジピン5mgとケトコナゾール200mgの相互作用試験において，ニソルジピンのAUCは24倍に増大することが示されている[4].

B マクロライド系抗菌薬との相互作用

Ca拮抗薬を処方されており，CYP3A4阻害作用のあるクラリスロマイシン，もしくはCYP3A4阻害作用のないアジスロマイシンが新たに追加処方された患者を対象とした大規模な後ろ向きコホート研究において，クラリスロマイシンの併用はアジスロマイシンに比べてAKIによる入院リスクのオッズ比が1.98であった［420人/96,226クラリスロマイシン服用患者(0.44%) vs 208人/94,083アジスロマイシン服用患者(0.22%)，絶対リスク増加：0.22% [95%CI：0.16 to 0.27]，オッズ比：1.98 [95%CI：1.68 to 2.34]][5].

C 抗ウイルス薬との相互作用

わが国において，新薬のC型肝炎抗ウイルス薬であるオムビタスビル・パリタプレビル・リトナビル（強力なCYP3A4阻害薬）の配合剤（ヴィキラックス®錠）とCa拮抗薬を併用した患者で，薬物相互作用が原因と考えられる治療抵抗性低血圧および著明な腎機能低下を伴う薬剤性腎障害による多臓器不全で死亡した症例が報告され，注意喚起がなされている[6]．このことは，新薬などのエビデンスが乏しい相互作用の領域でも，理論的に起こりうる相互作用をあらかじめ予測し対応することがいかに重要であるかを物語っていると言えよう．

D グレープフルーツジュースとの相互作用

グレープフルーツジュース(GFJ)の飲用は主に小腸でのCYP3A4を阻害することにより，CYP3A4基質薬のバイオアベイラビリティを増加させると考えられている．したがって，Ca拮抗薬の中でもバイオアベイラビリティの低い薬物ほど，GFJによる血中濃度増大の影響が大きい傾向がある．また，バイオアベイラビリティのほか，遊離形分率(fu)がGFJの影響のよい指標になることをOhnishiらが報告している[7]．表3-1には主なCa拮抗薬のGFJ併用時のAUC変化とバイオアベイラビリティおよびfuを示す．

なお，GFJは小腸のCYP3A4を不可逆的に阻害するため，服用時間をずらしても影

| 1 | 主に基質薬として重要なもの

表3-1 主なCa拮抗薬のGFJ併用時のAUC変化

Ca拮抗薬	AUC変化比	BA (%)	fu (%)
ニソルジピン	4.11	3.7 − 8.4	0.27
フェロジピン	1.86 − 2.85	16	< 1
マニジピン	2.31	NA	0.3 − 1
シルニジピン	2.27	NA	0.7
エホニジピン	1.67	NA	0.2 − 0.6
ベニジピン	1.59	NA	1.07 − 1.54
ニモジピン	1.51	13	2
ニフェジピン	1.35 − 1.47	45	2-4
ジルチアゼム	1.18	39	17.1
アムロジピン	1.08	64	4.5

NA：data not available

（文献7より引用，一部改変）

響があるため注意が必要である．

CYP3A4誘導薬との相互作用

　リファンピシンは強力なCYP3A4誘導薬であることはよく知られており，CYP3A4の基質薬であるDHP系Ca拮抗薬の効果を明らかに減弱させている報告が複数ある．ニフェジピン40mg/日を服用していた高血圧患者において，リファンピシン450mg/日を含む抗結核薬の服用を開始したところ，2週間以内に血圧は160/90mmHg以下から200/110mmHgまで上昇し，本患者のニフェジピンのAUCはリファンピシンの併用により60％低下していた[8]．また，健康成人を対象とした相互作用試験において，ニフェジピン服用時のAUCはリファンピシンの併用により7％に低下した[9]．

　フェニトイン，カルバマゼピンとフェノバルビタールにおいてもCYP3A4誘導作用によると考えられるDHP系Ca拮抗薬との相互作用が報告されている．

　DHP系Ca拮抗薬は繁用されている薬剤であるが，いずれも主としてCYP3A4により代謝されるため，CYP3A4の活性を変動させる薬剤との相互作用に注意を要する．実臨床で血中濃度をモニターできる薬剤ではなく，相互作用による血中濃度変化の影響は効果および副作用をモニターすることが現実的な対応になる．しかし，高度の変化が予測される場合には代替薬を検討するとともに，その相互作用の時間経過も予測

第 3 章 ● 臨床上重要な薬剤の実践的DDIマネジメント

して対応を検討することが重要である.

引用文献

1) Fujita T, et al：Antiproteinuric effect of the calcium channel blocker cilnidipine added to renin-angiotensin inhibition in hypertensive patients with chronic renal disease. Kidney Int, 72：1543-1549, 2007.

2) Seifeldin RA, et al：Nifedipine interaction with tacrolimus in liver transplant recipients. Ann Pharmacother, 31：571-575, 1997.

3) Tailor SA, et al：Peripheral edema due to nifedipine-itraconazole interaction：a case report. Arch Dermatol, 132：350-352, 1996,

4) Heinig R, et al：The effect of ketoconazole on the pharmacokinetics, pharmacodynamics and safety of nisoldipine. Eur J Clin Pharmacol, 55：57-60, 1999.

5) Gandhi S, et al：Calcium-channel blocker-clarithromycin drug interactions and acute kidney injury. JAMA, 310：2544-2553, 2013.

6) 厚生労働省医薬・生活衛生局：医薬品・医療機器等安全性情報. No.335, 2016. Available at：< https:// www.pmda.go.jp/files/000213323.pdf>

7) Ohnishi A, et al：Major determinant factors of the extent of interaction between grapefruit juice and calcium channel antagonists. Br J Clin Pharmacol, 62：196-199, 2006.

8) Tada Y, et al：Case report：nifedipine-rifampicin interaction attenuates the effect on blood pressure in a patient with essential hypertension. Am J Med Sci, 303：25-27, 1992.

9) Holtbecker N,et al：The nifedipine-rifampin interaction. Evidence for induction of gut wall metabolism. Drug Metab Dispos, 24：1121-1123, 1996.

（大野 能之）

1 | 主に基質薬として重要なもの

②抗凝固薬

- ワルファリンは，主な薬理活性体であるS-ワルファリンの代謝酵素であるCYP2C9の活性に大きな変動を及ぼす薬剤との相互作用が臨床的に重要となる．
- ワルファリンのCYP2C9活性変動による相互作用としては，フルオロウラシル系抗悪性腫瘍薬，ミコナゾールゲル，アミオダロン，ブコローム，ベンズブロマロン，リファンピシン，アプレピタントなどの併用に特に注意が必要である．
- DOACはワルファリンに比べて相互作用を引き起こす薬剤は少なくても，相互作用で血中濃度が変動した際に血液検査で効果や副作用への影響を十分にモニターできないことや，重大な出血の際の対策が十分確立しておらず，相互作用にやはり十分注意する必要がある．
- DOACは各薬剤で経口クリアランスにおけるP-糖タンパク，CYP3A4，腎の寄与が異なり，注意すべき相互作用や相互作用の程度が薬剤によって異なる．また，腎排泄の寄与があるので，腎機能障害時にはP-糖タンパクやCYP3A4の阻害薬との併用にはより注意が必要となる．

　近年，新たな経口抗凝固薬（NOACあるいはDOACと略されているが，ここでは以下DOACと略す※注）が開発されてきており，すでに複数の薬剤が臨床で使われている．具体的には，直接トロンビン阻害薬であるダビガトラン，活性化血液凝固第Xa因子（FXa）阻害薬であるリバーロキサバン，アピキサバン，エドキサバンが承認されており，非弁膜症性心房細動患者における虚血性脳卒中および全身性塞栓症の発症抑制などに対して使用可能である．

　本項では現時点で承認されている経口抗凝固薬（ワルファリン，ダビガトラン，リバーロキサバン，アピキサバン，エドキサバン）の相互作用とそのマネジメントについて概説する．

ワルファリンと相互作用

　ワルファリンは，心房細動や人工弁置換術後における血栓塞栓症の予防，深部静脈血栓における肺塞栓の予防などを目的に繁用されている抗凝固薬である．ワルファリ

※注：当初，new oral anti-coagulant（NOAC）といわれていたが，いつまでもnewではないため，novel oral anti-coagulant，non-vitamin K antagonist oral anti-coagulantともいわれるようになった．さらに，国際血栓止血学会は，direct oral anti-coagulant（DOAC）という用語への統一化を推奨している．

ンの抗凝固作用は肝臓でのビタミンK依存性凝固因子である第Ⅱ，Ⅶ，Ⅸ，Ⅹ因子の生合成を抑制することにより発揮される．しかし，ワルファリン治療の問題点として，食事の影響，相互作用のある薬剤の多さ，比較的狭い治療域，遺伝子多型の影響も含めた効き具合の個人差などがよく知られている．そのため，ワルファリン療法では出血性副作用を抑えつつ十分な抗凝固作用を発揮させるためにはINR（international normalized ratio）を指標に投与量を適宜調整する．例えば，わが国の心房細動における抗血栓療法のガイドラインにおいては，70歳未満ではINRを2.0～3.0に，70歳以上の高齢者ではINRを1.6～2.6でコントロールするように推奨されている[1]．このINRが目標治療域に保たれている割合（time in therapeutic range：TTR）が治療効果に大きく影響し，実際，非弁膜症性心房細動患者を対象とした試験における脳卒中および大出血の発現頻度はINRコントロール良好例（TTR＞75%）と比べて不良例（TTR＜60%）で約2～2.5倍高くなること[2]，CHADS$_2$スコアが2点以上の心房細動患者ではTTRが高値なほど脳卒中や死亡のリスクが低下することなどが報告されている[3]．

　相互作用に関しては，おそらくどの薬剤よりも添付文書に記載されている相互作用薬が多い．また，製薬会社からは500ページにも及ぶワルファリンの適正使用情報の書籍が発行されているが，その中で薬物との相互作用に関するページは300ページ以上も割かれている[4]．相互作用について報告されている薬剤は膨大な数で，これは確かにワルファリンが薬物動態学的あるいは薬力学的な相互作用を起こしやすいこともあるが，INRをモニターしながら用量調整する薬剤であることから，必然的に程度にかかわらず相互作用に関する報告が集まりやすいという点もある．したがって，中には相互作用の程度や有無が相反する報告や，ほとんど影響はないと考えられる相互作用の報告などもあり，それらの報告の臨床的重要性，程度，信頼性はさまざまである．そのような膨大な情報をいかに評価して，臨床的に重要な相互作用を見逃さずにマネジメントするかが本質的に重要となる．

ワルファリンのCYP2C9活性変動による相互作用

　ワルファリンは一対の光学異性体（S-ワルファリンおよびR-ワルファリン）の等量混合物であるラセミ体である．S-ワルファリンはR-ワルファリンに比べ，約5倍の抗凝固作用を有しているため，薬効の本体はほとんどS-ワルファリンと考えられている．S-ワルファリンはほぼシトクロムP450（CYP）2C9のみで代謝されるが，R-ワルファリンはCYP3A4，CYP1A2などの複数の酵素で代謝される[5]．そのため，主な薬理活性体であるS-ワルファリンの代謝酵素であるCYP2C9の活性に大きな変動を

表3-2	主なCYP2C9の阻害薬と誘導薬

CYP2C9の阻害薬	CYP2C9の誘導薬
フルオロウラシル系抗悪性腫瘍薬[*]：<u>TS-1</u>, <u>テガフール</u>, <u>フルオロウラシル</u>, <u>ドキシフルリジン</u>, <u>カペシタビン</u>, <u>ユーエフティ®</u> アゾール系抗真菌薬：<u>ミコナゾール</u>, フルコナゾール サルファ剤：<u>スルファフェナゾール</u> 抗不整脈薬：<u>アミオダロン</u> 高尿酸血症治療薬：<u>ブコローム</u>, ベンズブロマロン	リファマイシン系抗酸菌薬：<u>リファンピシン</u> 抗てんかん薬：フェノバルビタール, フェニトイン, カルバマゼピン 制吐薬：アプレピタント

二重下線：5倍以上（阻害薬）あるいは1/5以下（誘導薬）へのAUCもしくは血中濃度の変動が基本的に報告されているもの
下線：3倍以上（阻害薬）あるいは1/3以下（誘導薬）へのAUCもしくは血中濃度の変動が基本的に報告されているもの
下線なし：2倍以上（阻害薬）あるいは1/2以下（誘導薬）へのAUCもしくは血中濃度の変動が基本的に報告されているもの
＊：フルオロウラシル系抗悪性腫瘍薬はCYP2C9の活性を直接阻害しないが, その発現量を変化させるとの報告がある[7].
詳細はHisaka A, et al：Pharmacol Ther, 125：230-248, 2010を参照

（文献6より引用, 一部改変）

及ぼす薬剤との相互作用は臨床的に重要となる.

　CYP2C9の比較的強い阻害薬と誘導薬を表3-2に示した. それぞれの薬剤のワルファリンとの相互作用のエビデンスは, 併用される頻度や目的などの違いからさまざまであるが, これらのCYP2C9の阻害の強さや誘導の強さは, 著者らがワルファリンも含めさまざまなCYP2C9の基質との相互作用の報告から評価したものであり[6], 起こりうるワルファリンとの相互作用の程度を定量的に考える上で有用な情報と考えている. Evidence-based medicineの観点からは, 特定の薬剤との相互作用の報告が実際に存在し, 臨床的な影響の程度が明らかであり, なおかつその報告の信頼性（多数例の症例か, 相互作用試験か, 血中濃度も測定しているかなど）の高いことが重要である. しかし, 薬物相互作用の場合は系統的にすべての組み合わせが検証されているわけではないので, そのような信頼性の高い臨床報告がなくても, 報告がないから問題がないわけではない. 例えば, CYP2C9の阻害や誘導が強い薬物なのであれば, 理論的考察に基づくとワルファリンの血中濃度変動による臨床的に重要な効果の変動が起こりうることはほぼ明らかであり, 頻回にINRを測定して投与量の評価を行うなどのマネジメントをすることが重要となる.

A　フルオロウラシル系抗悪性腫瘍薬

　ワルファリンとフルオロウラシル系抗悪性腫瘍薬を併用すると, ワルファリンの作用を増強させることがあることが報告されている[8]. これら相互作用の明確な機序は不明だが, 活性代謝産物である5-フルオロウラシルがCYP2C9の発現量を低下させることにより, ワルファリンの代謝が抑制され血中濃度が上昇するためと考えられている[7].

　この相互作用は一般に程度が強く, 併用する必要がある場合は十分な注意が必要で

あり，INRなどの抗凝固能の十分なモニターと出血などの観察や副作用の可能性についての患者への情報提供が必要不可欠である．

B ミコナゾールゲル

ワルファリンとミコナゾールゲルとの併用による出血や著しいINRの延長が多数報告されている[9-11]．ミコナゾールゲルはわが国では1993年に発売され，発売当初よりワルファリンとの相互作用は添付文書にも記載されていたが，2000年以降の製薬会社集計においても2013年7月時点で74例（うち重篤47例）報告された．CYPの阻害薬のアゾール系抗真菌薬の中でもミコナゾールは特にCYP2C9の阻害作用が強い薬剤である[12]．ミコナゾールゲルは口腔内での効果を期待する薬剤であり，単回経口投与後の血漿中濃度は定量限界（100ng/mL）未満とインタビューフォームには記載されているが[13]，定量限界が十分に低いとは言えないこと，また反復投与時の肝臓中濃度はさらに高くなっている可能性がある．

本相互作用は非常に重篤な事例が多く報告されており，またミコナゾールゲル投与終了後でも相互作用を生じた事例や，相互作用発現後にミコナゾールゲルを中止しても数ヵ月にわたって相互作用の影響が遷延している報告が複数ある（図3-1）[9]．したがって，ワルファリン使用患者へのミコナゾールゲルの投与は原則避けるべきであり，やむを得ず併用せざるを得ない場合に限って，頻回にINRを測定するなど，非常に慎重に行われるべきである．

C アミオダロン

アミオダロンとワルファリンは両剤とも循環器領域で繁用されている薬剤ということもあり，その相互作用についてはよく知られている．アミオダロンがCYP2C9を阻害することによりワルファリンの血中濃度が上昇して作用が増強すると考えられているが，アミオダロンの副作用である甲状腺機能亢進がワルファリンの抗凝固作用をさらに増強させる可能性も考えられている．ワルファリン服用患者にアミオダロンを併用開始後，数日でINRの延長がみられ，重大な出血が生じることがある[4]．また，*S*-ワルファリンのクリアランスはアミオダロン併用後7～10日前後で1/2程度に減少し，その後のクリアランスに変動は認められなかったことが報告されている[14]．一方，主にCYP3A4やCYP1A2によって代謝される*R*-ワルファリンに関してはアミオダロン併用によるクリアランス変化はほとんどない[14]．アミオダロンおよび活性代謝物の*N*-デアルキルアミオダロンは共にCYP2C9阻害作用を有しており，血中半減期はそれぞれ30～50日と41～62日といずれも長く，定常状態に到達するには数ヵ月を要する．しかし，ワルファリンとの相互作用は数日で発現することから，定常状態での

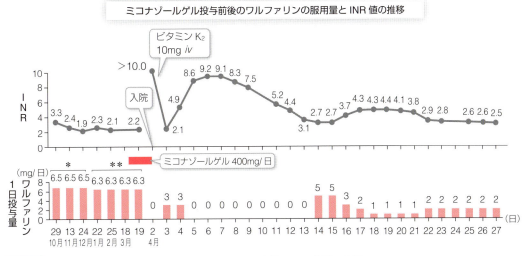

図3-1 ミコナゾールゲルとワルファリンの併用による顕著なINR上昇の症例

52歳,男性.大動脈弁および僧帽弁人工弁置換術後.ワルファリン6〜7mg/日の服用でINRは2.0付近で安定していた.口腔カンジダ症に対しミコナゾールゲル400mg/日の服用を開始したところ,開始2日後より口腔内の出血が止まらなくなった.翌日来院したところINRは10以上であり,ビタミンKを10mg静注し,ワルファリンとミコナゾールゲルは中止され,緊急入院となった.入院2日目のINRは2.1であり,ワルファリン3mg/日が開始されたがINRの上昇を認めたため,再度ワルファリンが中止された.入院13日目にINRが3未満となり,ワルファリンが再開され,ワルファリン2mg/日で退院となった.この症例において,ミコナゾールゲル中止からワルファリン投与量が併用前の投与量に安定するまで約3ヵ月要した.

*:6mg/日,7mg/日のくり返しで服用　**:6mg/日,6mg/日,7mg/日のくり返しで服用
併用薬:ジゴキシン,ジピリダモール,トリアムテレン,フロセミド,アズレンスルホン酸ナトリウム,L-グルタミン,ベラパミル,ベタメタゾン

（文献9より引用）

濃度より低い濃度でCYP2C9を阻害するものと考えられる.また,ワルファリンの抗凝固作用の増強はアミオダロンより*N*-デアルキルアミオダロンの濃度の方がより相関性が高いことが報告されている[15]．

アミオダロンとワルファリンの併用が必要な状況はしばしばあると考えられ,併用する際にはワルファリンを半量程度に減量することを考慮し,併用開始後はINRを頻回に測定するなど,厳密なモニターが必要である.また,アミオダロンは前述のとおり半減期が非常に長く,投与中止後もその作用は4ヵ月程度持続するので,中止後も長期間にわたって相互作用の影響をモニターすることが重要である.

D 高尿酸血症治療薬（ブコローム,ベンズブロマロン）

高尿酸血症治療薬であるブコロームおよびベンズブロマロンはCYP2C9阻害作用を有し,ワルファリンの作用を増強することが知られている.特にブコロームのCYP2C9阻害作用は比較的強力である.また,タンパク結合置換によるワルファリンの遊離形濃度増加による作用増強も寄与している可能性もある（かつてはタンパク結合置換による機序が強調されていたが,現在ではCYP2C9阻害が主な機序と考えられている）．ブコロームは古くからワルファリンの効果が上がらずに安定しない患者に

第3章　●　臨床上重要な薬剤の実践的DDIマネジメント

対して作用増強剤として併用されることがあったが，最近ではそのような使用は少ないと思われる．相互作用試験の結果では，S-ワルファリンのクリアランスを約1/3に低下させることが報告されている[16]．ベンズブロマロンにおいてはS-ワルファリンのクリアランスを約1/2に低下させることが報告されている[17]．いずれの高尿酸血症治療薬も併用開始や併用中止時にはINRを頻回に測定するなど厳密にモニターして，適宜用量調整を検討する必要がある．

F　メトロニダゾール（※CYP2C9の活性への影響は明らかでない）

　メトロニダゾールによるワルファリンの抗凝固作用増大の報告が複数あり，著しいINR延長の報告もあるが，詳細な情報は限られている．健常人を対象とした相互作用試験で，メトロニダゾール750mg/日の服用はS-ワルファリンの半減期を60%延長し，プロトロンビン時間が100秒から142秒に延長したとの報告がある[18]．相互作用の機序として，メトロニダゾールによるワルファリンの代謝阻害が推察されているものの，メトロニダゾールの代謝酵素への影響は明らかではない．相互作用の機序や程度が明確でないものの，重篤な相互作用の症例報告もあるので，併用が必要な際にはやはりINRを頻回に測定するなど，厳密なモニターが必要である．

F　リファンピシンおよびその他の酵素誘導薬
　　（抗てんかん薬，アプレピタント，ボセンタン）

　リファンピシンは強力なCYP3A4誘導薬であることはよく知られているが，CYP2C9の誘導作用も強く，ワルファリンの効果を明らかに減弱させている報告が多数ある．一般にCYP3A4とCYP2C9の誘導のメカニズムは共通しており，CYP3A4の誘導薬の多くはCYP2C9も誘導すると考えられている．リファンピシン併用開始1週間以内に抗凝固作用の減弱が認められ，ワルファリンの用量を2〜3倍に増量する必要があったとの報告が複数ある．健常人を対象とした相互作用試験においてもS-ワルファリンのクリアランスを約2倍に増大させることが報告されている[19]．

　カルバマゼピンとフェノバルビタールにおいてもCYP2C9誘導作用によると考えられるワルファリンとの相互作用が報告されている．抗てんかん薬によるCYP2C9の誘導作用はリファンピシンよりは弱く，今までの報告から併用によるS-ワルファリンのクリアランスの増大はおおよそ1.25〜2倍程度と考えられる．カルバマゼピンでは，長期併用によりワルファリンのコントロールができていた患者において，カルバマゼピンを中止したところプロトロンビン時間の延長がみられたとの報告があり，酵素誘導薬は投与中止後の相互作用が解除される過程の用量調整も重要となる．なお，フェニトインに関しては併用開始時にはむしろタンパク結合置換によると推察される

116

ワルファリンの作用増強の報告がある[4].

このほか，CYP2C9の誘導によるワルファリンの作用減弱に注意すべき薬剤としてはアプレピタントやボセンタンなどがある．アプレピタントは相互作用試験において，ワルファリンを反復投与時に通常の用量で3日間（1日目125mg，2〜3日目80mg）投与した場合，投与8日後にS-ワルファリンの血漿中濃度は0.66倍に低下し，INRは0.86倍に低下したとの報告がある[20]．このため，アプレピタントを4〜5日間使用する場合や，比較的短いクールでアプレピタントを再度使用する際にはさらに酵素誘導作用が強く現れ，より注意が必要になると考える．ただし，筆者らが実際に化学療法を施行しているがん患者でアプレピタントのワルファリンの効果に及ぼす影響を調査したところ，アプレピタント開始1週間後は多くの症例でINRはむしろ増大していた．しかし，2週間後にはINRはアプレピタント開始前よりも低下する傾向があった[21,22]．これはおそらく，アプレピタント開始1週間後は化学療法などアプレピタント以外の要因でINRが増大し，一方で2週間後にはアプレピタントのCYP2C9誘導作用が残存しているためではないかと考えている．いずれにしても，化学療法あるいはアプレピタント使用時には，開始後から長期的にワルファリンのコントロールをマネジメントすることが重要である．

ボセンタンは相互作用試験においてS-ワルファリンの血中濃度を約30%減少させることが報告されている[23].

DOACと相互作用

ワルファリンと比較したDOACのメリットは，効果判定のための血液凝固能のモニタリングやそれに伴う用量調節が不要であること，頭蓋内出血の頻度が低いこと，食事の影響や併用薬による相互作用が少ないこと，などが挙げられる．これらの特徴はメリットであるが，一方で，ワルファリンに比べて相互作用を引き起こす薬剤は少なくても，相互作用で血中濃度が変動した際に血液検査で効果や副作用への影響を十分にモニターできないことや，重大な出血の際の対策が十分確立しておらず，相互作用にやはり十分注意する必要がある．図3-2にはDOACのダビガトラン血中濃度トラフ値（服薬前値）と出血イベントおよび塞栓症との関連の報告を示した．出血リスクを低く抑えつつ，塞栓イベントを最大限に抑えるためには，至適濃度域が存在する[24]．したがって，相互作用による血中濃度の大きな変動がないようにマネジメントすることはやはり重要と言えよう．DOACの動態学的特徴と主な薬物動態的相互作用を表3-3にまとめた．各薬剤の特徴と相互作用について以下に概説する．

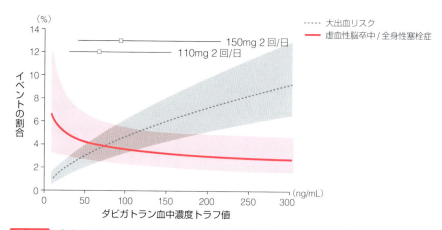

図3-2 ダビガトラン血中濃度トラフ値(服薬前値)と出血イベントおよび塞栓症との関連

(文献24より引用)

A ダビガトラン(プラザキサ®)

　直接トロンビン阻害薬である．経口投与時の生物学的利用率(バイオアベイラビリティ：F)は約6%と低い．活性代謝物であるダビガトランとしての腎排泄の寄与は全身クリアランスの約80%であり，クリアランスにおける肝臓のCYPによる代謝の寄与はほとんどない．しかし，ダビガトランはプロドラッグのダビガトランエテキシラートとして経口投与され，ダビガトランエテキシラートは小腸における汲み出し(排泄)トランスポーターであるP-糖タンパクの基質であり，その阻害薬や誘導薬となる薬物の併用の影響を受ける．

①強力なP-糖タンパク阻害薬であるイトラコナゾールは併用禁忌

　P-糖タンパク阻害薬であるケトコナゾール(国内未発売のアゾール系抗真菌薬)との併用試験では，ケトコナゾール400mgの単回投与によってダビガトランのAUCおよびC_{max}はそれぞれ2.38倍および2.35倍に増加し，ケトコナゾール400mgの反復投与によってダビガトランのAUCおよびC_{max}はそれぞれ2.53倍および2.49倍に増加した．これらのことから，ケトコナゾールと同様に強力なP-糖タンパク阻害薬と考えられるイトラコナゾールは併用禁忌薬として指定されている．

②P-糖タンパク阻害薬(アミオダロン，キニジン，タクロリムス，シクロスポリン，リトナビル，サキナビルなど)は併用注意

　P-糖タンパク阻害薬であるベラパミルを本剤投与の1時間前に単回投与した場合，総ダビガトランのAUCおよびC_{max}はそれぞれ2.43倍および2.79倍に増加したが，ベラパミルの反復経口投与においては，本剤をベラパミルの2時間前に投与した場合，臨床的に問題となる相互作用は認められなかったことから(図3-3)，ベラパミルの併用を開始する際には，併用開始から3日間はベラパミル服用の2時間以上前に本剤を

1 | 主に基質薬として重要なもの

表3-3 DOACの動態学的特徴と主な薬物動態的相互作用

薬物名 （販売名）	ダビガトラン （プラザキサ®）	リバーロキサバン （イグザレルト®）	アピキサバン （エリキュース®）	エドキサバン （リクシアナ®）
生物学的利用率	約6%	約100%	約50%	約60%
腎排泄の寄与率	全身クリアランスの約80%	約33%	全身クリアランスの約27%	全身クリアランスの約50%
経口クリアランスに寄与する主な代謝酵素あるいはトランスポーター	P-糖タンパク（経口クリアランスへの寄与率約60%）	CYP3A4（経口クリアランスへの寄与率 約60%）	CYP3A4（経口クリアランスへの寄与率 約50%） P-糖タンパク？	P-糖タンパク（経口クリアランスへの寄与率約50%）
併用禁忌	イトラコナゾール（強力なP-糖タンパク阻害薬のため）	HIVプロテアーゼ阻害薬（リトナビル，アタザナビル，インジナビルなど），オムビタスビル・パリタプレビル・リトナビル，コビシスタットを含有する製剤，アゾール系抗真菌薬（フルコナゾールを除く．イトラコナゾール，ボリコナゾールなど）[強力なCYP3A4（あるいはP-糖タンパク）阻害薬のため]	―	―
併用注意 （注意：薬物動態学的相互作用に限る）	ベラパミル，アミオダロン，キニジン，タクロリムス，シクロスポリン，リトナビル，サキナビルなど（P-糖タンパク阻害薬のため） リファンピシン，カルバマゼピン，セイヨウオトギリソウ含有食品など（P-糖タンパク誘導薬のため）	フルコナゾール，クラリスロマイシン，エリスロマイシン[CYP3A4（あるいはP-糖タンパク）阻害薬のため] リファンピシン，フェニトイン，カルバマゼピン，フェノバルビタール，セイヨウオトギリソウ含有食品[CYP3A4（あるいはP-糖タンパク）誘導薬のため]	アゾール系抗真菌薬（フルコナゾールを除く．イトラコナゾール，ボリコナゾールなど），HIVプロテアーゼ阻害薬（リトナビルなど）[強力なCYP3A4（あるいはP-糖タンパク）阻害薬のため] マクロライド系抗菌薬（クラリスロマイシン，エリスロマイシンなど），フルコナゾール，ナプロキセン，ジルチアゼム[CYP3A4（あるいはP-糖タンパク）阻害薬のため] リファンピシン，フェニトイン，カルバマゼピン，フェノバルビタール，セイヨウオトギリソウ含有食品[CYP3A4（あるいはP-糖タンパク）誘導薬のため]	キニジン，ベラパミル，エリスロマイシン，シクロスポリン，アジスロマイシン，クラリスロマイシン，イトラコナゾール，ジルチアゼム，アミオダロン，HIVプロテアーゼ阻害薬（リトナビルなど）など（P-糖タンパク阻害薬のため）

クリアランスへの腎排泄および代謝酵素あるいはトランスポーターの寄与率は著者らの理論に基づく
（参考：鈴木洋史 監：これからの薬物相互作用マネジメント，じほう，2014）

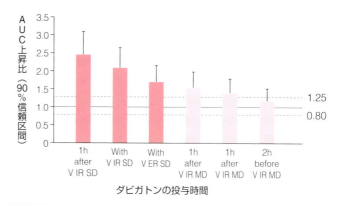

図3-3 ダビガトランのAUCに及ぼすベラパミルの影響
V：ベラパミル，IR：速放錠，ER：徐放錠，SD：単回投与，MD：反復投与
(文献25より引用，一部改変)

服用させることとされている[25]．アミオダロンとの併用では総ダビガトランのAUCおよびC_{max}はそれぞれ1.58倍および1.50倍に，キニジンとの併用で約1.5倍に増加し，これらの相互作用もP-糖タンパクの阻害によるものと考えられ，P-糖タンパク阻害薬（アミオダロン，キニジン，タクロリムス，シクロスポリン，リトナビル，サキナビルなど）は併用注意とされ，併用する際には本剤1回110mg，1日2回投与を考慮することされている（通常は1回150mg，1日2回）．なお，一般にはP-糖タンパク阻害作用が強力とされるクラリスロマイシンとの併用試験ではダビガトランは顕著な影響を受けず，その旨は添付文書でも記載されているが，顕著な影響を受けなかった理由は不明である．

③ P-糖タンパク誘導薬（リファンピシン，カルバマゼピン，セイヨウオトギリソウ含有食品など）は併用注意

強力なP-糖タンパク誘導薬であるリファンピシン600mgを1日1回7日間投与後に本剤を投与した場合，本剤のAUCおよびC_{max}はそれぞれ66%および67%に低下した．P-糖タンパク誘導薬（リファンピシン，カルバマゼピン，セイヨウオトギリソウ含有食品など）は併用注意とされている．

B リバーロキサバン（イグザレルト®）

FXa阻害薬である．リバーロキサバンのFは約100%とされている（ただし，本剤5mg空腹時投与のデータからで，空腹時20mg投与の際には66%であり，これに対して空腹時は溶解性が悪いためと製薬会社は説明している）．リバーロキサバンとしての腎排泄の寄与は経口クリアランスの約1/3であり，クリアランスの約2/3が肝代謝による寄与で，代謝はCYP3A4の寄与が主であると考えられる．

表3-4	腎機能障害およびエリスロマイシン併用による血中リバーロキサバン濃度変化	

	腎機能正常	中等度腎機能低下
単独	—	AUC 1.30倍
エリスロマイシン併用	AUC 1.38倍	AUC 2.00倍

①強力なCYP3A4（あるいはP-糖タンパク）阻害薬は併用禁忌

強力なCYP3A4（あるいはP-糖タンパク）阻害薬であるケトコナゾール400mgの併用によってリバーロキサバンのAUCおよびC_{max}はそれぞれ2.6倍および1.7倍に増加し，リトナビル600mgとの併用によってAUCおよびC_{max}はそれぞれ2.5倍および1.6倍に増加した．これらのことから，強力なCYP3A4（あるいはP-糖タンパク）阻害薬と考えられるHIVプロテアーゼ阻害薬（リトナビル，アタザナビル，インジナビルなど），オムビタスビル・パリタプレビル・リトナビル，コビシスタットを含有する製剤，アゾール系抗真菌薬（フルコナゾールを除く．イトラコナゾール，ボリコナゾールなど）は併用禁忌薬として指定されている．

②中程度のCYP3A4（あるいはP-糖タンパク）阻害薬は併用注意

中程度のCYP3A4（あるいはP-糖タンパク）阻害薬であるフルコナゾール400mgとの併用では，本剤のAUCおよびC_{max}はそれぞれ1.4倍および1.3倍に，クラリスロマイシン500mgとの併用ではAUCおよびC_{max}はそれぞれ1.5倍および1.4倍，エリスロマイシン500mgとの併用ではAUCおよびC_{max}は共に1.3倍に増加し，併用注意に指定されている．これらの併用注意薬をやむを得ず併用する際には本剤1回10mg，1日1回投与を考慮することとされている（通常は1回15mg，1日1回）．

なお，リバーロキサバンの血中濃度は腎機能障害かつエリスロマイシン併用で大きく上昇することが報告されている（表3-4）．これは，前述のとおりリバーロキサバンとしての腎排泄の寄与は経口クリアランスの約1/3であり，クリアランスの約2/3が肝代謝（主にCYP3A4）の寄与であるため，腎と肝の両方のクリアランスが阻害されるためである．腎障害を有する場合には相互作用により注意が必要となる．

③CYP3A4（あるいはP-糖タンパク）誘導薬は併用注意

強力なCYP3A4（あるいはP-糖タンパク）誘導薬であるリファンピシンの併用により本剤のAUCは約50%に低下した．CYP3A4（あるいはP-糖タンパク）誘導薬であるリファンピシン，フェニトイン，カルバマゼピン，フェノバルビタール，セイヨウオトギリソウ含有食品は併用注意とされている．

C アピキサバン(エリキュース®)

FXa阻害薬である.アピキサバンのFは約50%とされている.アピキサバンとしての腎排泄の寄与は全身クリアランスの約27%である.代謝はCYP3A4の寄与が主である.また,P-糖タンパクの基質となることが確認されている.

①強力なCYP3A4(あるいはP-糖タンパク)阻害薬は併用注意

強力なCYP3A4(あるいはP-糖タンパク)阻害薬であるケトコナゾール400mgの併用によってアピキサバンのAUCおよびC_{max}はそれぞれ約2倍および1.6倍に増加した.また,中程度のCYP3A4(あるいはP-糖タンパク)阻害薬であるジルチアゼム360mgとの併用によりAUCおよびC_{max}はそれぞれ1.4倍および1.3倍に増加した.P-糖タンパク阻害薬であるナプロキセンとの併用ではAUCおよびC_{max}はそれぞれ1.5倍および1.6倍に増加した.これらのことから,強力なCYP3A4(あるいはP-糖タンパク)阻害薬であるアゾール系抗真菌薬(フルコナゾールを除く.イトラコナゾール,ボリコナゾールなど),HIVプロテアーゼ阻害薬(リトナビルなど)は併用注意薬として指定され,やむを得ず併用する際には本剤1回2.5mg,1日2回投与を考慮することとされている(通常は1回5mg,1日2回).また,マクロライド系抗菌薬(クラリスロマイシン,エリスロマイシンなど),フルコナゾール,ナプロキセン,ジルチアゼムも併用注意として記載され,併用する際には十分に観察することとされている.

②CYP3A4(あるいはP-糖タンパク)誘導薬は併用注意

CYP3A4(あるいはP-糖タンパク)誘導薬であるリファンピシン,フェニトイン,カルバマゼピン,フェノバルビタール,セイヨウオトギリソウ含有食品は併用注意とされている.

D エドキサバン(リクシアナ®)

FXa阻害薬である.エドキサバンのFは約60%とされている.エドキサバンとしての腎排泄の寄与は全身クリアランスの約50%である.P-糖タンパクの基質となることが確認されている.

P-糖タンパク阻害薬は併用注意

P-糖タンパク阻害薬であるケトコナゾール400mgの併用によってエドキサバンのAUCおよびC_{max}はいずれも約1.9倍に増加した.また,P-糖タンパク阻害薬であるキニジン(1回300mg,1日3回)の併用によってもAUCおよびC_{max}はそれぞれ1.9倍および1.8倍に増加した.これらのことから,P-糖タンパク阻害薬は併用注意薬として指定され,併用する際には本剤の減量の検討が必要となる(表3-3).

本項では経口抗凝固薬の相互作用とそのマネジメントについて概説した.

ワルファリンの相互作用については，著者が特に重要と考える主にCYP2C9の活性変動による相互作用について解説した．なおワルファリンは，ビタミンK含有のサプリメントや飲食物，抗血小板薬などの出血を助長する薬剤などとの相互作用にも注意が必要である．また，CYP2C9とVKORC1の遺伝子多型の影響も含めた効き具合の個人差についても多くの研究がある．加えて相互作用の程度についても個人間差がある．したがって，CYP2C9の活性変動が疑われる場合だけに限らず，すべてのワルファリン服用患者において，INRなど凝固能をモニターしながら投与量を適宜調整することが必要不可欠である．しかし，その上で薬剤師が臨床的に重要な相互作用を見逃さずに，リスクの高いと判断される患者にはより頻度の高いモニターやきめ細かい用量調整，患者への情報提供など，より有効で安全なワルファリン療法のためのマネジメントに積極的にかかわることは重要である．

また，DOACは相互作用により血中濃度が変動していても，その影響をモニターする方法が確立されておらず，そういった意味ではむしろワルファリンより相互作用に注意が必要な薬剤とも言える．したがって，薬剤師が臨床的に重要な相互作用の可能性を見逃さずに，リスクが高いと判断される患者には処方医への情報提供や協議，患者への情報提供など，より有効で安全な抗凝固療法のためのマネジメントに積極的にかかわることは重要である．

なお，本項で概説した根拠データの多くは各薬剤の添付文書とインタビューフォームから入手可能である．新薬が発売された際には，すでにこのくらいの情報量は添付文書やインタビューフォームに掲載されている．相互作用であれば，各薬剤の相互作用の差別化を行い薬剤間の相違点について理解するということも薬剤師として大事である．まずは，添付文書とインタビューフォームを十分に活用することの重要性も最後に強調したい.

引用文献

1) 日本循環器学会ほか編：心房細動治療（薬物）ガイドライン（2013年改訂版），p 25, 2013.

2) White HD, et al : Comparison of outcomes among patients randomized to warfarin therapy according to anticoagulant control : results from SPORTIF Ⅲ and Ⅴ. Arch Intern Med, 167 : 239-245, 2007.

3) Morgan CL, et al : Warfarin treatment in patients with atrial fibrillation : observing outcomes associated with varying levels of INR control. Thromb Res, 124 : 37-41, 2009.

4) 青﨑正彦ほか監：Warfarin適正使用情報 第3版，エーザイ株式会社，2006.

5) Kaminsky LS, et al : Human P450 metabolism of warfarin. Pharmacol Ther, 73 : 67-74, 1997.

6) 杉山雄一ほか：薬物動態の変化を伴う薬物相互作用2015, PharmaTribune, 2015. Available at：〈https://ptweb.jp/article/drug-interactions/drug-drug-interactions/〉

7) Stupans I, et al : Effects of 5-fluorouracil treatment on rat liver microsomal enzymes. Xenobiotica, 25 : 1-8, 1995.

8) 大鵬薬品工業：ティーエスワン®適正使用ガイド. Webpage URL：〈http://ts-1.taiho.co.jp/guide/〉

9) 五十嵐正博ほか：ミコナゾール・ゲルとワルファリンとの重篤な相互作用. 病院薬学, 26：207-211, 2000.

10) 池嶋孝広ほか：経口Miconazoleゲル製剤によるWarfarinの作用増強. 臨床薬理, 33：13-16, 2002.

11) 福田幸人ほか：弁置換例における抗真菌薬ミコナゾールとワルファリンとの重篤な相互作用の1例. 日本心臓血管外科学会雑誌, 32：152-154, 2003.

12) Niwa T, et al：Effect of antifungal drugs on cytochrome P450 (CYP) 2C9, CYP2C19, and CYP3A4 activities in human liver microsomes. Biol Pharm Bull, 28：1805-1808, 2005.

13) 持田製薬株式会社：フロリードゲル インタビューフォーム.

14) 上野和行ほか：アミオダロンの薬物動態と相互作用に関する最近の知見. Prog Med, 21：1554-1558, 2001.

15) Naganuma M, et al：Role of desethylamiodarone in the anticoagulant effect of concurrent amiodarone and warfarin therapy. J Cardiovasc Pharmacol Ther, 6：363-367, 2001.

16) Takahashi H, et al：Pharmacokinetic interaction between warfarin and a uricosuric agent, bucolome: application of *in vitro* approaches to predicting *in vivo* reduction of (*S*)-warfarin clearance. Drug Metab Dispos, 27：1179-1186, 1999.

17) Takahashi H, et al：Potentiation of anticoagulant effect of warfarin caused by enantioselective metabolic inhibition by the uricosuric agent benzbromarone. Clin Pharmacol Ther, 66：569-581, 1999.

18) O'Reilly RA：The stereoselective interaction of warfarin and metronidazole in man. N Engl J Med, 295：354-357, 1976.

19) Heimark LD, et al：The mechanism of the warfarin-rifampin drug interaction in humans. Clin Pharmacol Ther, 42：388-394, 1987.

20) Depré M, et al：Effect of aprepitant on the pharmacokinetics and pharmacodynamics of warfarin. Eur J Clin Pharmacol, 61：341-346, 2005.

21) Takaki J, et al：Assessment of drug-drug interaction between warfarin and aprepitant and its effects on PT-INR of patients receiving anticancer chemotherapy. Biol Pharm Bull, 39：863-868, 2016.

22) Ohno Y, et al：Persistent drug interaction between aprepitant and warfarin in patients receiving anticancer chemotherapy. Int J Clin Pharm, 36：1134-1137, 2014.

23) Weber C, et al：Effect of the endothelin-receptor antagonist bosentan on the pharmacokinetics and pharmacodynamics of warfarin. J Clin Pharmacol, 39：847-854, 1999.

24) Reilly PA, et al：The effect of dabigatran plasma concentrations and patient characteristics on the frequency of ischemic stroke and major bleeding in atrial fibrillation patients：the RE-LY Trial (Randomized Evaluation of Long-Term Anticoagulation Therapy). J Am Coll Cardiol, 63：321-328, 2014.

25) Härtter S, et al：Oral bioavailability of dabigatran etexilate (Pradaxa®) after co-medication with verapamil in healthy subjects. Br J Clin Pharmacol, 75：1053-1062, 2013.

（大野 能之）

1 主に基質薬として重要なもの

③ジギタリス製剤

- ジゴキシンの心房細動に対する使用に関するエビデンスとしては，近年は否定的な報告が多かったが，2015年に報告されたシステマティックレビューによると，必ずしも否定的な側面ばかりではないことが示されている．
- 心房細動のレートコントロールの薬剤の選択肢として，ガイドラインではβ遮断薬およびベラパミル，ジルチアゼムが第一選択薬とされているが，心不全合併例や血圧低下例ではベラパミル，ジルチアゼムは陰性変力作用を有するため注意が必要であり，このような症例でジゴキシンは選択肢となる．
- ジゴキシンの血中濃度としては0.5〜0.9ng/mLといったより低い濃度が予後の改善と関連し，より高い血中濃度は死亡率の上昇と関連することが報告されている．
- ジゴキシンはP-糖タンパク阻害薬との併用により血中濃度が上昇しやすく，ベラパミルやジルチアゼム，キニジン，アミオダロン，スピロノラクトンなどとの併用時には血中濃度の上昇に注意が必要である．
- 低カリウム血症や高カルシウム血症，低マグネシウム血症によってもジゴキシン中毒は誘発されやすくなるため，カリウム排泄型利尿薬（チアジド系，ループ系，炭酸脱水酵素阻害薬など），活性型ビタミンD_3との併用時もジゴキシン中毒に注意が必要である．

ジゴキシンのエビデンス

　ジゴキシンの相互作用について考える前に，まずジゴキシンに関する近年のエビデンスについて振り返ってみたい．ジゴキシンは歴史的には，心筋細胞膜のNa^+/K^+-ATPase阻害作用に基づく心筋収縮力増大作用（陽性変力作用）と迷走神経刺激作用などによる徐脈化作用（陰性変時作用）を期待して，心房細動（atrial fibrillation：AF）のレートコントロールを目的に，特に心不全合併例に関して用いられてきた．これについては日本循環器学会の心房細動治療（薬物）ガイドライン（2013年改訂版）[1]でも推奨薬剤として挙げられているとおりである．しかし，ジゴキシンのAFに対する使用に関するエビデンスとしては，近年は否定的な報告が多かった．
　例えば，AF患者において，リズムコントロールとレートコントロールが生命予後に与える影響を比較した試験であるAFFIRM試験のサブ解析[2]では，ジゴキシンは性別や心不全に関係なく，AF患者の死亡率の明らかな増加と関連があったことが報告されている（ただし，この報告に関してはその後，ベースラインの初期治療時にジゴキシンを服用していた患者においては，死亡率あるいは入院率が増加するエビデンス

は見いだせなかったことが報告されている[3]．また，TREAT-AF studyのデータを使用した研究でも，ジゴキシンは服薬アドヒアランス，腎機能，心血管合併症，併存治療と無関係に，新規発症AFの死亡率の増加と関連していたことが報告されている[4]．VamosらによるAFあるいは心不全患者の死亡率に及ぼすジゴキシンの影響を調査した全19研究，326,426人を対象にしたシステマティックレビューおよびメタ分析でも，ジゴキシンが特にAF患者の死亡率上昇に関連があることが報告されている[5]．

しかし，2015年にZiffらにより報告された，ジゴキシンの安全性と効果に関する400万人対象のシステマティックレビューおよびメタ分析では，ジゴキシンはRCTでの死亡率について対照群と同等の効果で，すべての研究タイプでは入院率の減少と関連があることが報告されている[6]．この研究では，バイアスが高い報告ほどジゴキシンによる死亡率の上昇と強い関連があることが示されている．つまり，ジゴキシンはすでにAFや心不全のファーストラインの治療選択肢ではなく，初期治療に抵抗性であった患者にしばしば処方されるため，観察研究ではジゴキシン投与群とコントロール群の患者背景（糖尿病の有無，利尿薬投与，抗不整脈薬投与など）に大きな違いがあり，これがジゴキシンによる死亡率上昇につながっている可能性を指摘している．この研究のまとめを図3-4に示す．この報告からわかるように，AFに対するジゴキシンの使用については，適切に使用すれば，入院率の減少など，患者が享受するメリットはあるものと考えられる．

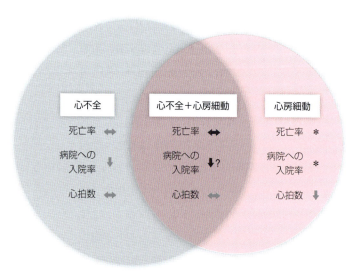

図3-4 ジゴキシンとプラセボ/治療なしとのエビデンスに基づいた比較

ジゴキシンの適応患者

では次に，どのような患者でジゴキシンの使用が選択肢となるかについて，各ガイドラインの内容を中心に考える．まず，AFのレートコントロールの薬剤の選択肢として，2013年の日本循環器学会の心房細動ガイドライン[1]および2014年のAHA/ACC/HRSのAFのガイドライン[7]では，β遮断薬およびベラパミル，ジルチアゼムといった非ジヒドロピリジン系カルシウム拮抗薬が第一選択薬として挙げられている．このうち，ベラパミルおよびジルチアゼムについては，陰性変力作用を有するため血圧低下に注意が必要であり，非代償性の心不全合併例への投与は推奨されない[1,7]．このような心不全合併例や血圧低下例でベラパミルやジルチアゼムが使用しにくい場合，ジゴキシンは選択肢となる．ただし，WPW症候群のように副伝導路を有する例では，ジギタリス，非ジヒドロピリジン系カルシウム拮抗薬，β遮断薬は共に副伝導路の伝導を促進させる可能性があり使用しない[1]．また，ジゴキシンは安静時の心拍数を減少させるが，運動時の心拍数減少効果は認められないため，運動時の心拍数調節にはβ遮断薬などの併用を考慮する必要がある[1]．日本循環器学会による心房細動治療（薬物）ガイドライン（2013年改訂版）[1]では，AFの心拍数調節（薬物治療）について以下のように推奨されている．

●**副伝導路（＋）**

　ピルシカイニド，フレカイニド，ジソピラミド，シベンゾリン，プロカインアミド

●**副伝導路（−）・心不全（＋）**

　ジゴキシン経口・静注，アミオダロン経口・静注，ランジオロール静注，カルベジロール，ビソプロロール

●**副伝導路（−）・心不全（−）**

　β遮断薬，カルシウム拮抗薬（ベラパミル，ジルチアゼム）

ジゴキシンの至適血中濃度

上記を踏まえた上で，ジゴキシンを使用するにあたっての注意点についてはどのような点であろうか？まずジゴキシンの血中濃度についてだが，その至適域として添付文書などでは0.8〜2ng/mLとされているが，Ziffらの報告では0.5〜0.9ng/mLが予後の改善と関連し，より高い血中濃度は死亡率の上昇と関連していたことが示されている[6]．心不全に対するジゴキシンの効果を検証したDIG trialのサブ解析でも，ジゴキシンの血中濃度0.5〜0.8ng/mLで予後の改善がみられたことが報告されてお

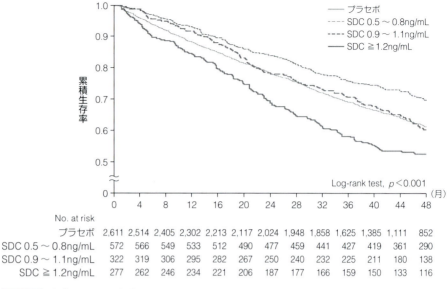

図3-5 ジゴキシンの血中濃度別の総死亡率に関するカプランマイヤー生存分析
SDC：ジゴキシン血中濃度
グラフはプラセボと3種類のジゴキシン血中濃度のグループに割りつけた平均37ヵ月の追跡期間における．各群の患者の累積生存率を示す．

（文献8より引用）

り（図3-5）[8]，ジゴキシン使用時は血中濃度の過度な上昇に注意が必要である．

　血中濃度の過度な上昇を防ぐために注意すべき点として，ジゴキシンは大部分が未変化体で尿中排泄されるため，当然ながら腎機能低下時には血中濃度が上昇する．『高齢者の安全な薬物療法ガイドライン2015』[9]および『Beers Criteria 2015』[10]では，高齢者にジゴキシンを使用する場合，その用量として0.125mg/日を超えての使用は避けるべきとされている．特に高齢者では少ない用量から開始し，効果，副作用，血中濃度などをみながら用量調節を行う必要があるものと考えられる．

ジゴキシンの相互作用

　相互作用の面では，ジゴキシンは腎のP-糖タンパクを介する尿細管分泌により尿中に排泄されるが，P-糖タンパクへの親和性が弱いため，P-糖タンパク阻害薬との併用により血中濃度が上昇しやすい点に注意が必要である．ジゴキシンの血中濃度を上昇させる薬剤としては，ベラパミルやジルチアゼムといったカルシウム拮抗薬や，キニジン，アミオダロンなどの抗不整脈薬，スピロノラクトン，イトラコナゾール，マクロライド系抗菌薬などがある．そのほかにもジゴキシンとの相互作用を有する薬剤は非常に多いため，相互作用の確認は必須である．ジゴキシンの血中濃度を上昇さ

| 表3-5 | ジゴキシンの血中濃度を上昇させる薬剤 |

分　類	薬剤名	血中濃度の変動	機　序
Ca拮抗薬	ベラパミル	ジゴキシンの血中濃度60〜90%上昇	併用薬のP-糖タンパク阻害による
	ジルチアゼム	ジゴキシンの血中濃度24〜70%上昇	
	アゼルニジピン	ジゴキシンのC_{max}，AUC が1.5倍，1.3倍上昇	
抗不整脈薬	キニジン	ジゴキシンの血中濃度2〜3倍上昇	
	アミオダロン	ジゴキシンの血中濃度70%上昇	
	プロパフェノン	ジゴキシンの血中濃度1.3〜2倍上昇	
その他	スピロノラクトン	C_{max}，AUC が1.5倍，1.3倍上昇	不明
	イトラコナゾール	併用時にはジゴキシン投与量を1/2に減量	併用薬のP-糖タンパク阻害による
	アトルバスタチン	ジゴキシンのC_{max}，AUC が20%，15%上昇	
	テラプレビル	ジゴキシンのAUCが85%上昇，併用時はジゴキシンを最低用量で開始してTDMを実施する	
	ミラベグロン	ジゴキシンの血中濃度1.3倍上昇	
	トルバプタン	ジゴキシンのAUCが1.2倍上昇	
	ラパチニブ	ジゴキシンのAUCが98%上昇	
	シクロスポリン	ジゴキシンの血中濃度上昇の報告	
	HIVプロテアーゼ阻害薬	リトナビルではジゴキシン静脈投与でジゴキシン$AUC_{0-\infty}$が86%上昇，腎クリアランスが35%低下，腎外クリアランスが48%低下	

（文献11より引用，一部改変）

せる薬剤の例を**表3-5**に示す．**表3-5**には血中濃度の変動の目安も記載しているが，血中濃度の変動の幅については報告によっても差がある．相互作用が問題となる薬剤を併用する場合には，他の薬剤への変更やジゴキシンの用量調節などについて，各症例で可能であれば事前に検討することが望ましい．

さらに，低カリウム血症や高カルシウム血症，低マグネシウム血症によってもジゴキシン中毒は誘発されやすくなる．ジギタリスは作用機序として，心筋細胞膜のNa^+/K^+-ATPase（Na^+流出，K^+流入）活性を阻害することで心筋細胞内のNa^+を増加させ，細胞膜のNa^+/Ca^{2+}交換系（Na^+流出，Ca^{2+}流入）が促進され，結果として細胞内のCa^{2+}濃度が高まり心筋収縮力を増加させる．よってジギタリス投与時には，心筋細胞内は低カリウム，高カルシウム状態となるため，低カリウム血症または高カルシウム血症となった場合，ジギタリスの作用が増強しジギタリス中毒が発生しやすくなる．また，細胞内のMg^{2+}濃度の上昇はNa^+/K^+-ATPase活性を上昇させ，逆に低マグネシウム血症では細胞内Mg^{2+}濃度が低下しNa^+/K^+-ATPase活性が抑制される

ため，同様にジギタリス中毒が発生しやすくなる[11]．低カリウム血症を誘発しうる薬剤としては，K排泄型利尿薬［チアジド系（トリクロルメチアジドなど），ループ系（フロセミド），炭酸脱水酵素阻害薬（アセタゾラミド），インダパミド］，副腎皮質ステロイド製剤，グリチルリチン含有製剤（甘草含有薬剤含む）などがある．また，高カルシウム血症を誘発する薬剤としては活性型ビタミンD_3製剤があり，さらに低カリウム血症および低マグネシウム血症を誘発する薬剤としてはリポソーマルアムホテリシンBがある．これらの薬剤とジゴキシンの併用時はジギタリス中毒に注意が必要であり，その初期症状（吐き気，下痢，徐脈，めまい，視覚異常など）を見逃さないようにすべきである．

　本項で述べたように，ジゴキシンはどの患者に使用するかという点でまず注意が必要であり，さらに血中濃度の至適域が非常に狭く，種々の要因により血中濃度が変動する点に留意する必要がある．

引用文献

1) 日本循環器学会ほか編：心房細動治療（薬物）ガイドライン（2013年改訂版），2013.
2) Whitbeck MG, et al : Increased mortality among patients taking digoxin–analysis from the AFFIRM study. Eur Heart J, 34 : 1481-1488, 2013.
3) Gheorghiade M, et al : Lack of evidence of increased mortality among patients with atrial fibrillation taking digoxin : findings from post hoc propensity-matched analysis of the AFFIRM trial. Eur Heart J, 34 : 1489-1497, 2013.
4) Turakhia MP, et al : Increased mortality associated with digoxin in contemporary patients with atrial fibrillation : findings from the TREAT-AF study. J Am Coll Cardiol, 64 : 660-668, 2014.
5) Vamos M, et al : Digoxin-associated mortality : a systematic review and meta-analysis of the literature. Eur Heart J, 36 : 1831-1838, 2015.
6) Ziff OJ, et al : Safety and efficacy of digoxin : systematic review and meta-analysis of observational and controlled trial data. BMJ, 351 : h4451, 2015.
7) January CT, et al : 2014 AHA/ACC/HRS guideline for the management of patients with atrial fibrillation : a report of the American College of Cardiology/American Heart Association Task Force on Practice Guidelines and the Heart Rhythm Society, 2014.
8) Rathore SS, et al : Association of serum digoxin concentration and outcomes in patients with heart failure. JAMA, 289 : 871-878, 2003.
9) 日本老年医学会編：高齢者の安全な薬物療法ガイドライン2015，メジカルビュー社，2015.
10) American Geriatrics Society 2015 Beers Criteria Update Expert Panel : American Geriatrics Society 2015 updated Beers criteria for potentially inappropriate medication use in older adults. J Am Geriatr Soc, 63 : 2227-2246, 2015.
11) 杉山正康：薬の相互作用としくみ 全面改訂版，日経BP社，2012.

（木村 丈司）

1 主に基質薬として重要なもの
④スルホニル尿素薬・グリニド系薬

> **Point**
> - スルホニル尿素（SU）薬とグリニド系薬剤で最も注意すべき副作用は低血糖である．
> - CYPの強力な阻害薬や他の糖尿病薬との併用時には低血糖に留意する．
> - SU薬で治療中の患者にDPP-4阻害薬やGLP-1受容体作動薬などのインクレチン関連薬を追加投与する場合，SU薬は減量すべきである．
> - 患者に対しては，低血糖時の症状や対応について指導しておく．血糖自己測定（SMBG）の活用も有用である．

スルホニル尿素薬とグリニド系薬について

　スルホニル尿素（SU）薬は，ATP感受性K^+（K_{ATP}）チャネルのSU受容体（SUR）に結合し，膵β細胞からのインスリン分泌を促進させる．SU薬はその確実な血糖降下作用から近年に至るまで2型糖尿病の治療における中心的役割を担ってきた．日本では1950年代頃に第一世代（トルブタミド，クロルプロパミドなど）のSU薬が発売された．1970年代に入りより作用の強い第二世代（グリベンクラミド，グリクラジド），1990年代に第三世代（グリメピリド）が登場してからは，第一世代のSU薬は現在ほとんど使用されていない．

　グリニド系薬はSU骨格をもたないが，SURに結合してインスリン分泌を促進する．グリニド系薬はインスリン分泌促進作用が速やかに現れ，SURとの結合が弱いため作用は短時間で消失することから速効型インスリン分泌促進薬と称される．初期インスリン分泌が障害され食後高血糖を呈する患者に適している．

薬物相互作用

　薬物相互作用は，吸収，分布，代謝，排泄の過程で他の薬物の体内動態に影響を与える薬物動態学的相互作用と，作用部位において薬剤の薬理作用の協力や拮抗によって起こる薬力学的相互作用に分類される．

A 薬物動態学的相互作用

　SU薬（第二世代・第三世代）とグリニド系薬の薬物動態学的相互作用の例を表3-6

第3章 ● 臨床上重要な薬剤の実践的DDIマネジメント

表3-6 SU薬(第二世代・第三世代)とグリニド系薬の薬物動態学的相互作用の例

薬剤名		影響を与える薬剤	起こる事象・作用機序
SU薬	グリベンクラミド	ボセンタン	肝酵素値上昇の発現率が増加. 本剤およびボセンタンがBSEPを阻害し,胆汁酸塩が肝細胞内に蓄積し胆汁うっ滞を誘発するため
		CYP2C9の阻害薬[*1]	本剤の代謝阻害による作用増強
		CYP2C9の誘導薬[*2]	本剤の代謝促進による作用減弱
	グリクラジド	CYP2C9の阻害薬[*1]	本剤の代謝阻害による作用増強
		CYP2C9の誘導薬[*2]	本剤の代謝促進による作用減弱
	グリメピリド	CYP2C9の阻害薬[*1]	本剤の代謝阻害による作用増強
		CYP2C9の誘導薬[*2]	本剤の代謝促進による作用減弱
グリニド系薬	ナテグリニド	CYP2C9の阻害薬[*1]	本剤の代謝阻害による作用増強
		CYP2C9の誘導薬[*2]	本剤の代謝促進による作用減弱
	レパグリニド	CYP2C8の阻害薬[*3]	本剤の代謝阻害による作用増強
		CYP2C8の誘導薬[*4]	本剤の代謝促進による作用減弱

＊1　CYP2C9の阻害薬：アミオダロン,カペシタビン,テガフール,フルコナゾール,ミコナゾールなど
＊2　CYP2C9の誘導薬：アプレピタント,カルバマゼピン,フェノバルビタール,リファンピシンなど
＊3　CYP2C8の阻害薬：gemfibrozil(日本未承認)など
＊4　CYP2C8の誘導薬：リファンピシンなど
BSEP：bile salt export pump

(各薬剤のインタビューフォームおよび文献1より作成)

に示した.シトクロムP450(CYP)2C9で代謝されるものが多いが,グリベンクラミドはCYP3A4,グリクラジドはCYP2C19の関与も示唆されているため,それらの阻害薬・誘導薬との併用についても注意が必要である.レパグリニドは主にCYP2C8で代謝を受けCYP3A4が一部関与する.ミチグリニドは一部CYP2C9による代謝を受けるがその割合は低く,主にUDP-グルクロノシルトランスフェラーゼ(UGT)1A9や1A3によりグルクロン酸抱合を受けて尿中に排泄されることから,CYPを介した相互作用の可能性は低いと推測される[1,2].

B 薬力学的相互作用

①糖尿病薬の併用(特にインクレチン関連薬)

1990年代まではインスリン以外の糖尿病治療薬はSU薬とビグアナイド薬のみであったが,現在では,α-グルコシダーゼ阻害薬,グリニド系薬,チアゾリジン薬,インクレチン関連薬(DPP-4阻害薬,GLP-1受容体作動薬),SGLT2阻害薬の計7クラスの薬剤が使用可能である.作用機序の異なる血糖降下薬の併用によりさらなる血糖改善効果が得られることが期待される一方,作用増強による低血糖を来すおそれが

表3-7 日本糖尿病学会「インクレチンとSU薬の適正使用に関する委員会」からのRecommendation

・SU薬ベースで治療中の患者にDPP-4阻害薬を追加投与する場合，SU薬は減量が望ましい
・SU薬・ビグアナイド薬の併用にDPP-4阻害薬を追加投与する場合は一層の注意を要する
・高齢者（65歳以上），軽度腎機能低下者（血清クレアチニン1.0mg/dL以上）では，DPP-4阻害薬追加の際にSU薬の減量を必須とする
　・グリベンクラミド　　1.25mg/日以下
　・グリクラジド　　　　40mg/日以下
　・グリメピリド　　　　2mg/日以下
・GLP-1受容体作動薬はDPP-4阻害薬に比し，より作用が強力である

（文献7より転載）

あることは想像に難くない.

インスリン分泌促進作用を有さない α−グルコシダーゼ阻害薬，チアゾリジン薬，ビグアナイド薬は，それぞれ単独投与における低血糖の発現はまれであるが[3]，SU薬への併用に関しては留意が必要である.

インクレチン関連薬はグルコース依存性にインスリン分泌を促進させるため，単独投与では低血糖を起こしにくい薬剤であるが，インクレチン関連薬をSU薬に併用する際には重症低血糖を引き起こす可能性がある[4]. 国内初のDPP-4阻害薬であるシタグリプチンの国内第Ⅲ相臨床試験における低血糖の発現頻度は，シタグリプチン単独投与や他の糖尿病薬との併用試験に比べ，SU薬であるグリメピリドとの併用試験の方が多かったものの，その程度は軽度または中等度であり，臨床上問題となる重症低血糖は認められなかった[5]. しかし，実際にDPP-4阻害薬の発売以降，SU薬にDPP-4阻害薬を追加投与した際の重症低血糖事例が報告された[6].

これを受けて専門家からなる「インクレチンとSU薬の適正使用に関する委員会」からRecommendationが発表され，SU薬の減量が推奨された（表3-7）[7]. またDPP-4阻害薬ならびにGLP-1受容体作動薬の添付文書が改訂され，SU薬との併用による低血糖リスクが増加することならびに併用時にSU薬の減量を検討する旨が追記された[8].

注意すべきなのは，SU薬の二次無効症例へのインクレチン関連薬併用でも重症低血糖がみられるということである. SU薬の二次無効は，「内服を開始した当初には認められたSU薬の血糖降下作用が，内服継続数ヵ月から数年後に無効になること」[9]とされており，膵 β 細胞のアポトーシスや疲弊によるものと理解されてきた. そのため，SU薬の二次無効症例に対してインクレチン関連薬を追加投与しても重症低血糖は生じないと推測されていたが，実際には重症低血糖が生じた.

その機序として，SU薬とインクレチンのインスリン分泌機構の違いが指摘されて

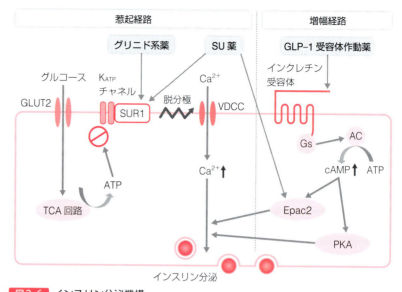

図3-6　インスリン分泌機構
一部のSU薬は，Epac2を介したインスリン分泌促進作用をもつことが示されている．
（文献13より引用，一部改変）

いる．SU薬はK_{ATP}チャネルを閉鎖し，細胞膜の脱分極を生じて電位依存性Caチャネル（VDCC）を開口してCa^{2+}を流入させる惹起経路でインスリンを分泌させる．インクレチンは膵β細胞のインクレチン受容体に結合し，細胞内のcAMP濃度を上昇させる増幅経路によってグルコース依存性のインスリン分泌を増強させる（図3-6）．非肥満型2型糖尿病モデルのGKラット膵島においては，膵β細胞に発現する内因性の非受容体型チロシンキナーゼSrcの活性の亢進，それによる活性酸素種ROSの産生亢進の結果，ATP産生が低下しインスリン分泌不全を生じているが[10]，GLP-1受容体作動薬のexendin-4はGKラットの膵β細胞内cAMPレベルを上昇させ，ROSを抑制しATP産生を亢進させることがわかっている[11]．

以下に著者の経験した症例を紹介する．

70代男性．血管新生緑内障に対し網膜冷凍凝固術を実施するため眼科に入院となった．糖尿病は他院で診療を受けており，グリクラジド80mg/日とメトホルミン500mg/日を服用していたがHbA1c（NGSP）7.5%，入院後に血糖高値（SMBGで食前血糖200mg/dL以上）を認め，血糖コントロール不良であったことから内科へコンサルテーションとなった．内科よりシタグリプチン50mg投与開始が指示されたがグリクラジドの減量について言及されていなかったことから，病棟薬剤師が内科医に確認し，グリクラジドを40mg/日へ減量してもらった．

1日目から2日目にかけての高血糖は，手術による身体的ストレスや，消炎目的で

行われたデキサメタゾンの眼部局所注射の影響も推測されるが，シタグリプチンの投与開始と同時にSU薬の減量をした後，朝食前血糖値は100mg/dL前後で推移し低血糖を認めることなく退院となった（図3-7）．

②その他の薬剤との併用

ジソピラミドやシベンゾリンなどの抗不整脈薬は膵β細胞のK_{ATP}チャネルを閉口し，単剤投与でも低血糖を生じうる．SU薬やグリニド系薬との併用で相加的に低血糖のリスクが上昇する可能性があるため[12]，抗不整脈薬の血中濃度を確認しておくとよい．

アンジオテンシン変換酵素（ACE）阻害薬とSU薬などとの併用による低血糖については数多くの症例報告があるが，いくつかの疫学研究においては関連性が認められないとされており[12]，併用時に特段の対応は必要ないと考える．

患者のモニタリングおよび服薬指導のポイント

SU薬やグリニド系薬の作用増強により起こりうる主な副作用は低血糖である．経口血糖降下薬の中ではSU薬が最も低血糖の頻度が高い．グリニド系薬はSU薬よりも作用が短時間であることから，SU薬よりも低血糖を起こしにくいと考えられているが，十分なエビデンスはないとされている[3]．

中枢神経系はグルコースを主要なエネルギー源としているため，低血糖によりその

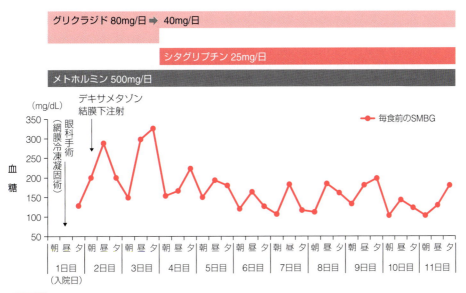

図3-7 SU薬で治療中の患者にDPP-4阻害薬を追加した症例

第3章　臨床上重要な薬剤の実践的DDIマネジメント

供給が途絶えると意識障害など中枢神経の機能低下を引き起こす．重症低血糖では昏睡に陥り生命に危険を及ぼすこともある．低血糖は糖尿病の薬物療法においてしばしば見受けられる合併症であるが，良好な血糖コントロールを行う上で大きな障壁となっており，その予防や対策は非常に重要である[3]．

　低血糖の予防や対策として患者教育や血糖自己測定（SMBG）の習得が勧められる．一般的な療養指導として低血糖発現時の症状を患者に伝えておき，低血糖発現時にはブドウ糖を中心とした糖質を摂取するよう指導しておく．低血糖時には，冷汗，動悸，振戦，空腹感などの症状を生じるが，患者の感じ方には個人差があることに注意する．SMBGについてはインスリンやGLP-1受容体作動薬を使用していない場合，血糖自己測定器加算の対象とならないため，SMBGに関わる費用は患者の自己負担となるが，SMBGを実施できる環境であれば，低血糖を疑う症状を自覚した時にSMBGで血糖値を確認させるとよい．

引用文献

1) 杉山正康：薬の相互作用としくみ 全面改訂版, pp 152, 269-271, 日経BP社, 2012.
2) Elliot DJ, et al : Identification of the human cytochromes P450 catalysing the rate-limiting pathways of gliclazide elimination. Br J Clin Pharmacol, 64 : 450-457, 2007.
3) 日本糖尿病学会：科学的根拠に基づく糖尿病診療ガイドライン, pp 263-278, 南江堂, 2013.
4) 日本糖尿病学会：科学的根拠に基づく糖尿病診療ガイドライン, pp 53-71, 南江堂, 2013.
5) 医薬品医療機器総合機構：シタグリプチン審査報告書, 2009.
6) 岩倉敏夫ほか：シタグリプチンをグリメピリドに追加投与し, 3日後に重症低血糖を起こした2型糖尿病の1例. 糖尿病, 53 : 505-508, 2010.
7) 「インクレチン（GLP-1受容体作動薬とDPP4阻害薬）の適正使用に関する委員会」から. Webpage URL :〈http://www.fa.kyorin.co.jp/jds/uploads/photos/797.pdf〉(accessed 2016 May 9)
8) 厚生労働省医薬食品局：新規作用機序の糖尿病治療薬（DPP-4阻害剤及びGLP-1受容体作動薬）の安全対策について. 医薬品・医療機器等安全性情報, No.275 : 3-9, 2010.
9) 日本糖尿病学会編：糖尿病学用語集, 第3版, 文光堂, 2011.
10) Kominato R, et al : Src activation generates reactive oxygen species and impairs metabolism-secretion coupling in diabetic Goto-Kakizaki and ouabain-treated rat pancreatic islets. Diabetologia, 51 : 1226-1235, 2008.
11) Mukai E, et al : Exendin-4 suppresses SRC activation and reactive oxygen species production in diabetic Goto-Kakizaki rat islets in an Epac-dependent manner. Diabetes, 60 : 218-226, 2011.
12) Baxter K, et al : Stockley's Drug Interaction, 10th edition, pp 466-513, Pharmaceutical Press, 2013.
13) 長嶋一昭ほか：インスリン分泌機構とその破綻. 医学のあゆみ, 252 : 377-382, 2015.

（谷藤 亜希子）

第3章 臨床上重要な薬剤の実践的DDIマネジメント

1 主に基質薬として重要なもの
⑤ HMG-CoA還元酵素阻害薬（スタチン）

Point
- HMG-CoA還元酵素阻害薬（スタチン）の重篤な副作用として横紋筋融解症があり，横紋筋融解症を誘発する薬剤であるフィブラート系薬剤，ニコチン酸製剤などとの併用には注意を要する．
- CYPや有機アニオントランスポーター（OATP）の阻害薬はスタチンの血中濃度を上昇させることがある．
- スタチンの体内動態の制御因子は薬剤ごとの違いが大きいため，相互作用で血中濃度が上昇する程度が薬剤ごとにかなり異なる．

　HMG-CoA還元酵素阻害薬（以下，スタチン）の重篤な副作用として横紋筋融解症がある．横紋筋融解症では，血中・尿中ミオグロビンおよびクレアチンキナーゼ（CK）の上昇，脱力，筋肉痛が認められ，急性腎障害（AKI）などの多臓器障害を生じることもある．スタチンの血中濃度の上昇，腎機能障害，横紋筋融解症誘発薬剤との併用が，発症の危険因子として挙げられる．スタチン以外に横紋筋融解症を誘発する薬剤としては，フィブラート系薬剤，ニコチン酸製剤などがあり，スタチンとの併用には注意を要する．また，CYPや有機アニオントランスポーター（OATP）の阻害薬はスタチンの血中濃度を上昇させることがある．しかし，スタチンの場合，特に注意が必要なのは，他の薬剤群に比べてスタチンの体内動態の制御因子は薬剤ごとの違いが大きいため，相互作用で血中濃度が上昇する程度は薬剤ごとにかなり異なるという点である．このような背景で，添付文書の記載や臨床報告の有無についても，個々の阻害薬やスタチンの組み合わせによって異なる．逆に，そのような薬剤間での違いが区別して注意喚起できていない場合もある．本項では重要なスタチンの相互作用に関して解説する．

スタチンとCYP3A4阻害薬

　主にCYP3A4で代謝されるスタチン（シンバスタチン，アトルバスタチン）において，CYP3A4阻害薬（マクロライド系抗菌薬，アゾール系抗菌薬，ベラパミル，ジルチアゼムなど）との併用で全身曝露量が増大し，急激な腎機能悪化を伴う横紋筋融解症を引き起こすことがある．
　Patelらの約15万人の患者の観察コホート研究において，CYP3A4で代謝されるス

第3章 ● 臨床上重要な薬剤の実践的DDIマネジメント

タチン（シンバスタチン，アトルバスタチン，lovastatin［国内未承認］）とCYP3A4阻害作用のあるマクロライド系抗菌薬（クラリスロマイシン/エリスロマイシン）あるいはCYP3A4阻害作用のないマクロライド系抗菌薬（アジスロマイシン）の併用におけるAKI発症リスクを比較した結果，CYP3A4阻害作用のあるマクロライド系抗菌薬との併用によるAKIの相対リスク比は1.83［95%CI：1.52 to 2.19］であった[1]．また，Wangらのナショナルデータベースを用いたコホート研究では，CYP3A4阻害作用のあるCa拮抗薬とスタチンとの併用において，主にCYP3A4で代謝されるスタチン（シンバスタチン，アトルバスタチン，lovastatin）はCYP3A4で代謝されにくいスタチン（フルバスタチン，ロスバスタチン，ピタバスタチン）に比してAKI発症リスクが有意に高かった（調整オッズ比：2.1［95%CI：1.35 to 3.35]）[2]．

著者らは，CYP分子種の基質薬のクリアランスへの寄与率（CR）と阻害薬による阻害率（IR）を用いて薬物動態変化の程度を予測し[3]，その薬物動態学的相互作用の臨床的重要度を体系的に評価するための仕組みであるPISCS（pharmacokinetic interaction significance classification systems）を提案している[4]．表3-8〜11にはそれぞれ，スタチンとマクロライド系抗菌薬，Ca拮抗薬の併用のPISCSによる一覧を示す[4,5]．

表3-8 スタチンとアゾール系抗真菌薬の相互作用一覧

アゾール系抗真菌薬	HMG-CoA還元酵素阻害薬（スタチン）											
	プラバスタチン（メバロチン）CR（CYP3A4）：0.35		シンバスタチン（リポバス）CR（CYP3A4）：1.00		フルバスタチン（ローコール）CR（CYP3A4）：0.24 CR（CYP2C9）：0.61		アトルバスタチン（リピトール）CR（CYP3A4）：0.68		ピタバスタチン（リバロ）CR（CYP3A4）：不明 CR（CYP2C9）：不明		ロスバスタチン（クレストール）CR（CYP3A4）：0.02 CR（CYP2C9）：0.17	
	添付文書	AUC上昇比	添付文書	AUC上昇比	添付文書	AUC上昇比	添付文書	AUC上昇比	添付文書	AUC上昇比	添付文書	AUC上昇比
ボリコナゾール（ブイフェンド）IR（CYP3A4）：0.98 IR（CYP2C9）：0.51	（注意）	（1.5倍）	（注意）	（＞20倍）	（注意）	（2.2倍）	注意	（3.0倍）	（注意）	（不明）	注意	（1.1倍）
イトラコナゾール（イトリゾール）IR（CYP3A4）：0.95	－	1.5倍	禁忌	19倍（活性体）	－	1.3倍	注意	2.5〜3.2倍	－	（不明）	注意	1.4倍
ミコナゾール（フロリード）IR（CYP3A4）：強い IR（CYP2C9）：0.91	－	（1.5倍）	禁忌	（9倍程度）	－	（＞2倍）	－	（2.5倍）	－	（不明）	注意	（1.2倍）
フルコナゾール（ジフルカン）IR（CYP3A4）：0.79 IR（CYP2C9）：0.69	－	1.4倍	（注意）	（4.8倍）	注意	1.8倍	（注意）	（2.2倍）	－	（不明）	注意	1.2倍

■×（AUC 7倍以上）　■！（AUC 2〜7倍）　■▲（AUC 2倍未満）
「－」は添付文書に記載なし．「添付文書」欄のカッコ内は阻害薬の添付文書のみの記載．「AUC上昇比」欄のカッコ内は予測値．
枠内の色は，予測されるAUC上昇比から評価される注意喚起の程度を示す（ただし，現状の添付文書の注意喚起のほうが厳しい場合は添付文書の記載も重視すること）．

138

1 | 主に基質薬として重要なもの

表3-9 スタチンとマクロライド系抗菌薬の相互作用一覧

マクロライド系抗菌薬	プラバスタチン（メバロチン）CR(CYP3A4)：0.35		シンバスタチン（リポバス）CR(CYP3A4)：1.00		フルバスタチン（ローコール）CR(CYP3A4)：0.24 CR(CYP2C9)：0.61		アトルバスタチン（リピトール）CR(CYP3A4)：0.68		ピタバスタチン（リバロ）CR(CYP3A4)：不明 CR(CYP2C9)：不明		ロスバスタチン（クレストール）CR(CYP3A4)：0.02 CR(CYP2C9)：0.17	
	添付文書	AUC上昇比	添付文書	AUC上昇比	添付文書	AUC上昇比	添付文書	AUC上昇比	添付文書	AUC上昇比	添付文書	AUC上昇比
クラリスロマイシン（クラリス）IR(CYP3A4)：0.88	−	(1.4倍)	注意	11.9倍	−	(1.3倍)	注意	1.8～4.4倍	−	不明	−	(1.0倍)
エリスロマイシン（エリスロシン）IR(CYP3A4)：0.82	−	(1.4倍)	注意	6.2倍	注意	(1.2倍)	注意	1.3倍	注意	2.8倍	注意	0.8倍
ロキシスロマイシン（ルリッド）IR(CYP3A4)：0.35	−	(1.1倍)	−	(1.5倍)	−	(1.1倍)	−	(1.3倍)	−	(不明)	−	(1.0倍)
アジスロマイシン（ジスロマック）IR(CYP3A4)：0.11	−	(1.0倍)	−	(1.1倍)	−	(1.0倍)	−	1.0倍	−	(不明)	−	(1.0倍)

■×（AUC 7倍以上）　■！（AUC 2～7倍）　■▲（AUC 2倍未満）
「−」は添付文書に記載なし．「AUC上昇比」欄のカッコ内は予測値．
枠内の色は，予測されるAUC上昇比から評価される注意喚起の程度を示す（ただし現状の添付文書の注意喚起のほうが厳しい場合は添付文書の記載も重視すること）．

表3-10 スタチンとジルチアゼムおよびベラパミルとの相互作用一覧

カルシウム拮抗薬	プラバスタチン（メバロチン）CR(CYP3A4)：0.35		シンバスタチン（リポバス）CR(CYP3A4)：1.00		フルバスタチン（ローコール）CR(CYP3A4)：0.24 CR(CYP2C9)：0.61		アトルバスタチン（リピトール）CR(CYP3A4)：0.68		ピタバスタチン（リバロ）CR(CYP3A4)：不明 CR(CYP2C9)：不明		ロスバスタチン（クレストール）CR(CYP3A4)：0.02 CR(CYP2C9)：0.17	
	添付文書	AUC上昇比	添付文書	AUC上昇比	添付文書	AUC上昇比	添付文書	AUC上昇比	添付文書	AUC上昇比	添付文書	AUC上昇比
ジルチアゼム（ヘルベッサー）IR(CYP3A4)：0.80	−	(1.4倍)	注意	4.8倍	−	(1.2倍)	−	(2.2倍)	−	(不明)	−	(1.0倍)
ベラパミル（ワソラン）IR(CYP3A4)：0.71	−	(1.3倍)	注意	4.1～4.7倍	−	(1.2倍)	−	(1.9倍)	−	(不明)	−	(1.0倍)

■！（AUC 2～7倍）　■▲（AUC 2倍未満）
「−」は添付文書に記載なし．「「AUC上昇比」欄のカッコ内は予測値．
枠内の色は，予測されるAUC上昇比から評価される注意喚起の程度を示す（ただし現状の添付文書の注意喚起のほうが厳しい場合は添付文書の記載も重視すること）．

第3章　臨床上重要な薬剤の実践的DDIマネジメント

表3-11 シクロスポリンとの相互作用一覧

免疫抑制薬	HMG-CoA還元酵素阻害薬(スタチン)											
	プラバスタチン (メバロチン)		シンバスタチン (リポバス)		フルバスタチン (ローコール)		アトルバスタチン (リピトール)		ピタバスタチン (リバロ)		ロスバスタチン (クレストール)	
	添付文書	AUC上昇比	添付文書	AUC上昇比	添付文書	AUC上昇比	添付文書	AUC上昇比	添付文書	AUC上昇比	添付文書	AUC上昇比
シクロスポリン (ネオーラル, サンディミュン)	注意	5〜23倍	注意	2.5倍	注意	1.9〜3倍	注意	8.7〜15倍	禁忌	4.6倍	禁忌	7.1倍

■ ×(AUC 7倍以上)　■ !(AUC 2〜7倍)
枠内の色は，予測されるAUC上昇比から評価される注意喚起の程度を示す(ただし現状の添付文書の注意喚起のほうが厳しい場合は添付文書の記載も重視すること).

各組み合わせの血中濃度変化の程度やリスクの疫学的報告があるとは限らず，そのような際にはこのような理論的なリスク評価を行うことも重要であると考える.

スタチンとシクロスポリン

スタチンは有機アニオントランスポーター(OATP)によって肝臓に取り込まれることが知られており，シクロスポリンはその阻害薬としてスタチンの血中濃度を上昇させ，腎機能悪化を伴う横紋筋融解症を引き起こす可能性がある[6]. したがって，CYPではほとんど代謝を受けないスタチンの場合でも，シクロスポリンとの併用がOATPを介した相互作用の点から添付文書で注意喚起されているものがある. また，シクロスポリンはCYP3A4の阻害作用もあるので，その機序の寄与もある. 表3-11には，各スタチンのシクロスポリンとの併用による血中濃度上昇の程度の報告値などの一覧を前述のPISCSの形式で示す[5].

スタチンとフィブラート系薬, ニコチン酸製剤

フィブラート系薬やニコチン酸製剤などは，それ自体が横紋筋融解症を誘発するため，スタチンとの併用には注意が必要となる. 特にフィブラート系薬剤は，基本的には併用を避けることが望ましく，腎機能低下患者ではスタチンとの併用は原則禁忌となる.

スタチンの相互作用のマネジメント例

A イトラコナゾールとシクロスポリンを服用中の患者にスタチン

例えば，イトラコナゾールとシクロスポリンを服用中の患者に，もし新たにシンバ

スタチンが処方された場合は，イトラコナゾールとシンバスタチンの組み合わせが併用禁忌なので，他のスタチンへの変更を検討する必要がある（表3-8）．しかしその際には，代替薬のスタチンとシクロスポリンの相互作用に注意しなくてはならない．例えば，ピタバスタチンは，CYPによる代謝がほとんどなくイトラコナゾールとは併用しやすいスタチンであるが，OATPの寄与が高く，その阻害薬であるシクロスポリンとの併用では約5倍にAUCが上昇し，併用禁忌に指定されている．フルバスタチンであれば，イトラコナゾールもシクロスポリンもフルバスタチンの血中濃度に与える影響は比較的小さいので，注意は必要であるが代替薬としての選択が考えられる．なお，代替薬を検討する際は，脂質改善作用の強さや大規模臨床試験における一次予防および二次予防のエビデンスの有無など，スタチン間の効果に関する違いも考慮する必要がある．

B ボリコナゾールを服用中の患者にスタチン

「アトルバスタチンの投与を考えていたが，すでにボリコナゾールを服用しています．アトルバスタチンとの相互作用はありますか？」医師からこのような質問が来たとする．このケースでは，例えば「アトルバスタチンはCYP3A4で代謝されることから，ボリコナゾールとは併用注意です．実際の相互作用の報告はありませんが，CYP3A4の阻害によりアトルバスタチンの血中濃度が3倍程度上昇する可能性があります．」と回答できる．また，医師からボリコナゾールと併用しやすいスタチンについて質問があれば，「ピタバスタチンであればCYP3A4による代謝は少なく，相互作用は比較的小さいと思われます．また，脂質低下作用の程度にも大きな差はないと予想されます．」と情報提供し，ピタバスタチンの処方を検討してもらうことができる．ただし，そこで引き続き，ピタバスタチンはシクロスポリンとは相互作用がある旨を情報提供し，シクロスポリンを服用中でないことも確認した方がさらによい．

本項では，スタチンの相互作用とそのマネジメントについて概説した．数年前に，FDAでは，シンバスタチンのラベル（添付文書に相当するもの）の相互作用の記載が見直された．例えば，わが国ではシクロスポリンは併用注意で，併用する場合には10mg/日を超えないこととされているが，米国では併用禁忌となった．また，わが国では併用注意として記載されていなかったアミオダロン，ベラパミル，ジルチアゼムは，米国では併用する場合には10mg/日を超えないこととなり，わが国でも併用注意となった．わが国と米国では適応用量自体が異なることから必ずしも同様に考えることはできないが，今後注視する必要がある．また，新たなエビデンスが報告されることなどにより，現在の添付文書の注意喚起や，われわれが提案する注意喚起の目安

が見直される可能性も考えられ，常に最新情報の把握に努めることが特に重要な分野の一つである．

引用文献

1) Patel AM, et al:Statin toxicity from macrolide antibiotic coprescription : a population-based cohort study. Ann Intern Med, 158 : 869-876, 2013.

2) Wang YC,et al : Risks of Adverse Events Following Coprescription of Statins and Calcium Channel Blockers : A Nationwide Population-Based Study. Medicine（Baltimore）, 95 : e2487, 2016.

3) Ohno Y, et al : General framework for the quantitative prediction of CYP3A4-mediated oral drug interactions based on the AUC increase by coadministration of standard drugs. Clin Pharmacokinet, 46 : 681-696, 2007.

4) Hisaka A, et al:A proposal for a pharmacokinetic interaction significance classification system （PISCS) based on predicted drug exposure changes and its potential application to alert classifications in product labeling. Clin Pharmacokinet, 48 : 653-666, 2009.

5) 鈴木洋史ほか：これからの薬物相互作用マネジメント 臨床を変えるPISCSの基本と実践，じほう，2014.

6) Shitara Y, et al : Pharmacokinetic and pharmacodynamic alterations of 3-hydroxy-3-methylglutaryl coenzyme A（HMG-CoA) reductase inhibitors: drug-drug interactions and interindividual differences in transporter and metabolic enzyme functions. Pharmacol Ther, 112 : 71-105, 2006.

（大野 能之）

1 主に基質薬として重要なもの

⑥リチウム

> **Point**
> - リチウムは血清濃度の治療域と中毒域が非常に近く，実臨床においてリチウム中毒事例が多数報告されている．過量投与では副作用が生じるため，治療中のモニタリングが必要となる．
> - チアジド系利尿薬との併用では，リチウムの排出を低下させ，腎機能障害時にはリチウムが蓄積する特性がある．
> - NSAIDs，RAS阻害薬（ACE阻害薬，ARB）との併用でもリチウム濃度が上昇するため注意が必要である．

動態特性

リチウムは双極性障害に対し頻繁に用いられている薬剤である．本薬剤は血清濃度の治療域（0.6～1.2mEq/L）と中毒域が非常に近く，実臨床においてリチウム中毒事例が多数報告されている[1]．過量投与で副作用が生じるため，治療中にモニタリングが必要である．

動態パラメータは，バイオアベイラビリティが95％，血漿タンパクとは結合せず，分布容積（Vd）は0.84L/kgと広く分布する．リチウムは，代謝を受けることなく腎臓より排泄され，未変化体尿中排泄率は94.6％である．糸球体でろ過されたリチウムの約80％が近位尿細管で再吸収され，この再吸収はナトリウムと競合するため，低ナトリウム食の摂取や脱水状態は再吸収を増加し，中毒が生じる可能性がある．

定常状態到達時間は反復投与後3～7日であり，投与初期または用量を増量したときには，維持量が決まるまで1週間に1回をめどに血清リチウム濃度を測定する．また，維持量の投与中には2～3ヵ月に1回をめどに測定する．測定結果に基づきトラフ値を評価し使用するように，医薬品医療機器総合機構（PMDA）から注意喚起がなされている[2]．薬物相互作用（DDI）に関しては，利尿薬との相互作用，特にチアジド系はリチウムの排出を低下させ，腎機能障害時にはリチウムが蓄積する特性がある[3]．

相互作用を注意すべき薬剤

リチウムは糸球体でろ過，尿細管で再吸収され，ナトリウムと競合し，主に腎臓で

排泄される．したがって，腎排泄，電解質バランスに影響される．治療レベルでも神経障害はリチウムと中枢性薬剤との併用時に発生する可能性がある[4]．

NSAIDsはプロスタグランジンの合成を抑制することにより，腎の水分および電解質の代謝に影響する可能性があるため，血清リチウム濃度が上昇すると考えられる．NSAIDsの系統分類ごとでリチウム濃度上昇に変動があるが，同じNSAIDsでも程度に差がある．例えば，セレコキシブはリチウム濃度を17％上昇させることが報告されているほか，344％へ上昇させることが報告されている[5]．

RAS阻害薬（ACE阻害薬，ARB）はアルドステロン分泌を抑制し，ナトリウム排泄を促進することにより，腎におけるリチウムの再吸収が代償的に促進される可能性があるため，リチウム濃度が上昇すると考えられる．ACE阻害薬はリチウム濃度を上昇させ，個人によっては2～4倍の場合があり，カプトプリル，エナラプリル，リシノプリルでの報告がある[4]．また，併用により，リチウム中毒が原因で入院した患者が1.6倍上昇したという報告もある[4]．カプトプリル50mg/日投与開始後10日以内にリチウム濃度が2.35mEq/Lに上昇し，投与量を半量の25mg/日にて再開したところ安定したとの症例がある[6]．エナラプリル併用の症例では，20mg/日投与後2～3週間以内に運動失調，構音障害，振戦，混乱が発生し，リチウム濃度が0.88 mEq/Lから3.3 mEq/Lに上昇し，この症例では腎機能の悪化が関連していた[7]．

チアジド系利尿薬は，ナトリウム排泄を促進することにより，腎におけるリチウムの再吸収が代償的に促進される可能性があるため，リチウム濃度が上昇すると考えられる．後ろ向き研究[8]では，リチウム併用によりリチウム中毒発生頻度に差はなかったが，相互作用の可能性からより慎重に用量調整し，患者の臨床症状をモニタリングするよう気をつけるべきである．ループ利尿薬はリチウム濃度を上昇，または低下させると報告されている[9]．フロセミドとリチウムは併用できるが，併用1ヵ月間に中毒のリスクが上昇する報告もある[10]．これらの薬剤はすでに相互作用が周知されているので，実臨床において併用される頻度は低い．

抗精神病薬とリチウムは，同じ精神疾患に対して併用される頻度は高いが，抗精神病薬併用によりリチウム濃度を上昇させる可能性を示すエビデンスが乏しいのが現状である．『日本うつ病学会治療ガイドライン Ⅰ.双極性障害』[11]によれば，双極性障害の躁病エピソードに対する薬物療法は，リチウムをはじめとする気分安定薬を第一選択薬とし，即効性を求める場合には抗精神病薬を最初から併用することが推奨されている．したがって，双極性障害に対する薬物治療の初期からリチウムと抗精神病薬は併用されることが多いため，リチウム濃度に対する抗精神病薬併用の影響には注意が必要である．

以前はリチウムと併用する抗精神病薬として，定型抗精神病薬であるハロペリドー

ルなどを用いることが多く，併用療法に関する相互作用報告も見受けられた[12]．しかし，ここ10年の間に，リスペリドンやオランザピン，アリピプラゾール，クエチアピンなど非定型抗精神病薬の出現により抗精神病薬による薬物治療は大きく変化し，それに伴って，これらの薬物とリチウムの併用が増えている[11]．一方で，これらの相互作用に関する報告は，定型抗精神病薬と比べ少ない[13]．リチウム濃度に影響する非定型抗精神病薬の報告は限られ，クエチアピンがリチウムのAUCやC_{max}を有意差の出ない程度に上昇させるという報告[14]などがある．しかし，リチウムと抗精神病薬との相互作用のメカニズムは明らかになっていない．手塚らの報告[15]によると，抗精神病薬の抗コリン作用による排尿障害や血圧低下により腎血流量が低下し，尿量が減少することでリチウムの排出が低下することが一因と考えられる．

　リチウム濃度に影響する薬剤として，Zetinらは，三環系抗うつ薬を報告し，予測式をたて定量的に評価している[16]．精神科領域で抗精神病薬の有無がリチウム濃度に与える影響を定量的に予測できる可能性を示す報告もある[17]．リチウム濃度に影響する因子を解析した結果，投与量，腎機能以外に抗精神病薬の併用により，リチウム濃度が上昇することを見いだしている．社会復帰を目指した治療を実践する上で，抗精神病薬の多剤大量療法はいまだ弊害となっており，薬剤数の減少，投与量の減量による改善が望まれている．リチウム服用患者においても，抗精神病薬の減量は，リチウム濃度の上昇リスクの観点からも望ましいが，現状では併用されることが多く，リチウム濃度の変動に注意する必要がある．

DDI管理における検査値や症状などのモニタリングポイント

　血中濃度モニタリングは極めて重要である．併用により思わぬ上昇を来すため，当院ではリチウムの血中濃度測定を院内で実施している（図3-8）．外注業者に委託すると（院外測定）結果報告に2〜3日を要するが，院内測定であれば採血当日には結果報告が可能となり，リチウム中毒患者に迅速で適切な治療が可能となる．PMDAで調査した結果，リチウムが処方された患者のうち，52％でリチウム濃度測定が一度も実施されていない可能性がある．治療前には，甲状腺機能（毒性により）および腎機能のチェックを開始し，3〜6ヵ月ごとに再検査する．治療域は，最終投与後12時間後あるいは早朝服薬前に採血し，測定値に濃度の違いが生じるため，最終投与後経過時間を考慮する必要がある[18]．

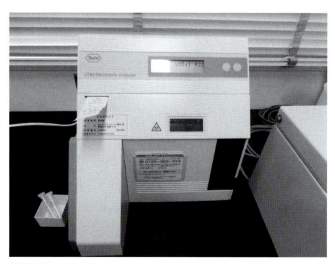

図3-8　院内測定機器

> **症例**
>
> 68歳，女性．体重70kg．
>
> 入院目的：体重増加，水貯留に対する体液量管理
>
> 既往歴：心不全，CKD，双極性障害
>
> リチウムの1日投与量を350mgから300mgに減量後，3日目のリチウム濃度は1.19mEq/L．躁うつ症状は認めず，正常気分を維持していた．300mgで継続し，血清クレアチニン値(SCr)は1.78mg/dLと増悪することなく推移し，体重は66kgと減量したので，利尿薬はアゾセミド120mgで維持した．体重が68kgに増加したため，フロセミド静脈内投与20mg開始後，インダパミド1mgへ利尿薬を変更した．リチウム濃度は1.3mEq/Lに上昇し，利尿およびSCr2.61 mg/dLのため，アゾセミドを120mgから60mgに減量した．脱水傾向は続きSCr2.94 mg/dLと上昇し，飲水量確保するも，病日39日目に振戦が出現し，リチウム濃度は1.74mEq/Lに上昇した．そのため，インダパミド，アゾセミド，リチウムを中止した．慢性心不全としては，体重60kgと退院可能だった．43日目にリチウムを200mgにて再開したところ，63日目のリチウム濃度は1.18mEq/L，SCr2.27 mg/dLだった（図3-9）．

　本症例は，心不全，CKD，躁うつ状態の患者に対し利尿薬などで体液管理しつつ，リチウム濃度を測定し正常気分を維持し得た症例である．

　循環器系としては溢水傾向を避け，精神系としてはリチウム内服のため脱水を避け

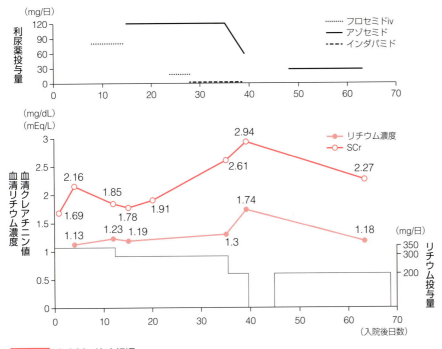

図3-9 本症例の治療経過

る，という相反する関係にある患者のため，入院後，利尿薬を用いながら体重，血液検査を指標に体液管理した．本症例は腎機能低下症例であるため，15日目はリチウム投与量を350mgから300mgに減量して，3日目は定常状態でないと判断し，治療域の上限付近でもさらに減量しなかった．28日目では，利尿が促進してきたため，フロセミド静脈内投与をインダパミド錠1mgに変更した．インダパミドは，尿中へのナトリウム排泄量増加によるリチウム濃度上昇の可能性があるため，慎重に用量調整，患者の臨床症状をモニタリングするよう気をつける必要があった．TDMの結果は1.3 mEq/L（36日目），さらに振戦が発生し，TDMの結果は1.74 mEq/L（39日目）だった．36日目では脱水傾向が継続し，本人も自発的に飲水制限していた．決められた飲水量の確保を励行し，アゾセミドを60mgに減量した．体重60kgまで減量し，リチウムの内服は過去十数回の入院歴から最適と判断し継続された．リチウムは血中濃度が高ければ中毒となりうるし，低ければ効果がなくなるため，血中濃度で投与量を調整し，併用薬を調整しながら体液管理し，リチウムの服用を継続することが重要であった症例である．

引用文献

1) Juurlink DN, et al : Drug-induced lithium toxicity in the elderly: a population-based study. J Am Geriatr Soc, 52 : 794-798, 2004.

2) 独立行政法人医薬品医療機器総合機構PMDA：炭酸リチウム投与中の血中濃度測定遵守について, 2012. Available at :<https://www.pmda.go.jp/files/000145551.pdf>

3) 上西幸治ほか：腎機能低下患者における薬剤業務マニュアル，pp105-108, じほう, 2014.

4) Karen B, et al : Stockley's Drug Interactions, 10th editon, pp1244-1245, Phamaceutical Press, 2013.

5) Karen B, et al : Stockley's Drug Interactions, 10th editon, pp1256-1259, Phamaceutical Press, 2013.

6) Pulik M, et al : Interaction of lithium and angiotensin-converting enzyme inhibitors. Presse Med, 17 : 755, 1988.

7) Douste-Blazy P, et al : Angiotensin converting enzyme inhibitors and lithium treatment. Lancet, 1 : p1448, 1986.

8) Karen B, et al : Stockley's Drug Interactions, 10th editon, pp1253-1254, Phamaceutical Press, 2013.

9) Timmer RT , et al : Lithium Intoxication. J Am Soc Nephrol, 10 : 666-674, 1999.

10) Karen B, et al : Stockley's Drug Interactions, 10th editon, pp1252-1253, Phamaceutical Press, 2013.

11) 日本うつ病学会 気分障害の治療ガイドライン作成委員会 編：日本うつ病学会治療ガイドライン Ⅰ．双極性障害，pp1-25, 日本うつ病学会，2012.

12) Karen B, et al : Stockley's Drug Interactions, 10th editon, pp794-795, Phamaceutical Press, 2013.

13) 福山雄卯介ほか：炭酸リチウム血中濃度に及ぼす抗精神病薬併用の影響．日本病院薬剤師会雑誌，50 : 280-284, 2014.

14) Steven GP, et al : Open-Label Study of the Effect of Combination Quetiapine / Lithium Therapy on Lithium Pharmacokinetics and Tolerability. Clin Ther, 24 : 1809-1823, 2002.

15) 手塚隆夫ほか：抗精神病薬併用投与の血清リチウム濃度におよぼす影響．東京医科大学雑誌，44 : 233-239, 1986.

16) Zetin M, et al : Prediction of lithium dose : a mathematical alternative to the test-dose method. J Clin Psychiatry, 47 : 175-178, 1986.

17) 赤羽理也ほか：抗精神病薬の血清リチウム濃度に及ぼす影響．医療薬学，41 : 355-359, 2015.

18) 樋口駿：Q&Aで学ぶTDM活用ガイド．薬局，55（10月臨時増刊号）：281-283, 2004.

（赤羽 理也）

1 | 主に基質薬として重要なもの

⑦ベンゾジアゼピン受容体作動薬

- 薬物相互作用によるベンゾジアゼピン受容体作動薬（Bz）の血中濃度変動は0.05～27倍までと幅広いことが知られている．
- トリアゾラムはCYP3A4に対する代謝寄与が大きく，この経路以外の代謝はほとんどないことが知られている．そのため，CYP3A4に対する強力な誘導および阻害作用を有するリファンピシンおよびイトラコナゾールはとトリアゾラムとの併用により，トリアゾラムの血中濃度の変動が著しく大きくなる．
- 食事摂取や，食品（グレープフルーツジュース，セントジョーンズワート，アルコール，コーヒーなど）との相互作用が知られている．
- Bzに関して，臨床で薬物相互作用の影響を評価する際には，添付文書やインタビューフォームのみでは十分でない可能性があることを念頭に置く必要がある．

ベンゾジアゼピン受容体作動薬（Bz）は，脳の中枢神経の抑制性γアミノ酪酸（$GABA_A$）受容体上のベンゾジアゼピン結合部位に作用し，主に睡眠障害，うつ病などの気分障害，不安障害などの治療を目的として使用されている．Bzは販売開始から50年あまり経過しており，その安全性，有効性などは多くのエビデンスが蓄積されている．わが国においては，一般成人の約5％が処方を受けている汎用薬の一つとして知られており，多剤併用による薬物相互作用には十分な注意が必要である[1]．また，睡眠の導入・維持のために用いられるBzの場合，持ち越し効果などにより重大な事故などにつながることも想定されるため，薬物動態に関連する情報の適切な理解が必要となる．

本項においては，主に睡眠の導入・維持を目的として投与されるBzに関し，薬物動態学的な薬物相互作用を中心に，学術エビデンスを整理したい．

ベンゾジアゼピン系薬剤に関する薬物相互作用

薬物相互作用によるBzの血中濃度変動は0.05～27倍までと幅広い[2,3]．一般に，薬物相互作用の影響は，阻害薬の阻害活性と基質の代謝酵素に対する寄与率によりおおよそ予測することができる．例えば，薬物相互作用による血中濃度の減少率および上昇率が最も大きいトリアゾラムの場合，CYP3A4に対する代謝寄与が大きく，この経路以外の代謝はほとんどないことが知られている．一方，併用投与されたリファン

ピシンおよびイトラコナゾールは，それぞれCYP3A4に対する強力な誘導および阻害作用を有することが知られている．そのため，トリアゾラムとこれらの薬剤の併用により，トリアゾラムの血中濃度の変動が著しく大きくなる[2,3]．このような典型的な相互作用のケースはまれであるものの，トリアゾラムの添付文書にはリファンピシンとの併用が「注意」と記載されており，臨床においては経験することもあるかもしれない．

　これ以外にも，例えばゾルピデムのようにCYP1A2による代謝寄与率がわずかであり，残りはCYP3A4を中心としたほかの代謝経路を介するようなケースでは，CYP1A2に対して最も強い阻害作用を有するフルボキサミンを併用した場合でも血中濃度の上昇率は2.5倍である[4]．これはゾルピデムが，CYP1A2に対する代謝寄与率が低いためであり，この経路をフルボキサミンが阻害しても，他の代謝経路を介して代謝することができるためと考えられる．

Bzと食品などとの相互作用

　Bzは食事などとの相互作用も知られており，例えば半減期が25時間である中途覚醒型不眠症の治療薬であるクアゼパムでは，食事の摂取により吸収が増加することが知られている[5]．具体的には，血中濃度が約1.6倍（食事摂取30分後）および1.5倍（食事摂取3時間後）に上昇するものであり，食事摂取直後のクアゼパム服用は添付文書上禁忌とされている．クアゼパムの服用タイミングは就寝直前であるが，日常生活において食事摂取から就寝まで3時間以上空いていない患者は少なくなく，クアゼパムを投与する必要があるケースでは，患者の生活リズムなどを勘案した服薬指導が必要であろう．

　これ以外にも，グレープフルーツジュース（GFJ）（一般的な摂取量では腸管のCYP3A4の阻害），セントジョーンズワート（CYP3A4の誘導），アルコール（主にBzの効果増強），コーヒー（CYP1A2の競合阻害）などとの併用投与試験が行われており，その影響はいずれも0.7倍（クアゼパムまたはゾルピデムとセントジョーンズワート）〜2.5倍（トリアゾラムとGFJ）の範囲である[6-15]．

　この中でも，研究的には大変興味深いGFJとトリアゾラムの併用投与試験の内容について概要を示す[7]．この試験では，GFJを12人の健常被験者に対して濃度・量を変えて投与し，その濃さ（通常濃度〜2倍濃度），量（単回200mLから1日600mL3日間まで）で相互作用によるトリアゾラム血中濃度の上昇比率（1.5〜2.4倍）が変わるというものである．その理由として，くり返しのGFJの服用が肝のCYP3A4も阻害したためとされている．この研究結果は，GFJの摂取量によっては相互作用の部位（小腸上

皮のみ→小腸上皮・肝臓）が異なることを示した大変興味深い結果である.

Bzの併用投与試験における薬効評価

　Bzと阻害・誘導薬の併用投与試験においては，Bzの効果への影響（増強または減弱）についても確認しているものがある．具体的にはクアゼパム，トリアゾラム，ゾルピデム，ニトラゼパムなどであり，血中濃度の上昇または減少がBzの薬効に影響する薬物相互作用については特に注意が必要となる．効果の判定には，例えば応答速度の違いを評価するdigit symbol substitution test（DSST）や，visual analogue scale（VAS）のように汎用性の高い尺度を利用し，Bzの効果（眠気，疲労感，鎮静感など）を自覚・他覚により継時的に評価するものがしばしば利用されている．これらの結果は，Bz単独投与時と，阻害・誘導薬の併用投与時における結果と比較し，その差について評価が行われている．この評価には，area under the effectiveness time curve（AUE）を用いるものや，任意のポイントで評価するもの（例えば投与前とC_{max}の比較など）などさまざまである．得られた結果は，おおむね血中濃度の上昇が効果にも影響するという傾向であるものの，同じ基質内でも血中濃度の上昇率と効果に認められる影響が異なる点は，臨床試験における薬効評価の難しいところと言えよう．いずれにしても，両群間における統計的な差よりも，臨床的な視点から，これらの差のもつ意味について検討する必要があることに加え，特殊な病態を有した患者においては，その影響が健常被験者とは異なるため，この点についても十分に考慮することが必要である.

スペシャルポピュレーションにおけるBzの薬物動態

　上述のように，健常被験者と患者の間の違いを考える際に，典型的な例として，スペシャルポピュレーション（腎不全，肝硬変，高齢者）におけるBzそれぞれの薬物動態がどのようになっているかを考えたい．添付文書またはインタビューフォームにおける記載状況を調べた結果を表3-12に示す．対象のBz 13種類のうち，代謝経路について記載されていたものは9種類であった．肝障害患者における薬物動態の特徴について記載があったものは，ゾルピデム（AUC：5.3倍上昇）とニトラゼパム（肝機能による変動なし）のみであった．また，未変化体の腎排泄率に関しては，ハロキサゾラム（検出されず）のみであり，腎障害患者における薬物動態としては，ゾルピデム（Vd上昇），リルマザホン（活性代謝物の血中濃度が約2倍上昇），ニトラゼパム（軽度〜中等度では影響なし）のみであった．一方で，高齢者における情報はほかと比較して多く，ゾルピデム（AUC：5.1倍上昇），トリアゾラム（AUC：1.2倍に上昇），リルマザホン

第3章 臨床上重要な薬剤の実践的DDIマネジメント

表3-12 スペシャルポピュレーションにおけるベンゾジアゼピン系薬剤の添付文書における薬物動態に関連する記載

成分名	タンパク結合率	代謝経路	肝障害患者における薬物動態	未変化体の腎排泄率	腎障害患者における薬物動態	高齢者における薬物動態
エスタゾラム	80%（ラット）	CYP3A4	記載なし	記載なし	記載なし	記載なし
クアゼパム	95％以上	CYP2C9 CYP3A4	記載なし	記載なし	記載なし	記載なし
ゾピクロン	69%	CYP3A4, CYP2C8（一部）	記載なし	記載なし	記載なし	記載なし
ゾルピデム	95〜96％	CYP3A4 CYP2C9 CYP1A2	AUC：5.3倍上昇（vs. 肝機能正常患者）	0.5%以下	Vd上昇（vs. 腎機能正常患者）	AUC：5.1倍に上昇（vs. 若年者）
ニトラゼパム	80〜90％	アセチル抱合	記載なし	記載なし	軽度〜中等度では影響なし	AUC：0.8倍に低下
ニメタゼパム	記載なし	記載なし	記載なし	記載なし	記載なし	記載なし
ハロキサゾラム	記載なし	記載なし	記載なし	検出されず	記載なし	記載なし
フルニトラゼパム	78〜80％	記載なし	記載なし	記載なし	記載なし	記載なし
フルラゼパム	15%	記載なし	記載なし	記載なし	記載なし	記載なし
ブロチゾラム	90%	CYP3A4	記載なし	記載なし	記載なし	記載なし
トリアゾラム	89%	CYP3A4	記載なし	記載なし	記載なし	AUC：1.2倍に上昇
リルマザホン	79%	CYP3A4	記載なし	記載なし	総活性代謝物：$t_{1/2}$が2倍に上昇 主要活性代謝物：C_{max}, t1/2が2倍に上昇（vs. 腎機能正常患者）	AUC：0.9倍〜7.9（vs. 若年者）（個人差大）
ロルメタゼパム	91%	グルクロン酸抱合	記載なし	記載なし	記載なし	記載なし

（各添付文書，インタビューフォームより作成）

（AUC：0.9倍に低下から7.9倍に上昇まで個人差大）およびニトラゼパム（AUC：0.8倍に低下）に記載があった．

　いずれにおいても，患者（高齢者を含む）では，健常被験者と背景因子が異なり，また複数のリスクを同時に保有していることも少なくない．薬物相互作用発症時には，個々のケースについて判断することが重要であり，しばしば健常被験者において観察された症状よりも重篤となる可能性があることについて十分考慮する必要があるだろう．

　以上，本項では，Bzの薬物相互作用に関して情報を整理した．

　著者らは，過去にBz23種類の添付文書またはインタビューフォームに記載された薬物動態パラメータ関連の情報として，$t_{1/2}$, T_{max}については9割以上記載されているにもかかわらず，代謝酵素などについては約4割程度の記載となっており，臨床で薬物相互作用の影響を評価する際には，添付文書やインタビューフォームのみでは十分でないことを報告している[16]．Bzは販売から長期間経ているため，添付文書・イン

タビューフォームへの記載内容が新薬などと比べて充実していない．臨床において
Bzの薬物相互作用について評価する際には，学術論文に利用することが重要となろ
う．

引用文献

1) 「睡眠薬の適正な使用と休薬のための診療ガイドライン」，厚生労働科学研究・障害者対策総合研究事業「睡眠薬の適正使用及び減量・中止のための診療ガイドラインに関する研究班」および日本睡眠学会・睡眠薬使用ガイドライン作成ワーキンググループ：睡眠薬の適正な使用と休薬のための診療ガイドライン，2013. 年10月22日改訂. Available at：<http://www.jssr.jp/data/pdf/suiminyaku-guideline.pdf>

2) Villikka K, et al：Triazolam is ineffective in patients taking rifampin. Clin Pharmacol Ther, 61：8-14, 1997.

3) Varhe A, et al：Oral triazolam is potentially hazardous to patients receiving systemic antimycotics ketoconazole or itraconazole. Clin Pharmacol Ther, 56：601-607, 1994.

4) Vlase L, et al：Effect of fluvoxamine on the pharmokinetics of zolpidem：a two-treatment period study in healthy volunteers. Clin Exp Pharmacol Physiol, 39：9-12, 2012.

5) Yasui-Furukori N, et al：Time effects of food intake on the pharmacokinetics and pharmacodynamics of quazepam. Br J Clin Pharmacol, 55：382-388, 2003.

6) Sugimoto K, et al：Interaction between grapefruit juice and hypnotic drugs：comparison of triazolam and quazepam. Eur J Clin Pharmacol, 62：209-215, 2006.

7) Lilja JJ, et al：Effect of grapefruit juice dose on grapefruit juice-triazolam interaction：repeated consumption prolongs triazolam half-life. Eur J Clin Pharmacol, 56：411-415, 2000.

8) Vanakoski J, et al：Grapefruit juice does not enhance the effects of midazolam and triazolam in man. Eur J Clin Pharmacol, 50：501-508, 1996.

9) Kawaguchi A, et al：Drug interaction between St John's Wort and quazepam. Br J Clin Pharmacol, 58：403-410, 2004.

10) Hojo Y, et al：Drug interaction between St John's wort and zolpidem in healthy subjects. J Clin Pharm Ther, 36：711-715, 2011.

11) Willumeit HP, et al：Alcohol interaction of lormetazepam, mepindolol sulphate and diazepam measured by performance on the driving simulator. Pharmacopsychiatry, 17：36-43, 1984.

12) Taberner PV, et al：An investigation into the interaction between ethanol at low doses and the benzodiazepines nitrazepam and temazepam on psychomotor performance in normal subjects. Psychopharmacology（Berl）, 81：321-326, 1983.

13) Kuitunen T, et al: Actions and interactions of hypnotics on human performance：single doses of zopiclone, triazolam and alcohol. Int Clin Psychopharmacol, 2：115-130, 1990.

14) Ochs HR, et al：Pharmacokinetic noninteraction of triazolam and ethanol. J Clin Psychopharmacol, 4：106-107, 1984.

15) Mattila MJ, et al：Midazolam 12 mg is moderately counteracted by 250 mg caffeine in man. Int J Clin Pharmacol Ther, 38:581-587, 2000.

16) 百　賢二ほか：ベンゾジアゼピン系薬剤のファーマコキネティクスと薬物相互作用・副作用，薬局，66：33-37, 2015.

（百 賢二）

第3章　臨床上重要な薬剤の実践的DDIマネジメント

1 主に基質薬として重要なもの

⑧オキシコドン

> **Point**
> ⇒ オキシコドンの代謝には，主にCYP3A4と2D6が関与しており，腎排泄は10％未満である．
> ⇒ オキシコドンの薬物相互作用に関しては，アゾール系抗真菌薬，HIV治療薬，マクロライド系抗菌薬，グレープフルーツジュース，抗うつ薬，抗不整脈薬，NSAIDsなどとの併用により，オキシコドンのAUCが単独使用の場合と比べてそれぞれ上昇，一方，CYP3A4の誘導作用を有するリファンピシン，セントジョーンズワートとの併用により減少するという報告がある．

　オピオイド製剤は，主にがん疼痛の緩和に用いられており，強力な鎮痛効果と共にほぼ全例で副作用を発症することが知られている．一般に，オピオイド製剤は至適血中濃度が存在せず，初期投与量から患者からの訴えに基づき1日投与量の30〜50％程度を増量させ，患者個人ごとの維持用量を決める．維持用量に至るまでの期間は2週間程度とされており，難治性の疼痛の場合にはさらに期間を要することも少なくない．主な副作用として，眠気，便秘，嘔気などがあるものの，便秘を除き，いずれも投与初期または増量初期に発症する．呼吸抑制などの致命的な有害事象を発症することはまれである．このように，オピオイド製剤には至適投与量が存在しないものの，血中濃度の急激な変動は，重篤な有害事象を呈することが多く報告されている．本項においては，この血中濃度の急激な変動を伴う可能性のある薬物相互作用に関し，薬物動態学的な検討が多く行われているオキシコドンを中心に，学術エビデンスを整理したい．

オキシコドン製剤の薬物動態

　オキシコドンの代謝には，主にシトクロムP450（CYP）3A4と2D6が関与している（図3-10）．代謝寄与率としては，CYP3A4が全体の45％，CYP2D6は11％を占めており，腎排泄は10％未満である[1]．オキシコドンは，CYP3A4で代謝されノルオキシコドンへ，また，CYP2D6でオキシモルフォンへ，さらにオキシモルフォンはCYP3A4を介してノルオキシモルフォンへと代謝される[2]．オキシモルフォンは鎮痛活性を有するものの，その生成量はわずかであるため，臨床的な効果にはほとんど寄

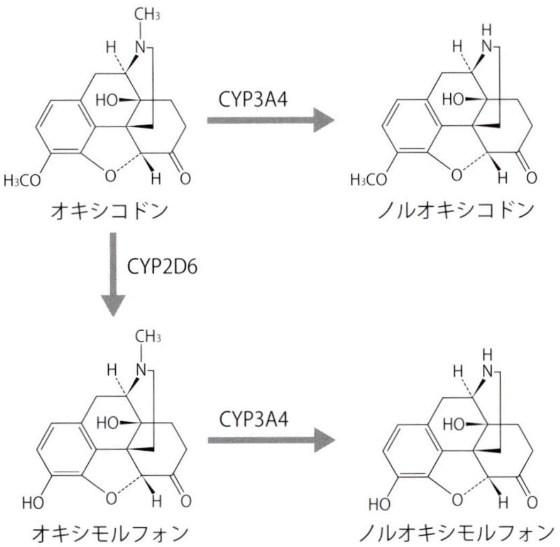

1 | 主に基質薬として重要なもの

図3-10 オキシコドンの代謝経路

表3-13 オキシコドンの剤形と薬物動態パラメータ

	Dose (mg)	AUC (ng・hr/mL)	C_{max} (ng/mL)	$t_{1/2}$ (hr)	T_{max} (hr)
徐放錠[1]	20	303.5±61.8	23.3±3.2	5.7±1.1	2.5±1.4
散剤[3]	2.5	28.3±6.4	6.8±1.9	6.0±3.9	1.9±1.4
注射剤[4]	2	54.4±25.2	18.5±4.1	3.3±0.8	-

（文献2-4より作成）

与していないと考えられている[2]．市販されている剤形としては，徐放性錠剤，散剤，注射剤の3つがあり，いずれも製剤的な工夫により動態学的なパラメータに違いがあるため，臨床的な使い分けがなされている（表3-13）[2-4]．ここで注意が必要な点としては，経口剤と注射剤による代謝経路の違いであろう．注射剤の場合，初回通過効果を受けずに循環血流に入るのに対し，経口剤の場合には吸収過程において小腸に発現しているCYP3Aにより代謝を受けることになる．そのため，薬物相互作用発症時には，体内におけるオキシコドンの代謝阻害の部位が剤形によって異なる．オキシコドンの薬物相互作用について考える際には，この点も注意すべきポイントの一つとなる．

オキシコドン製剤の薬物相互作用

オキシコドンの薬物相互作用に関しては，2009年以降，フィンランドの研究グループを中心として多くの成果が報告されている．具体的には，アゾール系抗真菌薬，

第3章 ● 臨床上重要な薬剤の実践的DDIマネジメント

HIV治療薬，マクロライド系抗菌薬，グレープフルーツジュース，抗うつ薬，抗不整脈薬，NSAIDsなどとの併用により，オキシコドンのAUCが単独使用の場合と比べてそれぞれ1.0～3.5倍上昇し，一方，CYP3A4の誘導作用を有するリファンピシン，セントジョーンズワートとの併用により1/2～1/7まで減少するというものである[5-17]．また，オキシコドンを阻害薬としてニューキノロン系抗菌薬との併用投与試験も実施されている[18, 19]．これらの中から，いくつか特徴的な薬物相互作用について説明したい．

A 抗真菌薬との薬物相互作用

抗真菌薬としてオキシコドンとの薬物相互作用が検討されているものには，ボリコナゾール，イトラコナゾール，ミコナゾールがある[7, 12, 15]．いずれもCYP3A4に対する強力な阻害作用を有することが知られているものの，中でもミコナゾールの経口ゲル製剤においても薬物相互作用が認められる点について特に注意が必要であろう．ミコナゾールゲルとの併用投与試験においては，ミコナゾールを1日あたり300 mg相当を口腔内に含んだ後，嚥下している．そのため，健常被験者においては薬物相互作用としてオキシコドンの血中濃度の上昇に至っているが，臨床的にはこの薬物相互作用が必ずしも上述の試験と同等の強度で発症しない可能性も考えられる．すなわち，臨床的には口腔カンジダ症などの場合にはミコナゾールゲルを口腔内に塗布させ，その後吐き出すというような例も知られているためである．このような点については，患者個々の状況を踏まえ，オキシコドンとミコナゾールゲルの薬物相互作用に関して注意すべき点の一つであるかもしれない．

B オキシコドンの薬物相互作用に及ぼすCYP2D6の影響

上述した通り，オキシコドンの代謝には，CYP2D6についてもわずかながら関与している．この点についても検討がなされている[12, 17]．具体的には，健常被験者を対象とした投与試験において，CYP3A4の強力な阻害薬であるイトラコナゾールと，CYP2D6の強力な阻害薬であるパロキセチンまたはキニジンをオキシコドンと併用投与を行ったというものである．結果としては，パロキセチンによるCYP2D6の阻害作用は，オキシコドンの血中濃度に影響せず，オキシコドンの効果の増強も許容範囲であることが確認されている．一方で，CYP2D6にはいくつかの遺伝子変異が知られており，それぞれ代謝活性が著しく高い群（UM：2人），高い群（EM：2人）およびやや低下または低下（IM/PM：6人）に分け，CYP2D6の強力な阻害作用を有するキニジンとの併用投与試験が行われている．その結果，キニジンの併用投与によりオキシコドンのAUCの1.4倍の上昇が認められている．遺伝子変異に関しては，日本人は

CYP2D6のUMがほとんどいないこと，得られた結果が限定的であることより本項においては詳しい言及は避けるものの，オキシコドンの薬物相互作用について臨床的にはCYP2D6の遺伝子変異はそれほど大きく注意する必要はないものと思われる．

C オキシコドンの血中濃度低下を来す薬物相互作用

オキシコドンの代謝には，上述の通り主にCYP3A4が関与している．このCYP3A4の誘導薬として，リファンピシンおよびセントジョーンズワート（わが国では健康食品）との併用投与試験が行われており，オキシコドンの血中濃度が約1/2 〜 1/7に低下することが報告されている．

実際に併用投与を受けた症例の報告はないものの，例えばリファンピシンについて，臨床的に想定されるケースを以下に示したい（あくまでも架空の例である）．リファンピシン投与患者においてオキシコドンが新規に開始される場合，生体内ではCYP3A4の著しく誘導された状況下であるため，維持投与量は相当に高用量になるものと考えられる．万が一，オキシコドンの投与中にリファンピシンの投与が中止となった場合，生体内のCYP3A4の誘導作用がなくなり，オキシコドンの血中濃度が約7倍に急上昇する．上述のアゾール系抗真菌薬の併用でもオキシコドン血中濃度は最大で3.5倍であるため，リファンピシンとオキシコドンの相互作用の臨床的な重要性は理解いただけるだろう．

D オキシコドンを阻害薬とした薬物相互作用研究

レボフロキサシンおよびガチフロキサシンの血中濃度に及ぼすオキシコドンの影響についても検討されている[18, 19]．この論文は，フィンランドの研究グループが薬物動態学的な観点からオキシコドンの薬物相互作用を一斉に報告するより以前に実施されたものである（2001年および2002年）．著者らは，過去の経験でオピオイドとニューキノロン系抗菌薬の相互作用によりニューキノロン系抗菌薬のバイオアベイラビリティの低下が認められたことから，オキシコドンとニューキノロン系抗菌薬の併用投与試験を実施した．しかし，いずれも相互作用は認められず，オキシコドンとこれらの薬剤の併用投与は問題ないことを確認している．

オキシコドンの薬物相互作用と効果の関連

オキシコドンの薬物相互作用が，どの程度オキシコドンの薬効に影響しているかについても多く検討されている．今回の薬物相互作用に関して対象とした論文13報（表3-14，No.1 〜 12）のうち，No.1を除き，効果の増強または減弱について検討されて

第3章 ● 臨床上重要な薬剤の実践的DDIマネジメント

表3-14 オキシコドンとの薬物相互作用

No	併用薬	n(男／女)	年齢(歳)	実施国	AUC変動率	効果	備考	発行年	雑誌名
1	イブプロフェン	23 (23/0)	19-40	US	1.0倍	実施せず		2004	*Clin Ther.*
2	リファンピシン	12 (5/7)	20-31	FIN	IV：0.5倍 PO：0.14倍	減弱		2009	*Anesthesiology.*
3	ボリコナゾール	12 (6/6)	19-25	FIN	3.5倍	増強		2009	*Eur J Clin Pharmacol.*
4	セントジョンズワート	12 (6/6)	23±4	FIN	0.5倍	減弱		2010	*Eur J Pain*
5	リトナビル リトナビル/ロピナビル	12 (8/4) 12 (8/4)	18-26	FIN	3.0倍 2.6倍	増強 増強		2010	*Eur J Clin Pharmacol.*
6	グレープフルーツジュース	12 (7/5)	18-27	FIN	1.6倍	増強		2010	*Basic Clin Pharmacol Toxicol.*
7	テリスロマイシン	11	不明	FIN	1.8倍	増強		2010	*J Clin Pharmacol.*
8	パロキセチン パロキセチン+イトラコナゾール	11 11	不明	FIN FIN	1.1倍 2.7倍	差なし 増強		2010	*J Clin Pharmacol.*
9	キニジン ケトコナゾール キニジン+ケトコナゾール	10 (10/0)	不明	SWE	1.4倍 1.8倍 3.1倍	増強 増強 増強	CYP2D6 EM：6人 IM/PM：2人 UM：2人	2010	*Br J Clin Pharmacol.* (2報)
10	ミコナゾール	12 (7/5)	不明	FIN	1.6倍	差なし		2011	*Antimicrob Agents Chemother*
11	クラリスロマイシン クラリスロマイシン	20 20	10-25 70-77	FIN	1.8倍 2.1倍	差なし 差なし		2011	*J Clin Psychopharmacol*
12	キニン	9	18-50	UK	1.1倍	増強		2015	*J Clin Pharmacol*
(13)	ガチフロキサシン	12 (4/8)	19-42	FIN	－	実施せず	オキシコドンを阻害薬として使用	2002	*J Clin Pharmacol.*
(14)	レボフロキサシン	8 (4/4)	19-37	FIN	－	実施せず		2001	*J Clin Pharmacol.*

いる．主なものとしては，眠気，吐き気，応答速度（digit symbol substitution test：DSST），瞳孔の大きさなどに関してオキシコドン単独投与時と阻害（誘導）薬の併用投与時の間で比較を行っている．いずれも，効果を確認する際の評価方法が異なるため，統計的な有意差と臨床的に意味をもつ差について言及することは困難である．しかし，おおむねオキシコドンの血中濃度が2.5倍以上増加を認められた試験においては一貫

してオキシコドンの効果の増強が認められていた．ここで注意すべき点としては，対象は健常被験者における検討であるため，これらの結果をそのまま臨床に当てはめることはできない点であろう．

オキシコドンの薬物相互作用の典型例[20]

著者らは，過去にオキシコドンと抗真菌薬であるボリコナゾールの併用により，重篤な薬物相互作用を発症した例が報告している．本症例についてお示ししたい．

患者は41歳の女性(63.6 kg)であり，バーキットリンパ腫に伴う疼痛に対してオキシコドンの徐放錠を1日あたり20mg投与されていた．入院中，当該患者にアスペルギルスによる感染が認められたため，ボリコナゾールの併用投与が開始となった．ボリコナゾール開始後には，感染症状の改善に伴い解熱を認めたものの，ボリコナゾールの併用直後より嘔気・嘔吐を認め，さらに心拍数の低下，突出痛に対して使用されていたオキシコドンの散剤による追加使用をボリコナゾール併用期間中は不要となったという例である．同様にオキシコドンとボリコナゾールの併用患者を後ろ向きに調査したところ，9人中7人に両剤の併用直後より眠気，嘔気・嘔吐などの症状が認められていた．

健常被験者を対象とした投与試験によると，オキシコドンとボリコナゾールを併用により，オキシコドンの血中濃度が3.5倍上昇することが報告されている．オピオイド製剤の至適血中濃度は個人によって異なるため，オキシコドンの高血中濃度を呈した患者がただちにオキシコドンの中毒症状を呈するわけではないものの，ボリコナゾールの併用による急激な血中濃度の上昇は，実際の患者においてさまざまな副作用を発症するという点に注意が必要となる．

以上，本項では，オピオイド製剤の薬物相互作用に関して情報を整理した．健常被験者を対象とした投与試験の情報は非常に有用であるものの，実際の患者においては健常被験者と比べて，さまざまな要因(性別，年齢，体重，肝・腎機能，基礎疾患など)を有しているため，副作用症状が必ずしも一致するわけではない．臨床において薬物相互作用について考える際には，このような点にも注意した上で診療にあたることが重要であろう．

引用文献

1) Lalovic B, et al : Pharmacokinetics and pharmacodynamics of oral oxycodone in healthy human subjects : role of circulating active metabolites. Clin Pharmacol Ther. 79 : 461-479, 2006.

2）塩野義製薬株式会社：オキシコンチン®錠 添付文書，2014年8月改訂．

3）塩野義製薬株式会社：オキノーム®散 添付文書，2014年7月改訂．

4）塩野義製薬株式会社：オキファスト®注 添付文書，2014年7月改訂．

5）Kapil R, et al : Pharmacokinetic properties of combination oxycodone plus racemic ibuprofen : two randomized, open-label, crossover studies in healthy adult volunteers. Clin Ther, 26 : 2015-2025, 2004.

6）Nieminen TH, et al : Rifampin greatly reduces the plasma concentrations of intravenous and oral oxycodone. Anesthesiology, 110 : 1371-1378, 2009.

7）Hagelberg NM, et al : Voriconazole drastically increases exposure to oral oxycodone. Eur J Clin Pharmacol, 65 : 263-271, 2009.

8）Nieminen TH, et al : St John's wort greatly reduces the concentrations of oral oxycodone. Eur J Pain, 14 : 854-859, 2010.

9）Nieminen TH, et al : Oxycodone concentrations are greatly increased by the concomitant use of ritonavir or lopinavir/ritonavir. Eur J Clin Pharmacol, 66 : 977-985, 2010.

10）Nieminen TH, et al : Grapefruit juice enhances the exposure to oral oxycodone. Basic Clin Pharmacol Toxicol, 107 : 782-788, 2010.

11）Grönlund J, et al : Effect of telithromycin on the pharmacokinetics and pharmacodynamics of oral oxycodone. J Clin Pharmacol, 50 : 101-108, 2010.

12）Grönlund J, et al : Exposure to oral oxycodone is increased by concomitant inhibition of CYP2D6 and 3A4 pathways, but not by inhibition of CYP2D6 alone. Br J Clin Pharmacol, 70 : 78-87, 2010.

13）Samer CF, et al : The effects of CYP2D6 and CYP3A activities on the pharmacokinetics of immediate release oxycodone. Br J Pharmacol, 160 : 907-918. 2010.

14）Samer CF, et al : Genetic polymorphisms and drug interactions modulating CYP2D6 and CYP3A activities have a major effect on oxycodone analgesic efficacy and safety. Br J Pharmacol, 160 : 919-930. 2010.

15）Grönlund J, et al : Miconazole oral gel increases exposure to oral oxycodone by inhibition of CYP2D6 and CYP3A4. Antimicrob Agents Chemother, 55 : 1063-1067, 2011.

16）Liukas A, et al : Inhibition of cytochrome P450 3A by clarithromycin uniformly affects the pharmacokinetics and pharmacodynamics of oxycodone in young and elderly volunteers. J Clin Psychopharmacol, 31 : 302-308. 2011.

17）Babalonis S, et al : Quinine as a potential tracer for medication adherence : A pharmacokinetic and pharmacodynamic assessment of quinine alone and in combination with oxycodone in humans. J Clin Pharmacol, 55 : 1332-1343, 2015.

18）Grant EM, et al : Minimal interaction between gatifloxacin and oxycodone. J Clin Pharmacol, 42 : 928-932, 2002.

19）Grant EM, et al : Lack of interaction between levofloxacin and oxycodone : pharmacokinetics and drug disposition. J Clin Pharmacol, 41 : 206-209, 2001.

20）Watanabe M, et al : Effects of voriconazole co-administration on oxycodone-induced adverse events : a case in the retrospective survey. Eur J Clin Pharmacol, 67 : 859-861, 2011.

（百 賢二）

第3章 | 臨床上重要な薬剤の実践的DDIマネジメント

1 | 主に基質薬として重要なもの

⑨メトトレキサート

Point

→ メトトレキサートの薬物相互作用は，尿細管分泌過程にかかわる薬物トランスポーターを阻害する薬剤の併用によるものが多い．

→ メトトレキサートと非ステロイド性抗炎症薬や抗菌薬の併用により，重篤な副作用を発現した症例が報告されている．

→ 併用薬やコーラによる尿の酸性化は，尿中でメトトレキサートの結晶が析出して急性の腎障害を引き起こすおそれがある．

→ メトトレキサートの排泄遅延により，危険限界を超えた血中濃度が持続した場合に重篤な副作用の発現する危険性が高くなる．

→ メトトレキサート大量療法では，血中メトトレキサート濃度のモニタリングが必要である．

　メトトレキサート(MTX)は，核酸やいくつかのアミノ酸の合成に必要なジヒドロ葉酸還元酵素を阻害する葉酸代謝拮抗薬であり，がん化学療法や関節リウマチの治療などに用いられる薬剤である．がん化学療法では，MTXの大量投与後にホリナートカルシウム(ロイコボリン®)を毒性軽減のために投与するMTX・ホリナートカルシウム救援療法が肉腫や急性白血病，悪性リンパ腫に広く用いられている．ホリナートカルシウムは，生体細胞内で容易に活性型葉酸に変換される還元型葉酸であり，毒性量をはるかに上回る量のMTXが投与されて枯渇している還元型葉酸を補充し，抑制されていた細胞増殖を正常に戻すことにより正常細胞を救援する作用を有する．また，MTXは世界的に最もよく用いられている抗リウマチ薬であり，関節リウマチ治療におけるアンカードラッグと位置づけられている．その投与方法は，骨髄抑制を防ぐために週1〜2日投与して5日以上の休薬期間を設ける低用量間欠投与である．

　MTXによる骨髄機能抑制や肝・腎機能障害などの重篤な副作用は，血中MTX濃度が高値で持続した場合にその発現リスクが上昇することが知られている．MTXの薬物相互作用において，特にMTXの排泄遅延と関連した副作用発現が多く報告されており，実際に医療現場で問題となることがある．本稿では，MTXの薬物相互作用について症例報告や臨床研究の結果を示しながら解説したい．

MTXの体内動態

　MTXの主な消失経路は腎臓における糸球体ろ過と尿細管分泌である．MTXの尿細管分泌には，腎近位尿細管細胞における取り込み過程にorganic anion transporter（OAT）1，OAT3およびreduced folate carrier（RFC）1，細胞内からの排出過程にbreast cancer resistance protein（BCRP），multidrug resistance-associated protein（MRP）2およびMRP4の関与が指摘されている[1]．薬物相互作用によるMTXの排泄遅延は，これらの薬物トランスポーターの阻害に基づくものが多い．また，弱酸であるMTXは，尿が酸性側に傾くと溶解性が低下して尿中で析出することにより急性の腎障害を引き起こすおそれがある．そのため，MTXを大量投与された患者には，十分な水分補給を行うとともに，尿をアルカリ化して尿のpHを7以上に維持する必要がある．MTXの一部が肝臓で代謝されて生成する7-ヒドロキシメトトレキサートは，MTXと比べて薬理活性が1/100の代謝物であるが，溶解度が低く半減期も長いため腎障害の原因となることがある[2]．

　MTX大量療法においては，血中MTX濃度の危険限界が設定されており，投与後一定期間は頻回に血中MTX濃度を測定する必要がある．MTX投与開始後24時間の血中MTX濃度が10μM，48時間の濃度が1μM，72時間の濃度が0.1μM以上の時に重篤な副作用の発現する危険性が高いため（図3-11），ホリナートカルシウムの増量投与や救援投与の延長などの処置を行う必要がある．

非ステロイド性抗炎症薬との相互作用

　非ステロイド性抗炎症薬（NSAIDs）は，プロスタグランジン産生に必要なシクロオキシゲナーゼを阻害して抗炎症作用，鎮痛作用，解熱作用を示す薬物である．NSAIDsのケトプロフェンやジクロフェナクの併用が，MTX大量療法を実施した患者における危険限界を超えた血中MTX濃度の持続および重篤な副作用の発現と関連したことが報告されている（図3-11）[3]．同様にインドメタシンの併用症例においても薬物相互作用が疑われた症例が報告されている[4]．MTXが低用量間欠投与される関節リウマチ患者においても，NSAIDsのイブプロフェン併用によりMTXの腎排泄が40%低下したことが報告されている[5]．関節リウマチ患者では，MTXとNSAIDsを併用することがあるため特に注意する必要がある．

　NSAIDsがMTXの腎排泄を阻害するメカニズムとしては，NSAIDsによるMTXの尿細管分泌の阻害および腎におけるプロスタグランジン産生の阻害による腎血流量の低下が考えられている[1,3]．ケトプロフェンのようなNSAIDsは，MTXの尿細管分泌

1 主に基質薬として重要なもの

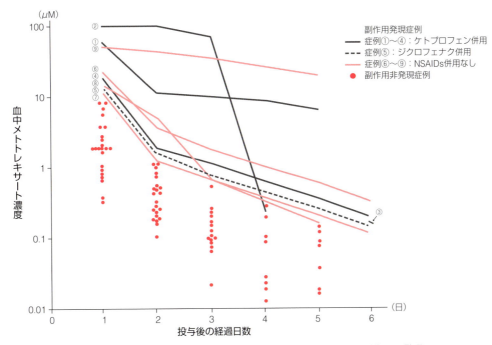

図3-11 メトトレキサート大量投与後の血中メトトレキサート濃度と重篤な副作用の発現
(文献3より引用，一部改変)

過程に関与するOAT1, OAT3, MRP2およびMRP4を治療濃度で阻害することが報告されている[1]．

抗菌薬との相互作用

　抗菌薬投与中にMTX大量療法を実施した患者において，危険限界を超えた血中MTX濃度の持続および重篤な副作用の発現が報告されている[1]．本薬物相互作用が報告されている抗菌薬は，アモキシシリンやピペラシリン，ピペラシリン／タゾバクタム，シプロフロキサシン，スルファメトキサゾール／トリメトプリム（ST合剤）などである．ピペラシリン／タゾバクタムを併用した症例では，投与後8日間にわたって危険限界を超えた血中MTX濃度が持続したため，ピペラシリン／タゾバクタムを中止したところ血中濃度が速やかに低下した（図3-12）[6]．さらに，ピペラシリン／タゾバクタムを併用しなかった次コースでは，血中MTX濃度が速やかに低下し正常な血中濃度推移を示した．抗菌薬との薬物相互作用の報告の多くはMTX大量療法における症例報告であるが[1]，ST合剤については関節リウマチなどに対するMTXの低用量間欠投与においても報告されており，汎血球減少症などの重篤な副作用の発現も報告されている[7]．

163

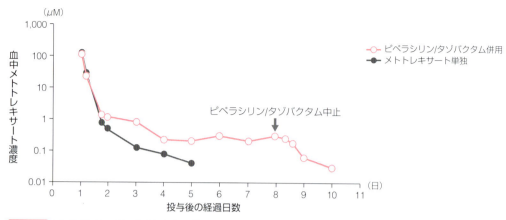

図3-12 ピペラシリン/タゾバクタムの併用によりメトトレキサート大量投与後の血中メトトレキサート濃度が高値を推移した症例

(文献6より引用，一部改変)

　抗菌薬とMTXの相互作用のメカニズムは，MTXの尿細管分泌の阻害に基づくと考えられるが，詳細が明らかになっていないものも多い[1]．バンコマイシン併用時におけるMTXの排泄遅延の原因は，バンコマイシンによる腎障害と関連していると推測されている．ST合剤との相互作用は，MTXの尿細管分泌の阻害だけでなく，両薬剤の葉酸代謝阻害作用が協力的に作用することも原因として考えられている[7]．

プロトンポンプ阻害薬との相互作用

　プロトンポンプ阻害薬（PPI）は，胃粘膜壁細胞のH^+/K^+-ATPaseを不可逆的に阻害し，胃酸分泌を持続的に抑制する薬物である．PPIの併用が，MTX大量療法を実施した患者における危険限界を超えた血中MTX濃度の持続および重篤な副作用の発現と関連したことが報告されている[1,8]．本薬物相互作用が最初に報告されたのは，PPIのオメプラゾール服用時にMTX大量療法1コース目を実施したところ，危険限界を超える血中MTX濃度が持続した症例であった（図3-13）[9]．本症例では，投与後4日間にわたって血中MTX濃度が高値で持続したため，オメプラゾールを中止したところ血中濃度が速やかに低下し，さらにオメプラゾール中止後の2〜4コース目では血中MTX濃度が速やかに低下して正常な血中濃度推移を示した．その後の研究報告では，他のPPIによるMTXの排泄遅延や，代謝物の7-ヒドロキシメトトレキサートの排泄遅延も明らかになっているが，本薬物相互作用を否定する研究報告も存在する[8]．また，PPIを併用した全例においてMTXの排泄遅延がみられるわけではないが[10]，その原因は明らかでない．低用量間欠投与で用いる関節リウマチ治療においては，PPIのランソプラゾールの併用がMTXの体内動態に影響しないことが報告されてい

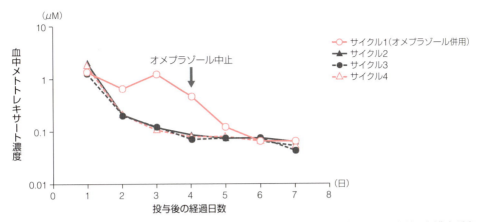

図3-13 オメプラゾールの併用によりメトトレキサート大量投与後の血中メトトレキサート濃度が高値を推移した症例

(文献9より引用，一部改変)

る[11].

　MTXの腎排泄をPPIが阻害するメカニズムとしては，PPIによるMTXの尿細管分泌過程に関与するBCRPの阻害が考えられていた．しかし，*in vitro*試験において明らかになった各PPIによるBCRPの50%阻害濃度（IC_{50}）は，通常用量におけるPPIの非結合型濃度よりかなり高いため，BCRP阻害が本薬物相互作用の原因とは考えにくい[10]．最近，PPIがMTXの尿細管分泌過程に関与するOAT3を阻害することが明らかになっており，そのIC_{50}はBCRPのIC_{50}より低く，OAT3阻害が本薬物相互作用の原因である可能性がある[12]．

尿pHを酸性化する薬物および酸性飲料水との相互作用

　MTXの溶解性は尿pHの影響を受け，pH 6.9におけるMTXの溶解度が10mg/mLであるのに対してpH 5.7では1mg/mLと1/10に低下する[2]．MTX大量療法では，尿中でMTXの結晶が析出して急性の腎障害を引き起こすことを防ぐために，尿を酸性化する薬物の使用およびコーラのような酸性飲料水の飲用を避ける必要がある．利尿薬の選択にあたっては，尿を酸性化するフロセミドなど利尿薬の使用を避けることが重要である．また，コーラの飲用は，尿pHを6付近まで低下させることが知られている．MTX大量療法中にコーラを飲用した症例では，炭酸水素ナトリウムの投与によっても尿pHを7以上に維持するのが困難となり，血清クレアチニン値の上昇および危険限界を超える血中MTX濃度の持続がみられた[13]．MTX大量投与後3日目にコーラの飲用を中止したところ，尿pHを8付近で維持することができるようになり，発現していた有害事象も改善した．本症例では，コーラの飲用による尿pHの低下に

より尿中でMTXが析出して急性の腎障害を引き起こし，MTXの腎排泄も遅延したと考えられる．同様に小児のMTX大量療法においても，コーラの飲用によるMTXの排泄遅延が報告されている[14]．MTXの低用量間欠投与においては，尿pHを酸性化する薬物および酸性飲料水との相互作用は報告されていない．

薬物相互作用によるMTXの排泄遅延は，重篤な骨髄抑制，肝・腎機能の著しい低下，持続する口内潰瘍，下痢，下血などの副作用を発現する危険性を高める．危険限界を超える血中MTX濃度が持続する場合は，その毒性を軽減するために十分な水分の補給や尿のアルカリ化の継続，ホリナートカルシウムの増量投与・救援投与の延長などの処置を行う必要がある．また，MTX大量療法では，毒性軽減のための処置を継続する必要性の判断のために，血中MTX濃度のモニタリングを行うことが重要である．

本項で示したMTXとの薬物相互作用の多くは，医薬品添付文書において併用注意とされているが，薬物相互作用の発現リスクはMTX大量投与と低用量間欠投与で異なる場合があるため注意する必要がある．特にMTX大量療法では，個々の併用のリスクを適切に判断し，薬物相互作用を引き起こすおそれのある薬剤の投与を一時的に中止することも検討する必要がある．

引用文献

1) Levêque D, et al : Pharmacokinetic drug-drug interactions with methotrexate in oncology. Expert Rev Clin Pharmacol, 4 : 743-750, 2011.

2) Shen DD, et al : Clinical pharmacokinetics of methotrexate. Clin Pharmacokinet, 3 : 1-13, 1978.

3) Thyss A, et al : Clinical and pharmacokinetic evidence of a life-threatening interaction between methotrexate and ketoprofen. Lancet, 1 : 256-258, 1986.

4) Maiche AG : Acute renal failure due to concomitant action of methotrexate and indomethacin. Lancet, 1 : 1390, 1986.

5) Tracy TS, et al : The effects of a salicylate, ibuprofen, and naproxen on the disposition of methotrexate in patients with rheumatoid arthritis. Eur J Clin Pharmacol, 42 : 121-125, 1992.

6) Zarychanski R, et al : Pharmacokinetic interaction between methotrexate and piperacillin/tazobactam resulting in prolonged toxic concentrations of methotrexate. J Antimicrob Chemother, 58 : 228-230, 2006.

7) Al-Quteimat OM, et al : Methotrexate and trimethoprim-sulphamethoxazole : extremely serious and life-threatening combination. J Clin Pharm Ther, 38 : 203-205, 2013.

8) Bezabeh S, et al : Accumulating evidence for a drug-drug interaction between methotrexate and proton pump inhibitors. Oncologist, 17 : 550-554, 2012.

9) Reid T, et al : Impact of omeprazole on the plasma clearance of methotrexate. Cancer Chemother Pharmacol, 33 : 82-84, 1993.

10) Suzuki K, et al : Co-administration of proton pump inhibitors delays elimination of plasma methotrexate in high-dose methotrexate therapy. Br J Clin Pharmacol, 67 : 44-49, 2009.

11) Vakily M, et al : Coadministration of lansoprazole and naproxen does not affect the pharmacokinetic profile of methotrexate in adult patients with rheumatoid arthritis. J Clin Pharmacol, 45 : 1179-1186, 2005.

12) Chioukh R, et al : Proton pump inhibitors inhibit methotrexate transport by renal basolateral organic anion transporter hOAT3. Drug Metab Dispos, 42 : 2041-2048, 2014.

13) Santucci R, et al : Cola beverage and delayed elimination of methotrexate. Br J Clin Pharmacol, 70 : 762-764, 2010.
14) Bauters T, et al : Delayed elimination of methotrexate by cola beverages in a pediatric acute lympho-blastic leukemia population. Leuk Lymphoma, 54 : 1094-1096, 2013.

（土岐 浩介）

第3章 臨床上重要な薬剤の実践的DDIマネジメント

1 主に基質薬として重要なもの
⑩抗悪性腫瘍薬（タモキシフェン，タキサン系）

Point
- タモキシフェンとCYP2D6阻害薬（パロキセチンなど）との併用で，乳癌の再発リスク，死亡リスクが高まることが報告されている．
- パクリタキセルとCYP3A4阻害薬（ケトコナゾールなど）との併用時には，パクリタキセルの副作用の重篤化に注意する．
- ドセタキセルとCYP3A4阻害薬との併用時には，発熱性好中球減少症の発現リスクが高くなると考えられる．

▶タモキシフェン

CYP2D6阻害作用をもつ薬剤との併用

　タモキシフェンはホルモン受容体陽性乳癌患者の術後5年間の投与により，年齢，閉経状況，リンパ節転移などの有無にかかわらず，再発および死亡リスクが減少することが報告されている[1]．アロマターゼ阻害薬とともに臨床現場で使用量が多い薬剤の一つである．乳癌では，術後に再発してしまうとがん化学療法や放射線治療などを用いた延命治療となるため，術後再発予防目的で行う補助療法が非常に重要である．特にホルモン剤による術後補助療法は，5年服用することによる効果が証明されており，タモキシフェン5年投与後にアロマターゼを追加で5年間服用するような治療法も検討されており[2]，術後補助療法は5〜10年間治療継続する治療法となってきている．

　タモキシフェンは主にCYP2D6により，4-OH-タモキシフェンとエンドキシフェンに代謝される（図3-14）．4-OH-タモキシフェンとエンドキシフェンの抗エストロゲン活性はタモキシフェンの30〜100倍あり，さらにエンドキシフェンの血中濃度が4-OH-タモキシフェンよりもはるかに高いことから，エンドキシフェンが主な抗エストロゲン作用を担っていると考えられている．CYP2D6を阻害する薬剤であるパロキセチンなどと併用することにより，タモキシフェンの作用減弱による乳癌の再発リスク，死亡リスクが高まることが報告されている[4]．この報告によると，パロキセチンとタモキシフェンを同時に服用した女性では，2剤の併用期間が長いほど乳癌による死亡リスクが上昇した．

　うつ病は，がん患者の約15〜25％が罹患すると報告[5]されており，タモキシフェ

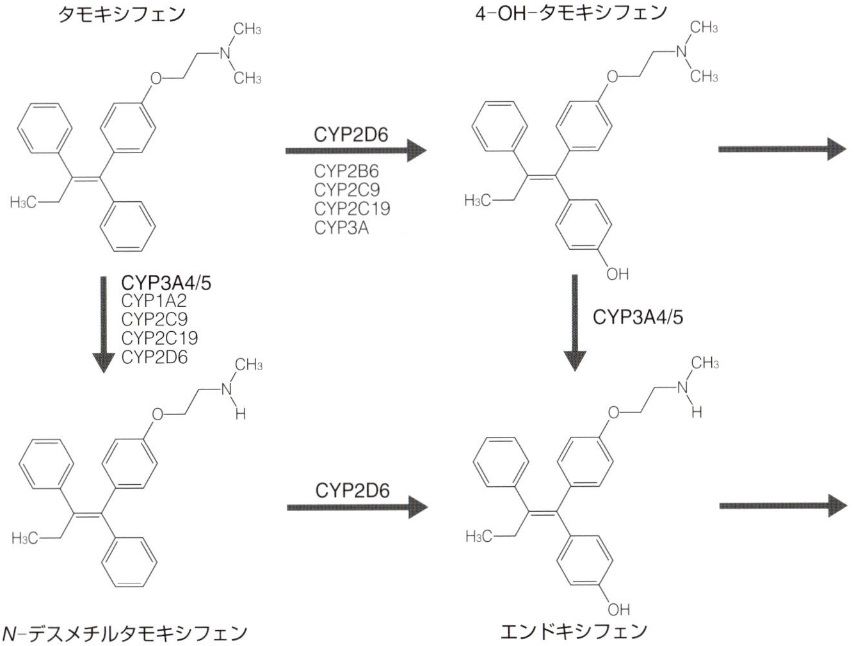

1 | 主に基質薬として重要なもの

図3-14 タモキシフェンの代謝経路

（文献3より引用）

ンと抗うつ薬の併用は臨床現場で多くみられる．対応策としては，CYP2D6への影響が少ないcitalopramやエスシタロプラムなどへの変更が考えられる．パロキセチンをただちに中止するのではなく，精神科医にコンサルトし変更を検討する．併用の結果，副作用の発現頻度が増える，重篤化するということではなく，効果が減弱することが考えられるので患者の症状より相互作用を発見するのは難しい．乳癌手術目的で入院してくる際の持参薬確認時に，抗うつ薬を服用しているか確認することなど，薬剤師がかかわれる場面も多い．さらに，タモキシフェンによるホットフラッシュ（のぼせ，ほてり）に対して選択的セロトニン再取り込み阻害薬を使用する場合もあるが，タモキシフェンによるホットフラッシュでは慎重に投与を判断するよう乳癌診療ガイドライン（2015年版）［内分泌療法によるホットフラッシュの対策として薬物療法は勧められるか］には記載されている．ホットフラッシュの対応策について医師から相談をされた際には，薬物療法の適応を慎重に判断し，特にCYP2D6へ影響する薬剤は使用するべきでないと考える．

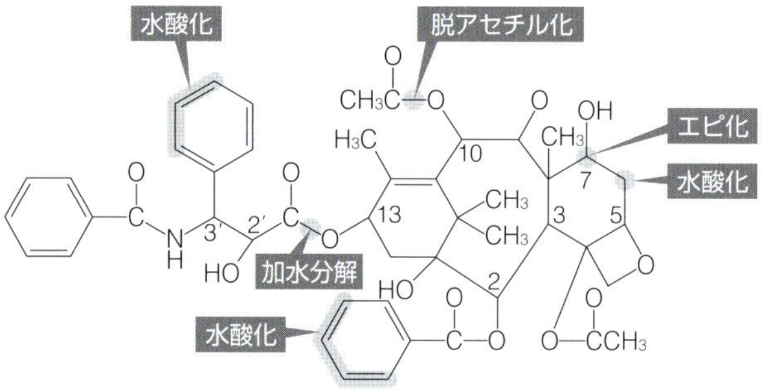

図3-15 パクリタキセルの代謝部位

主代謝物はタキサン環6位の水酸化および3′位フェニル基の水酸化体であり，これらの代謝にはCYP2C8，CYP3A4が関与している

（タキソール®インタビューフォームより引用，一部改変）

►タキサン系

A パクリタキセルとCYP3A4阻害薬との併用

　パクリタキセルは乳癌，肺癌，卵巣癌，子宮癌で標準療法として有用性が証明されており，臨床現場で非常に多く使用されている．パクリタキセルは主にCYP2C8と一部CYP3A4で代謝されることが報告されている[6,7]．パクリタキセルの代謝部位を図3-15に示す．

　パクリタキセルとCYP3A4の基質であるフルコナゾールとの併用でパクリタキセルのクリアランスが約40%低下することが知られている．パクリタキセルとフルコナゾールとの併用時には，パクリタキセルの主な副作用である好中球減少や末梢神経障害の重篤化が考えられる．好中球が減少するだけでは抗がん薬の治療継続上大きな影響がないが，発熱を伴う発熱性好中球減少症となると治療が必要となるので，発熱，寒気などの自覚症状が発現したら病院に連絡するよう指導する．末梢神経障害は投与コースを重ねると重篤化するので，箸が持てない，足裏の感覚がなく転倒しそうになる，などの日常生活上影響がある場合は医療従事者に伝えるよう説明する．

　CYP3A4を阻害する薬物で，臨床用量において極めて高度にCYP3A4を阻害すると考えられる薬物としては，ケトコナゾール，ボリコナゾール，イトラコナゾールが報告されている[8]．パクリタキセルは1週間に1回投与や3週間に1回投与する場合があり，特に肺癌領域や婦人科領域では，3週間に1回投与を行うので血中濃度が高くなり，副作用が重篤化する可能性があるので注意深くモニタリングを行うことが重要である．

1 主に基質薬として重要なもの

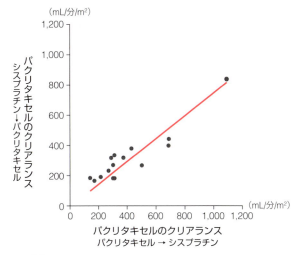

図3-16 投与順序によるパクリタキセルのクリアランスの変化
（文献10より引用，一部改変）

B パクリタキセルとシスプラチンとの併用

　パクリタキセル＋シスプラチンの併用療法は子宮頸癌において有用性が報告されている[9]．パクリタキセルは肝臓で代謝される薬物であるが，パクリタキセルの前にシスプラチンを投与した場合，パクリタキセルを先行投与した場合に比べて，パクリタキセルの用量規定因子である好中球減少の発現率が高かったというデータが報告されている[10]．この原因として，シスプラチンを先行投与した場合，パクリタキセルを先行投与した場合に比べてパクリタキセルのクリアランスが2/3に減少し，パクリタキセルの血中濃度が上昇するものと考えられている（図3-16）．

　パクリタキセル＋シスプラチン併用療法では，投与の順番を考慮してレジメンを作成する必要がある．多くの病院でレジメン登録は薬剤師が行っているので，レジメン登録時に相互作用を考えシスプラチンはパクリタキセルの後に投与するようレジメン登録することで相互作用は回避できる．

C ドセタキセルとCYP3A4阻害薬

　ドセタキセルは前立腺癌，肺癌，子宮体癌などで標準療法として使用される．ドセタキセルは肝のモノオキシゲナーゼによる酸化を受けて代謝され，CYP3A4の関与が報告されている[11]．ドセタキセルとCYP3A4阻害薬であるケトコナゾールとの併用で，ドセタキセルのクリアランスが約50％低下することが報告されている[12]．

　ドセタキセルの用量規定毒性は好中球減少であり，強力なCYP3A4阻害薬との併用により重篤な好中球減少が発現する可能性がある．臨床現場では，注射や内服の抗真

菌薬を投与しながらドセタキセルを投与しなければならない場面は少ないと考えられるが，併用時には発熱性好中球減少症の発現リスクが高い場合（65歳以上，前治療として抗がん薬投与，放射線治療をしている）には，ドセタキセルの減量や休薬期間の延長なども考慮する必要がある．

　抗がん薬は有用性についてエビデンスがあるものが多く，がんという疾患を考えても抗がん薬投与を優先する場面が多い．特に，今回取り上げたタモキシフェンは，乳癌の術後補助療法で使用される薬物であり，治療効果を減弱させるような相互作用があることを理解し，回避しなければならい．

　また，タキサン系の薬剤は注射剤であり，1週間に1回または3週間に1回投与される薬物であり，外来治療の場合には相互作用が発現すると考えられる時期に増強される副作用をモニタリングするのは難しい．重篤化する副作用の初期症状について説明し，重篤になった場合には病院に電話する，来院するなどの対応策まで説明する必要がある．併用すると相互作用があり副作用が発現する，などと患者の不安を煽るような説明をするのではなく，どんな副作用が，どんな初期症状で，いつ頃発現する可能性があるのか，と具体的な対応策について患者に説明し，治療をマネジメントしていく必要があると考える．

引用文献

1) Davies C, et al ; Early Breast Cancer Trialists' Collaborative Group (EBCTCG) : Relevance of breast cancer hormone receptors and other factors to the efficacy of adjuvant tamoxifen : patient-level meta-analysis of randomised trials. Lancet, 378 : 771-784, 2011.

2) Goss PE, et al : A randomized trial of letrozole in postmenopausal women after five years of tamoxifen therapy for early-stage breast cancer. N Engl J Med, 349 : 1793-1802, 2003.

3) Dezentjé VO, et al : Clinical implications of *CYP2D6* genotyping in tamoxifen treatment for breast cancer. Clin Cancer Res, 15 : 15-21, 2009.

4) Kelly CM, et al : Selective serotonin reuptake inhibitors and breast cancer mortality in women receiving tamoxifen : a population based cohort study. BMJ, 340 : c693, 2010.

5) Derogatis LR, et al : The prevalence of psychiatric disorders among cancer patients. JAMA, 249 : 751-757, 1983.

6) Rahman, A, et al : Selective biotransformation of taxol to 6α-hydroxytaxol by human cytochrome P450 2C8. Cancer Res, 54 : 5543-5546, 1994.

7) Sonnichsen DS, et al : Variability in human cytochrome P450 paclitaxel metabolism. J Pharmacol Exp Ther, 275 : 566-575, 1995.

8) Ohno Y, et al : General framework for the quantitative prediction of CYP3A4-mediated oral drug interactions based on the AUC increase by coadministration of standard drugs. Clin Pharmacokint, 46 : 681-696, 2007.

9) Moore DH, et al : Phase Ⅲ study of cisplatin with or without paclitaxel in stage ⅣB, recurrent, or persistent squamous cell carcinoma of the cervix : a gynecologic oncology group study. J Clin Oncol, 22 : 3113-3119, 2004.

10) Rowinsky EK, et al : Sequences of taxol and cisplatin : a phase I and pharmacologic study. J Clin Oncol, 9 : 1692-1703, 1991.

11) Bissery MC, et al : Docetaxel (Taxotere) : a review of preclinical and clinical experience. Part Ⅰ : Pre-

clinical experience. Anticancer Drugs, 6 : 363-368, 1995.

12) Engels FK, et al : Effect of cytochrome P450 3A4 inhibition on the pharmacokinetics of docetaxel. Clin Pharmacol Ther, 75 : 448-454, 2004.

（川上 和宜）

1 主に基質薬として重要なもの
⑪抗悪性腫瘍薬(ボルテゾミブ, ビンカアルカロイド系)

Point
- 抗悪性腫瘍薬は高用量で用いられるため, 薬物相互作用により副作用が重篤化しやすい.
- ボルテゾミブとCYP3A阻害薬を併用する際は, ボルテゾミブによる末梢神経障害と血小板減少に注意する.
- ボルテゾミブの用法・用量は, 副作用による休薬基準, 再投与時の減量基準に従い決定する.
- ビンカアルカロイド系薬剤とCYP3A阻害薬を併用する際は, 骨髄抑制の悪化, 末梢神経障害, 自律神経障害に注意する.
- ビンカアルカロイド系薬剤を使用する際は, 併用している抗てんかん薬の血中濃度やワルファリン治療におけるPT-INRを定期的に確認する.

　抗悪性腫瘍薬は, ほとんどの場合に高用量で用いられるため, 副作用が出現しやすい. そして, 副作用が出現する背景には, 薬物動態に関連する肝機能や腎機能の低下, 薬物相互作用 (DDI) が存在することが多い. 抗悪性腫瘍薬におけるDDIでは, 多剤併用療法による毒性増強といった薬力学的なDDI, シトクロムP450 (CYP) 3Aを介したDDIが多く報告されている[1]. 本項では, 骨髄抑制, 末梢神経障害が問題となるボルテゾミブ, ビンカアルカロイド系薬について解説する.

ボルテゾミブ

A　がん治療における位置づけ

　ボルテゾミブは, 強力で可逆的かつ選択的なプロテアソーム阻害薬であり, がん細胞の複数のシグナル伝達経路を阻害することで, 細胞周期の停止, 増殖抑制, 血管新生抑制, アポトーシス誘導を引き起こし, 直接的な抗腫瘍効果を発揮する. 効能効果は, 多発性骨髄腫およびマントル細胞リンパ腫であり, 多発性骨髄腫に対しては, 未治療の症例, 再発または難治性の症例に使用できる (表3-15).

B　動態特性

　薬物動態特性を表3-15に示す. 静脈投与時は皮下投与時に比べ最高血中濃度到達時間 (T_{max}) が短く, 最高血中濃度 (C_{max}) が著しく高いのが特徴的である. ヒトにおけ

表3-15	**ボルテゾミブの医薬品情報の概要**	

一般名		ボルテゾミブ
効能・効果		多発性骨髄腫，マントル細胞リンパ腫
投与経路		静脈内投与または皮下投与
体内動態	C_{max}[*1]	静脈内投与：223ng/mL，皮下投与：20.4ng/mL
	T_{max}[*1]	静脈内投与：0.03hr，皮下投与：0.5hr
	$T_{1/2}$[*2]	57.4hr
	分布容積	958L
	主な代謝酵素	CYP3A4，2C19および1A2
	排　泄	ヒトにおけるボルテゾミブの排泄経路は特定されていない
併用注意	薬剤（機序）	CYP3A4阻害薬（CYP3A4に対する阻害作用により，本剤の代謝が阻害される）
		CYP3A4誘導薬（CYP3A4に対する誘導作用により，本剤の代謝が促進される）

＊1：前治療歴のある多発性骨髄腫患者に本剤1.3mg/m²を皮下投与および静脈内投与したときの血漿中ボルテゾミブの薬物動態パラメータ
＊2：再発または難治性の多発性骨髄腫患者に本剤を1.3mg/m²で静脈内投与したときのDay 11における血漿中ボルテゾミブの薬物動態パラメータ

（各添付文書より作成）

る血漿タンパク結合率は78.9～85.7％であり，分布容積は958Lとかなり大きい．主な代謝経路は脱ホウ素化であり，ヒト肝ミクロソームを用いた*in vitro*試験より，ボルテゾミブはCYP3A4，2C19および1A2の基質であることが示されている．肝ミクロソームを用いたボルテゾミブの代謝阻害実験では，CYP3A4，2C19，1A2を特異抗体で阻害した場合，それぞれ，79％，23％，18％代謝率が低下すると報告されている[2]．

C DDIに注意すべき薬剤

CYP3A4の阻害薬または誘導薬を併用している患者では，ボルテゾミブの副作用または効果の減弱について注意深く観察する必要がある．CYP3A4の阻害薬であるケトコナゾールを併用したとき，ボルテゾミブのAUCが35％増加したと報告されている[3]．筆者らは，CYP3A4の阻害薬であるイトラコナゾールとの併用により，1コース目にもかかわらず，ボルテゾミブによる末梢神経障害が悪化し，同時に輸血を必要とする血小板減少を発症した3症例を報告している（**表3-16**）[4]．一方，イトラコナゾールを併用しなかった3症例では，このような著しい副作用はみられなかった（**表3-16**）[4]．また，CYP3A4の誘導薬であるリファンピシンと併用したとき，ボルテゾミブのAUCは45％低下したことが報告されている[5]．さらに，海外臨床試験において，経口血糖降下薬を併用した糖尿病患者で低血糖および高血糖が報告されている．

第3章 ● 臨床上重要な薬剤の実践的DDIマネジメント

表3-16 ボルテゾミブとデキサメタゾン併用療法を施行した多発性骨髄腫6人における末梢神経障害と血小板減少の出現(初回コースのみを評価)

患　者	性別/年齢	臨床病期	治療歴	イトラコナゾール併用	末梢神経障害グレード[*1]		血小板数(×10³/m³)		血小板輸血(実施日)
					治療前	治療後	治療前	治療後	
1	M/35	ⅡA	MP, VAD, auto-PBSCT	なし	1	1	230	122	未実施
2	F/78	ⅢA	MP	なし	1	1	76	58	未実施
3	F/66	ⅠA	VAD, auto-PBSCT	なし	0	0	244	152	未実施
4	M/61	ⅢA	MP, VAD, auto-PBSCT	あり	0	2	74	16[*2]	Days 13, 14, 16, 17, 20
5	M/52	ⅡA	MP, ROAD, VAD	あり	1	2	12[*2]	15[*2]	Days −3, 0, 2, 3, 5, 8, 11, 14, 17, 20
6	M/56	ⅢA	MP, VAD, auto-PBSCT	あり	1	2	104	17[*2]	Day 16

MP：メルファラン＋プレドニゾロン，VAD：ビンクリスチン＋ドキソルビシン＋デキサメタゾン，auto-PBSCT：自家末梢血幹細胞移植，ROAD：ラニムスチン＋ビンクリスチン＋メルファラン＋デキサメタゾン
＊1：末梢神経障害は，有害事象共通用語規準(CTCAE version 3.0)にて評価
＊2：グレード4の血小板減少(CTCAE version 3.0)

(文献4より引用，一部改変)

D **DDI管理**

　CYP3A4誘導薬との併用は避けることが望ましいが，やむを得ず併用する場合には，ボルテゾミブの効果減弱について注意深く観察する．一方，CYP3A4阻害薬を併用する場合には，頻度の高い血液障害，末梢神経障害のほか，重大な副作用に分類される肺障害，心障害，肝機能障害に注意する．全血球計算，血液生化学検査による肝機能および血糖値の評価を定期的に行う．また，末梢神経障害については，運動麻痺，感覚麻痺，手足のしびれ，手足の痛みなど，肺障害では，発熱，咳，痰，息苦しさなど，心障害では，倦怠感，全身のむくみ，嘔気，動作時の息切れなどの自覚症状を確認する．

　多発性骨髄腫では，グレード3以上の非血液毒性(神経障害性疼痛を除く)またはグレード4の血液毒性に該当する副作用が発現した場合は，回復するまで休薬する．投与を再開する場合の投与量の目安として，副作用発現時の投与量が1.3mg/m²の場合には1.0mg/m²に，1.0mg/m²の場合には0.7mg/m²に減量して開始する(一段階減量)．副作用発現時の投与量が0.7mg/m²の場合には，投与中止が望ましい．末梢神経障害が発現した場合，疼痛を伴うグレード1またはグレード2の重症度では一段階減量して再開する．疼痛を伴うグレード2またはグレード3では回復するまで休薬し，症状が回復した場合には，0.7mg/m²に減量した上で週1回投与に変更する．グレード4の重症度では投与を中止する．

1 | 主に基質薬として重要なもの

表3-17 ビンカアルカロイド系薬の医薬品情報の概要

一般名		ビンクリスチン硫酸塩	ビンブラスチン硫酸塩	ビンデシン硫酸塩	ビノレルビン酒石酸塩
効能・効果		白血病，悪性リンパ腫，小児腫瘍，多発性骨髄腫，悪性星細胞腫，神経膠腫，褐色細胞腫	悪性リンパ腫，絨毛性疾患，再発または難治性の胚細胞腫瘍，ランゲルハンス細胞組織球症	急性白血病，悪性リンパ腫，肺癌，食道癌	非小細胞肺癌，手術不能または再発乳癌
投与経路		静脈内投与	静脈内投与	静脈内投与	静脈内投与
体内動態	$T_{1/2}$（時間）	85.0（γ相）*1	24.8（γ相）*2	22〜29（β相）*3	22.2*4
	分布容積	8.4L/Kg*1	27.3L/Kg*2	8.0L/kg #	419L/m^2 *4
	主な代謝酵素	肝CYP3A	肝CYP3A	肝CYP3A	肝CYP3A
	排泄	72時間以内に糞中に投与量の約69%，尿中に約12%が排泄	72時間以内に尿中に投与量の約13.6%，糞中には約9.9%が排泄	24時間までの尿中排泄率は13%．主に糞便中に排泄	24時間までに未変化体の累積尿中排泄率は5.8〜12.4%．主に肝代謝を介して，糞中に多量に排泄
併用注意	薬剤	アゾール系抗真菌薬 フェニトイン 神経毒性を有する薬剤 L−アスパラギナーゼ マイトマイシンC 他の抗悪性腫瘍薬 ワルファリン# フィルグラスチム#	アゾール系抗真菌薬 マクロライド系抗菌薬 フェニトイン 白金含有の抗悪性腫瘍薬 マイトマイシンC 他の抗悪性腫瘍薬	アゾール系抗真菌薬 フェニトイン マイトマイシンC 他の抗悪性腫瘍薬 ワルファリン#	アゾール系抗真菌薬 マクロライド系抗菌薬 カルシウム拮抗薬 ベンゾジアゼピン系薬 マイトマイシンC 他の抗悪性腫瘍薬

各種医薬品添付文書またはIBM MICROMEDEX®（IBM Watson Health社製）#を参考にして作成
＊1：急性骨髄性白血病および悪性リンパ腫各2例に本剤2mgを静脈内投与し，動態パラメータを算出（外国人データ）
＊2：悪性リンパ腫，悪性黒色腫，サルコイドの各1例に本剤7.0〜14.0mgを静脈内投与し，動態パラメータを算出（外国人データ）
＊3：造血器腫瘍患者4例に本剤3mgを静脈内投与し，動態パラメータを算出（日本人データ）
＊4：各種悪性腫瘍患者を対象に，ビノレルビン25mg/m^{2}を静脈内投与し，動態パラメータを算出（日本人データ）

E 服薬指導のポイント

　ボルテゾミブには併用を注意すべき薬や健康食品があるため，他の薬を使用している場合や，新たに使用する場合には，必ず医師または薬剤師に相談するように指導する．主な副作用の発現時期と自覚症状についても指導することで，副作用の早期発見と重症化の回避につながる．

ビンカアルカロイド系薬

A がん治療における位置づけ

　ビンカアルカロイド系薬は，紡錘体を形成している微小管のチューブリンに結合し，細胞周期を分裂中期で停止させることで，細胞増殖を抑制する．ビンクリスチン硫酸塩は，白血病，悪性リンパ腫，小児腫瘍，多発性骨髄腫，悪性星細胞腫，乏突起膠腫

成分を有する神経膠腫，褐色細胞腫に適応がある．ビンブラスチン硫酸塩は，悪性リンパ腫，絨毛性疾患，胚細胞腫瘍，ランゲルハンス細胞組織球症に適応があり，ビンデシン硫酸塩は急性白血病，悪性リンパ腫，肺癌，食道癌に適応がある．ビノレルビン酒石酸塩は，前者のビンカアルカロイド系薬剤が主に血液がんや腫瘍に使用されるのに対し，非小細胞肺癌，手術不能または再発乳癌に使用される（表3-17）．

B 動態特性

薬物動態特性を表3-17にまとめた．いずれの薬物も静脈内投与であり，脂溶性が高く，見かけの分布容積が非常に大きい．消失半減期は22〜85時間と長い．また，いずれの薬物も主に肝CYP3Aにより代謝され，糞便中への排泄率が尿中排泄率に比べて高い．肝ミクロソームを用いた阻害実験では，CYP3A阻害薬であるケトコナゾールは，ビンクリスチン，ビノレルビン，ビンデシンの代謝を顕著に抑制すると報告されている[6-8]．

C DDIに注意すべき薬剤

肝CYP3Aを阻害する薬剤との併用は，ビンカアルカロイド系薬剤の血中濃度を上昇させる可能性がある（表3-17）．アゾール系抗真菌薬，マクロライド系抗菌薬，Ca拮抗薬，ベンゾジアゼピン系薬剤は代表的なCYP3A阻害薬である．また，併用するフェニトインの消化管吸収が減少または代謝が亢進することで，フェニトインの血中濃度が低下し，けいれんが増悪することがある．

白金含有の抗悪性腫瘍薬などとの併用は，聴覚障害などの神経系の副作用が増強する可能性があることから併用注意とされる．また，マイトマイシンCとの併用時には，呼吸困難および気管支けいれんが発現しやすいとされる[9]．添付文書への記載はないが，ビンクリスチンとフィルグラスチムとの併用により，重篤な末梢神経障害の頻度が高いこと[10]，さらに，多剤併用化学療法の症例ではあるが，ビンクリスチンまたはビンデシン使用時にワルファリン服用患者のプロトロンビン時間（PT-INR）が延長したと報告されている[11,12]．

D DDI管理

CYP3A阻害薬を併用する際は，特に，肝機能が低下した患者，末梢神経障害を有する糖尿病患者，めまい，視神経障害などの脳神経障害を有する患者，便秘，排尿障害，起立性低血圧などの自律神経障害を有する患者，G-CSF製剤を併用している患者では，副作用の出現や悪化に注意する．全血球計算，血液生化学検査による肝機能の評価，手足の感覚異常，歩行障害，めまいや複視，便秘，排尿障害などを定期的に確認する．

神経障害が日常生活に支障を来す場合には，ビンカアルカロイド系薬剤の減量，休薬，中止などの適切な処置を行う必要がある．また，抗てんかん薬を併用する患者では，定期的に薬物血中濃度をモニタリングし，ワルファリン投与患者では，PT–INRを定期的に確認する．

E 服薬指導のポイント

ビンカアルカロイド系薬剤を使用する際には，併用薬や健康食品の使用状況を確認する．また，副作用の自覚症状を事前に説明し，あてはまる症状がみられた場合には早期に連絡するよう指導する．便秘に対しては，水分の補給や酸化マグネシウムなどの緩下剤を組み合わせ，予防することを説明する．著者らの研究においても，（R–）CHOP療法（リツキシマブ，シクロホスファミド，ドキソルビシン，ビンクリスチン，プレドニゾロン併用療法）に伴う便秘は，酸化マグネシウムの予防投与により軽減することが示されている[13]．

引用文献

1) Scripture CD, et al : Drug interactions in cancer therapy. Nat Rev Cancer, 6 : 546-558, 2006.

2) Uttamsingh V, et al : Relative contributions of the five major human cytochromes P450, 1A2, 2C9, 2C19, 2D6, and 3A4, to the hepatic metabolism of the proteasome inhibitor bortezomib. Drug Metab Dispos, 33 : 1723-1728, 2005.

3) Venkatakrishnan K, et al : Effect of the CYP3A inhibitor ketoconazole on the pharmacokinetics and pharmacodynamics of bortezomib in patients with advanced solid tumors : a prospective, multi-center, open-label, randomized, two-way crossover drug-drug interaction study. Clin Ther, 31 : 2444-2458, 2009.

4) Iwamoto T, et al : Drug interaction between itraconazole and bortezomib : exacerbation of peripheral neuropathy and thrombocytopenia induced by bortezomib. Pharmacotherapy, 30 : 661-665, 2010.

5) Hellmann A, et al : Effect of cytochrome P450 3A4 inducers on the pharmacokinetic, pharmacodynamic and safety profiles of bortezomib in patients with multiple myeloma or non-Hodgkin's lymphoma. Clin Pharmacokinet, 50 : 781-791, 2011.

6) Dennison JB, et al : Effect of CYP3A5 expression on vincristine metabolism with human liver microsomes. J Pharmacol Exp Ther, 321 : 553-563, 2007.

7) Beulz-Riché D, et al : Characterization of human cytochrome P450 isoenzymes involved in the metabolism of vinorelbine. Fundam Clin Pharmacol, 19 : 545-553, 2005.

8) Zhou XJ, et al : Human liver microsomal cytochrome P450 3A isozymes mediated vindesine biotransformation. Metabolic drug interactions. Biochem Pharmacol, 45 : 853-861, 1993.

9) Rivera MP, et al : Syndrome of acute dyspnea related to combined mitomycin plus vinca alkaloid chemotherapy. Am J Clin Oncol, 18 : 245-250, 1995.

10) Weintraub M, et al : Severe atypical neuropathy associated with administration of hematopoietic colony-stimulating factors and vincristine. J Clin Oncol, 14 : 935-940, 1996.

11) Seifter EJ, et al : Possible interactions between warfarin and antineoplastic drugs. Cancer Treat Rep, 69 : 244-245, 1985.

12) Ward K, et al : Warfarin, etoposide, and vindesine interactions. Cancer Treat Rep, 68 : 817-818, 1984.

13) 森 章哉ほか：（R–）CHOP療法に伴う便秘の予防を目的とした酸化マグネシウムの投与開始時期に関する検討．医療薬学，35 : 644-648, 2009.

（岩本 卓也）

第3章　臨床上重要な薬剤の実践的DDIマネジメント

2 主に阻害薬・誘導薬として重要なもの

①アゾール系抗真菌薬

- トリアゾール系抗真菌薬のCYP3A4阻害効果は強く，体内動態に影響を受ける薬物は多岐にわたる．
- トリアゾール系抗真菌薬自体もCYP3A4阻害による影響を受け，その体内動態は変動する．
- トリアゾール系抗真菌薬の併用に際しては薬剤変更の考慮も必要となる．

　トリアゾール系抗真菌薬は深在性真菌症の治療に用いられる．わが国で使用可能な全身性のトリアゾール系抗真菌薬としてフルコナゾール，イトラコナゾールおよびボリコナゾールが挙げられる．トリアゾール系抗真菌薬は真菌のシトクロムP450（CYP）を阻害し，エルゴステロールの合成を阻害する薬剤である．トリアゾール系抗真菌薬はヒトのCYPにも影響し，主にCYP3A4で代謝される薬剤の血中濃度を上昇させる．また，トリアゾール系抗真菌薬自身もCYP3A4阻害により影響を受ける．

　本項ではトリアゾール系抗真菌薬の体内動態の特徴と臨床使用に際して注意すべき相互作用を述べる．また，ミコナゾールゲルとワルファリンを併用した症例について，その薬物相互作用の影響を示す．

イトラコナゾール

　イトラコナゾールは，アスペルギルス属やフルコナゾール低感受性の*Candida glabrata*や*C. krusei*に対しても活性を有し，忍容性も優れる．イトラコナゾールの抗真菌活性の評価については，イトラコナゾールおよび主要代謝物である水酸化イトラコナゾールの血漿中濃度が重要である．イトラコナゾール内用液はカプセル剤における難溶解性を改善した薬剤ではあるが，カプセル剤と同様に，イトラコナゾールの血漿中濃度に大きな個体間変動が報告されている[1,2]．また，血漿中濃度の上昇による副作用発現も確認されている[3]．そのため，イトラコナゾールの使用にあたっては，薬物相互作用のみならず，イトラコナゾール自体の血中濃度も考慮することが重要である．

　イトラコナゾールは主に肝臓で代謝され30種類以上の代謝物が確認されている[4]．

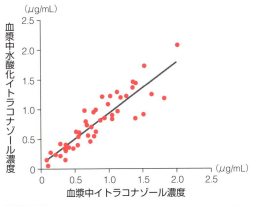

図3-17 イトラコナゾールと水酸化イトラコナゾールの血漿中濃度の関係
（文献2より引用）

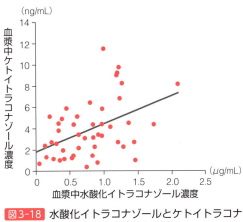

図3-18 水酸化イトラコナゾールとケトイトラコナゾールの血漿中濃度の関係
（文献2より引用）

　主要な代謝経路は，小腸または肝臓のCYP3Aによる水酸化イトラコナゾールへの代謝である．水酸化イトラコナゾールはCYP3Aによりさらに代謝されケトイトラコナゾールとなる．この代謝過程においては飽和現象が確認されている（図3-17, 18）．イトラコナゾール，水酸化イトラコナゾール，ケトイトラコナゾールはアゾール環をもつためCYP3Aの阻害活性を有し[5]，種々の薬剤の体内動態に影響を及ぼす．また，イトラコナゾールの半減期は，イトラコナゾール自体によるCYP3Aの阻害により，単回投与に比べ反復投与で26〜60%増加することが報告されている[6]．

フルコナゾール

　フルコナゾールにはカプセル剤とバイアル製剤があり，カプセル剤の生物学的利用率は90%と優れているが，他のトリアゾール系抗真菌薬に比べ抗真菌スペクトラムが狭い[7]．一方で，薬物相互作用は他のトリアゾール系抗真菌薬と比べると比較的小さい．

ボリコナゾール

　ボリコナゾールは，良好な生物学的利用率と幅広い抗真菌スペクトルを示すものの，肝機能の悪化や一過性の視覚異常など忍容性に問題があり[8]，トリアゾール系抗真菌薬の中で唯一，特定薬剤治療管理料の算定対象薬剤となっている．ボリコナゾールは主に肝臓でCYPにより*N*-オキシドボリコナゾールへと代謝される．ボリコナゾールは臨床用量において，代謝過程の飽和により，その投与量と血中濃度との関係に非線

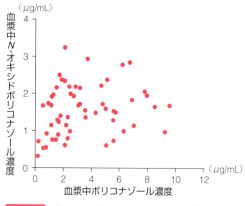

図3-19 ボリコナゾールとN-オキシドボリコナゾールの血漿中濃度の関係
（文献9より引用）

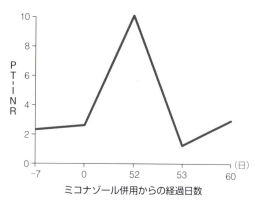

図3-20 ワルファリン服用患者におけるミコナゾール併用によるPT-INRへの影響

形性が認められることが報告されている（図3-19）．また，ボリコナゾールはCYP2B6，CYP2C9，CYP2C19およびCYP3Aを阻害することも報告されており[10]，イトラコナゾールと同様に，多様な薬物相互作用を引き起こすことが考えられる．

症例提示

71歳，男性．心房細動のためにワルファリン3.5mgを服用し，PT-INR 2.3〜2.6程度で推移していた．口腔内真菌感染症のためミコナゾールゲル1日4回を2週間前から併用開始し，その後から右足付け根に痛みを感じていた．併用から52日目にあたる外来受診時に皮下出血と筋肉内出血によるコンパートメント症候群を確認し，PT-INRを確認したところ，測定不可にまで延長していた．入院後，原因薬剤であるミコナゾールを中止し，抗凝固薬はダビガトランへと変更した（図3-20）．

アゾール系抗真菌薬による薬物代謝酵素の阻害は強く，自身の体内動態に影響を与えるとともに，併用薬の体内動態にも大きな影響を与える．該当薬剤の併用は可能な限り避けることが望ましい．

引用文献

1) Shimoeda S, et al : Clinical significance of measuring the blood concentration of itraconazole oral solution in the field of hematology. Biol Pharm Bull, 33 : 1861-1866, 2010.
2) Mino Y, et al : Hydroxy-itraconazole pharmacokinetics is similar to that of itraconazole in immunocompromised patients receiving oral solution of itraconazole. Clin Chim Acta, 415 : 128-132, 2013.
3) Lestner JM, et al : Toxicodynamics of itraconazole : implications for therapeutic drug monitoring.

Clin Infect Dis, 49 : 928-930, 2009.

4）深在性真菌症のガイドライン作成委員会編：深在性真菌症の診断・治療ガイドライン2014, 2014.

5）吉成浩一：チトクロムP-450の阻害に基づく薬物相互作用. 日本薬理学雑誌, 134 : 285-288, 2009.

6）Templeton IE, et al : Contribution of itraconazole metabolites to inhibition of CYP3A4 *in vivo*. Clin Pharmacol Ther, 83 : 77-85, 2008.

7）Silling G : Fluconazole : optimized antifungal therapy based on pharmacokinetics. Mycoses, 45（Suppl 3）: 39-41, 2002.

8）時松一成：深在性真菌症に対する抗真菌薬療法－薬剤の特性を考えて－. 日本医真菌学会雑誌, 49 : 137-141, 2008.

9）Yamada T, et al : Saturated metabolism of voriconazole *N*-oxidation resulting in nonlinearity of pharmacokinetics of voriconazole at clinical doses. Biol Pharm Bull, 38 : 1496-1503, 2015.

10）Jeong S, et al : Comprehensive *in vitro* analysis of voriconazole inhibition of eight cytochrome P450 （CYP）enzymes : major effect on CYPs 2B6, 2C9, 2C19, and 3A. Antimicrob Agents Chemother, 53 : 541-551, 2009.

（見野 靖晃）

第3章 臨床上重要な薬剤の実践的DDIマネジメント

2 | 主に阻害薬・誘導薬として重要なもの

②抗HCV薬

> **Point**
> - DAAsの多くは，CYP3A4およびP-糖タンパク，あるいはどちらか一方の基質であるため，CYP3AやP-糖タンパクを誘導する薬物（カルバマゼピン，フェニトイン，フェノバルビタール，リファンピシンなど）との併用は，DAAsの効果減弱につながるおそれがある．
> - DAAsの中にも，CYP3A誘導あるいは阻害作用やP-糖タンパクをはじめとした各トランスポーターの阻害作用を有する薬物があり，これによる薬物相互作用にも注意が必要である．

わが国におけるC型肝炎ウイルス（HCV）に対する治療は，2014年のダクラタスビル（DCV）+アスナプレビル（ASV）の承認使用開始を契機に，インターフェロン（IFN）ベースの治療から，経口剤のみの治療（IFNフリー治療）へとシフトしている．IFNフリー治療は，8～24週の内服のみで治療ができ，IFN治療と比べ，高い有効性・安全性を有しており，HCV治療にパラダイムシフトをもたらした．一方で，経口剤のみでの治療であるため，アドヒアランスの確保と薬物相互作用による血中濃度への影響を回避することが特に重要である．

本項では，IFNフリー治療で用いられる直接作用型抗ウイルス薬（direct antiviral agents：DAAs）のうち，特に日本人に多く，IFN難治例でもあるジェノタイプ1に使用される薬剤に関して，注意を要する薬物相互作用を解説する．

▶DAAsと他薬との相互作用

現在，わが国で使用可能なDAAsおよびその作用部位を表3-18に示す．いずれもHCVに直接作用し，増殖に際しての必須タンパクを阻害する．基本的には，2種以上の異なる作用部位の薬物を組み合わせて用いられる．

これらの多くは，シトクロムP450（CYP）3A4およびP-糖タンパク（P-gp），あるいはどちらか一方の基質である．そのため，CYP3AやP-gpを誘導する薬物（カルバマゼピン，フェニトイン，フェノバルビタール，リファンピシンなど）は，DAAsの効果減弱につながるおそれがあり，添付文書で併用禁忌あるいは併用注意と記載されている．

また，DAAsの中にも，CYP3A誘導あるいは阻害作用やP-gpをはじめとした各ト

2 | 主に阻害薬・誘導薬として重要なもの

表3-18 国内で使用可能なDAAsと作用部位

ジェノタイプ	DAAsの作用部位			備考
	NS3／4A プロテアーゼ	NS5A 複製複合体	NS5Bポリメラーゼ （核酸型）	
1	アスナプレビル	ダクラタスビル		
		レジパスビル	ソホスブビル	
	グラゾプレビル	エルバスビル		
2			ソホスブビル	リバビリンを併用
		レジパスビル	ソホスブビル	
3			ソホスブビル	リバビリンを併用し24週
パンジェノタイプ（1～6 いずれにも有効）	グレカプレビル	ピブレンタスビル		・ジェノタイプ1，2の慢性肝炎：8週（DAAs での治療歴あれば12週） ・ジェノタイプ1，2の代償性肝硬変および ジェノタイプ3～6：12週
		ベルパタスビル	ソホスブビル	・前治療歴を有する慢性肝炎または代償性肝 硬変：リバビリンを併用し24週 ・非代償性肝硬変：12週

ランスポーターの阻害作用を有する薬物があり，これによる薬物相互作用にも注意する（表3-19）．

DCV＋ASV，EBR＋GZR

これらDAAsの効果減弱を防ぐため，CYP3A4およびP-gpを誘導する薬物に注意する．ただし，ASVはCYP3A4誘導作用およびP-gp阻害作用を，エルバスビル（EBR）およびグラゾプレビル（GZR）はCYP3AおよびP-gpに対して阻害作用を有する．したがって，添付文書の相互作用の項に記載されていない場合もあるが，タクロリムスやワルファリン，ジゴキシンなどCYP3AやP-gpの基質との薬物相互作用に注意する．ワルファリンについては，プロトロンビン時間-国際標準比（PT-INR）を測定し，薬物血中濃度モニタリングの有用性が示されている薬物では血中濃度の測定を検討する．

SOF／LDV，SOF／VEL

レジパスビル（LDV）およびベルパタスビル（VEL）の吸収率は胃内pHの上昇によっ

● 第3章 ● 臨床上重要な薬剤の実践的DDIマネジメント

表3-19 各DAAsの基質および阻害／誘導作用

薬物名	CYP			トランスポーター	
	基質	阻害	誘導	基質	阻害
DCV	3A4			P-gp	P-gp, OATP1B1/1B3, BCRP
ASV	3A	2D6	3A4（弱い）	P-gp, OATP1B1	OATP1B1/1B3, P-gp
SOF				P-gp, BCRP	
LDV				P-gp, BCRP	P-gp（腸管）, BCRP
VEL				P-gp, BCRP	P-gp, OATP1B1/1B3, BCRP
GZR	3A	3A（腸管）		P-gp, OATP1B	BCRP（腸管）
EBR	3A			P-gp	P-gp（腸管）, BCRP（腸管）
GLE				P-gp, OATP1B1/1B3, BCRP	P-gp, OATP1B1/1B3, BCRP
PIB				P-gp	P-gp, OATP1B1, BCRP

DCV：ダクラタスビル，ASV：アスナプレビル，SOF：ソホスブビル，LDV：レジパスビル，VEL：ベルパタスビル，GZR：グラゾプレビル，EBR：エルバスビル，GLE：グレカプレビル，PIB：ピブレンタスビル，P-gp：P-糖タンパク質，OATP：有機アニオントランスポーター，BCRP：乳癌耐性タンパク

（各添付文書より作成）

て低下する．これはほかのDAAsにない動態特性であり，*in vitro*では，LDVの溶解度はpH2.3およびpH4.0以上でそれぞれ1.1，0.01未満，VELの溶解度はpH$_2$とpH5.0以上でそれぞれ3.6，0.1以下といずれも極端に低下することが示されている．そのため，胃内pH上昇を来す薬物（ヒスタミンH$_2$受容体拮抗薬，PPI，制酸薬）との併用によって溶解性が低下し消化管吸収が減少すると考えられており，添付文書においても，これら薬物は併用注意と記載されている．

SOF（ソホスブビル）／LDVとヒスタミンH$_2$受容体拮抗薬を併用する場合は，同時投与あるいは12時間の間隔を空けて投与すること，またプロトンポンプ阻害薬（PPI）を併用する場合には空腹時に同時投与することが推奨されている．これらの記載は，SOF／LDVとファモチジンまたはオメプラゾールを併用した薬物相互作用確認試験に基づいている．しかし，PPIの胃酸分泌抑制作用は24時間持続するとされており，胃内pHの上昇も長時間持続することからLDVの吸収率低下が懸念され，相互作用は回避できないと考えられる．実際，国内第Ⅲ相臨床試験ではPPIは併用禁止薬と規定されていた（表3-20）．さらに，PPIを併用した患者でSOF／LDVの治療効果が減弱する可能性も示唆されており[2]，SOF／LDVの高い治療効果を発揮させるためにも，これら薬物との併用には特に注意が必要である．

2 | 主に阻害薬・誘導薬として重要なもの

表3-20 SOF／LDVの国内第Ⅲ相臨床試験プロトコルにおける併用薬

Drug Class	Agents Disallowed	Use with Caution
Acid Reducing Agents[a]	Proton-Pump Inhibitors	H$_2$-Receptor Antagonists Antacids

The 21 days washout period does not apply to PPIs, which can be taken up to 7 days before Baseline／Day1. H2-receptor antagonists must not exceed a daily dose of 20 mg of famotidine or equivalent. Antacids that directly neutralize stomach pH (i.e., Tums, Maalox) may not be taken within 4 hours (before or after) of SOF／LDV FDC administration.

（文献3より引用）

　なお，制酸薬と併用する場合の推奨投与法は添付文書には記載されていないが，前述した国内第Ⅲ相臨床試験では，SOF／LDVの前後4時間以上空けて投与されていた．

　以上を踏まえ，著者らの施設では，国内第Ⅲ相臨床試験のプロトコルに準じてこれらの相互作用をマネジメントしている．

　そのほか，アミオダロンとの相互作用も重要である．アミオダロンとの併用により，徐脈などの不整脈が現れるおそれがあり，海外では市販後に死亡例も報告されている．そのため，可能な限り併用を避けることが望ましい．また，アミオダロンの消失半減期は19〜53日と極めて長いことから，SOF／LDVあるいはSOF／VEL投与開始前にアミオダロンを中止した場合でも，SOF／LDVあるいはSOF／VELの開始は慎重に検討すべきである．

GLE／PIB

　グレカプレビル（GLE）とピブレンタスビル（PIB）にOATP1BおよびBCRP阻害作用があるため，高コレステロール血症に対して頻用されるスタチン系薬との相互作用には特に注意が必要である．添付文書において，アトルバスタチンは併用禁忌，他スタチン系薬（ロスバスタチン，シンバスタチン，プラバスタチン，フルバスタチン，ピタバスタチン）は併用注意と記載されている．スタチン系薬の血中濃度が上昇するため，本剤と併用する場合はスタチン系薬の副作用（横紋筋融解症など）の有無に注意を要する．

引用文献

1) 日本肝臓学会：C型肝炎治療ガイドライン第5.4版．Available at：<https://www.jsh.or.jp/medical/guidelines/jsh_guidlines/hepatitis_c>

2）Terrault NA, et al : Effectiveness of Ledipasvir-Sofosbuvir Combination in Patients With Hepatitis C Virus Infection and Factors Associated With Sustained Virologic Response. Gastroenterology, 151 : 1131-1140, 2016.

3）Mizokami M, et al : Ledipasvir and sofosbuvir fixed-dose combination with and without ribavirin for 12 weeks in treatment-naive and previously treated Japanese patients with genotype 1 hepatitis C : an open-label, randomised, phase 3 trial. Lancet Infect Dis, 15: 645-653, 2015.

（山本 晴菜）

2 | 主に阻害薬・誘導薬として重要なもの
③非ジヒドロピリジン系カルシウム拮抗薬

- 非DHP系Ca拮抗薬のジルチアゼムとベラパミルはCYP3A4の比較的強力な阻害薬であり，またベラパミルはPgpの中等度の阻害薬であるため，これらの基質薬との併用には注意を要する．
- 非DHP系Ca拮抗薬は各薬物でその薬理学的特性および使用目的が異なるので，相互作用回避の目的で代替薬を検討する際には，個別の使用目的に応じて総合的な検討をすることが肝要である．
- ジルチアゼムやベラパミルの使用の優先度が高い場合には，併用薬の減量，副作用などのモニターや併用薬の代替の検討が必要となる．
- ジルチアゼムやベラパミルはそれら自身がCYP3A4の基質薬であり，CYP3A4の阻害薬や誘導薬との併用に注意を要する．

　カルシウム（Ca）拮抗薬はジヒドロピリジン（DHP）系（ニフェジピン，アムロジピンなど語尾にピンが付くCa拮抗薬）とそれら以外の非DHP系（ベンゾチアゼピン系，フェニルアルキルアミン系など）に分類される．DHP系Ca拮抗薬は血管への作用が主体で，血管拡張作用，降圧作用が強く，臨床用量では心筋への作用は実質的にはほとんどない．DHP系Ca拮抗薬はいずれも主にCYP3A4で代謝され基質となるが，CYP3A4の阻害作用は弱いかほとんどない（ただし，ニフェジピンは高用量では中等度の阻害作用を示すと考えられる）．一方で，非DHP系Ca拮抗薬（ベラパミル，ベプリジル，ジルチアゼム）は心筋への作用をもち，陰性変力作用と陰性変時作用があり，抗不整脈薬としても使用される．ただし，ジルチアゼムは血管への作用への比重が大きい（表3-21）．ベラパミルとジルチアゼムに関しては比較的強力なCYP3A4阻害作用があるので注意を要する．また，ベラパミルはP-糖タンパク（P-gp）の強力な阻害薬となる．

CYP3A4基質薬との相互作用

　ジルチアゼムとベラパミルは比較的強力なCYP3A4の阻害作用を有しており，多くのCYP3A4基質薬との相互作用試験が行われている．主な報告を表3-22に示す．なお，著者らがミダゾラムとの相互作用試験から算出したジルチアゼムとベラパミルのIR$_{CYP3A4}$（CYP3A4の活性の阻害率）は，それぞれ0.8と0.71であった．

第3章 ● 臨床上重要な薬剤の実践的DDIマネジメント

表3-21 Ca拮抗薬の主な作用

	降圧	PSVT	心房細動／心房粗動の レートコントロール	心房細動の停止・予防
ジヒドロピリジン系	＋＋	－	－	－
非ジヒドロピリジン系				
ジルチアゼム	＋	±	±	－
ベラパミル	±	＋	＋	－
ベプリジル	－	±	－	＋

＋＋非常に有効　＋有効（使う）　±有効かもしれないが使わない　－無効

（文献1より引用，一部改変）

表3-22 非DHP系Ca拮抗薬とCYP3A4基質薬との相互作用試験

CYP3A4基質薬（経口）	AUC上昇比（倍）	非DHP系Ca拮抗薬（用量）	文献
ミダゾラム	3.8	ジルチアゼム（180mg/日）	2)
ミダゾラム	2.9	ベラパミル（240mg/日）	2)
ニフェジピン	3.1	ジルチアゼム（270mg/日）	3)
ニフェジピン	2.2	ジルチアゼム（90mg/日）	3)
シンバスタチン	4.8	ジルチアゼム（120mg/日）	4)
シンバスタチン	4.7	ベラパミル（240mg/日）	5)
シンバスタチン	4.1	ベラパミル（0mg/日）	6)
トリアゾラム	3.4	ジルチアゼム（180mg/日）	7)
トリアゾラム	2.3	ジルチアゼム（180mg/日）	8)

A HMG-CoA還元酵素阻害薬とジルチアゼムの併用による横紋筋融解症の報告

　60歳のアフリカ系アメリカ人男性が横紋筋融解症に続発する急性腎不全のため救急部に搬送された．肝酵素は正常値の3倍以上に上昇していた．アトルバスタチンを含む多数の投薬を受けていたが，最近の投薬の唯一の変更は，3週間前の心房細動に対するジルチアゼムの開始のみであった[9]．ジルチアゼムの開始に伴い，アトルバスタチンの血中濃度が上昇したことで，アトルバスタチンの副作用である横紋筋融解症を発症した可能性がある．

B P–糖タンパク（P-gp）基質薬との相互作用

　ベラパミルはP-gpの中等度の阻害薬となる．例えば，P-gpの基質であるジゴキシンの血中濃度を上昇させることが知られている．ジゴキシンの血清中濃度は，ベラパミル160mg/日の併用により約40%，ベラパミル240mg/日の併用により約70%増

大することが報告されている[10, 11]. なお，両薬剤は薬理作用として心拍数を低下させる薬力学的な相互作用の機序もある点にも注意を要する. ジゴキシン中毒は時に致死的であり，併用の必要性がある場合にはジゴキシンの血中濃度および副作用を厳格にモニターするとともに，ジゴキシンの投与量を30 ～ 50%減量することが望ましい.

　非DHP系Ca拮抗薬のジルチアゼムとベラパミルはCYP3A4の比較的強力な阻害薬であり，またベラパミルはP-gpの中等度の阻害薬であるため，これらの基質薬との併用には注意を要する. 非DHP系Ca拮抗薬は各薬物でその薬理学的特性および使用目的が異なるので，相互作用回避の目的で代替薬を検討する際には，個別の使用目的に応じて総合的な検討をすることが肝要である. ジルチアゼムやベラパミルの使用の優先度が高い場合には，併用薬の減量，副作用などのモニターや併用薬の代替の検討が必要となる.

　なお，ジルチアゼムやベラパミルはそれら自身がCYP3A4の基質薬であり（ベラパミルはP-gpの基質でもある），CYP3A4（ベラパミルはP-gpも）の阻害薬や誘導薬との併用に注意を要する.

引用文献

1) 村川裕二：循環器治療薬ファイル　第2版. メディカル・サイエンス・インターナショナル, 2012.
2) Backman JT, et al.:Dose of midazolam should be reduced during diltiazem and verapamil treatments. Br J Clin Pharmacol, 37: 221-225, 1994.
3) Tateishi T, et al:Dose dependent effect of diltiazem on the pharmacokinetics of nifedipine. J Clin Pharmacol, 29: 994-997, 1989.
4) Mousa O,et al: The interaction of diltiazem with simvastatin. Clin Pharmacol Ther, 67: 267-274, 2000.
5) Kantola T, et al:Erythromycin and verapamil considerably increase serum simvastatin and simvastatin acid concentrations. Clin Pharmacol Ther, 64: 177-182, 1998.
6) Jacobson TA:Comparative pharmacokinetic interaction profiles of pravastatin, simvastatin, and atorvastatin when coadministered with cytochrome P450 inhibitors. Am J Cardiol, 94: 1140-1146, 2004.
7) Varhe A,et al:Diltiazem enhances the effects of triazolam by inhibiting its metabolism. Clin Pharmacol Ther, 59: 369-375, 1996.
8) Kosuge K, et al;Enhanced effect of triazolam with diltiazem. Br J Clin Pharmacol, 43: 367-372, 1997.
9) Lewin JJ, 3rd, et al,Rhabdomyolysis with concurrent atorvastatin and diltiazem. Ann Pharmacother, 36: 1546-1549, 2002.
10) Klein HO, et al:The influence of verapamil on serum digoxin concentration. Circulation, 65: 998-1003, 1982.
11) Lang R,et al：Superiority of oral verapamil therapy to digoxin in treatment of chronic atrial fibrillation. Chest, 83: 491-499, 1983.

（大野 能之）

第3章 臨床上重要な薬剤の実践的DDIマネジメント

2 | 主に阻害薬・誘導薬として重要なもの
④キノロン系・カルバペネム系抗菌薬

- キノロン系抗菌薬において，吸収過程の相互作用で注意すべき薬剤はマグネシウムやアルミニウムなどの2～3価金属カチオンを含有する薬剤であり，代謝過程における相互作用で注意すべき薬剤は，CYP1A2の基質となるチザニジンやテオフィリンなどである．
- バルプロ酸を使用している患者に対してカルバペネム系抗菌薬を処方する際は，再度カルバペネム系抗菌薬の適応を熟慮し，どうしても投与が必要な場合は，必要に応じて一時的にバルプロ酸をほかの抗てんかん薬に変更するなどの対処を考慮する．

キノロン系抗菌薬

A 動態特性

　キノロン系抗菌薬は，経口投与後の吸収性が良好であり，各臓器への移行性も優れていることから，臨床現場で処方頻度の高い薬剤である．キノロン系抗菌薬は一般に分布容積が大きく，一部の細胞内寄生菌にも有効である．代謝にCYPの関与は少なく，一部が硫酸抱合やグルクロン酸抱合を受ける．キノロン系抗菌薬の中でもレボフロキサシンやシタフロキサシン，パズフロキサシンは尿中未変化体排泄率が80%以上あり，腎機能低下時には特に注意が必要となる．PK/PDパラメータはAUC/MICとC_{max}/MICであり，濃度依存性かつpostantibiotic effect（PAE）をもつ．肺炎球菌感染症に対してはAUC/MIC>30，グラム陰性菌感染症やブドウ球菌感染症に対してはAUC/MIC≧100～105およびC_{max}/MIC≧8～10であることが報告されている[1,2]．

　薬物動態における相互作用で重要な機序は，吸収過程と代謝過程である．吸収過程の相互作用で注意すべき薬剤は，マグネシウムやアルミニウムなどの2～3価金属カチオンを含有する薬剤であり，代謝過程における相互作用で注意すべき薬剤は，CYP1A2の基質となる薬剤であり，具体的にはチザニジンやテオフィリンが該当する．

B DDI管理におけるポイント
①金属カチオン含有製剤との併用による消化管吸収の低下

> **症例1** シプロフロキサシンと炭酸カルシウム，水酸化マグネシウム，グルクロン酸鉄の併用例[3]

2型糖尿病，貧血，心房細動があり，慢性腎不全に対して血液透析導入中の62歳男性．骨髄炎（起因菌不明）のため入院治療を受けていたが，シプロフロキサシンとクリンダマイシンの経口薬が処方され退院した．退院11日後に呼吸困難，発熱，咳，左腰痛を訴え再入院となり，レボフロキサシンとクリンダマイシンの静脈内投与が開始された．胸部X線では肺炎が指摘され，腰仙椎MRIでは骨髄炎に続発する脊椎の損傷を認めた．問診により，患者は抗菌薬による胸焼けを軽減するため，炭酸カルシウムおよび水酸化マグネシウムを併用しており，さらにシプロフロキサシン服用の際にグルコン酸鉄を含有するサプリメントも併用していたことが判明した．入院19日目，シプロフロキサシンとクリンダマイシンに加え，胸焼け軽減のためファモチジンが処方され，グルコン酸鉄を含有するサプリメントはシプロフロキサシンの投与終了まで服用しないよう指導された上で退院となった．

　キノロン系抗菌薬は，マグネシウムやアルミニウムなどの2～3価金属カチオン含有する薬剤と同時服用した場合，消化管内で水に難溶性のキレートが生成し，吸収率が低下することが知られている．図3-21からわかるように，キノロン系抗菌薬の種類によっては血中濃度が検出不可能なレベルまで低下させてしまう場合もあり[4]，キノロン系抗菌薬の適正使用の観点からは重大な問題である．また，表3-23には種々のキノロン系抗菌薬と金属カチオン含有製剤の併用による血中濃度変化を示す[5]．臨床データが報告されていない組み合わせもあるが，全体的な傾向としてはアルミニウムが最も顕著に血中濃度を低下させる一方で，カルシウム製剤は比較的影響が小さく，マグネシウムはその中間程度と考えられる．

　上述の症例ではキノロン系抗菌薬の血中濃度は測定されていないが，表3-23からは単独投与時の約20～50％程度に血中濃度が低下していると考えられるケースであり，相互作用によりキノロン系抗菌薬の濃度が低下し，効果が減弱したことが強く示唆される症例である．キノロン系抗菌薬と金属カチオン含有製剤の薬物相互作用の本質は，消化管内で両剤が共存し，キレートを生成することである．したがって，この薬物相互作用を回避するためには両剤が消化管内に共存しないようにすればよく，具体的には，以下の手段が考慮される．

①両剤の服用タイミングをずらす．
②金属カチオンを含有しない薬剤（例えば制酸薬であればH_2受容体拮抗薬など）に変更する．
③キノロン系抗菌薬を静脈内投与に切り替える．

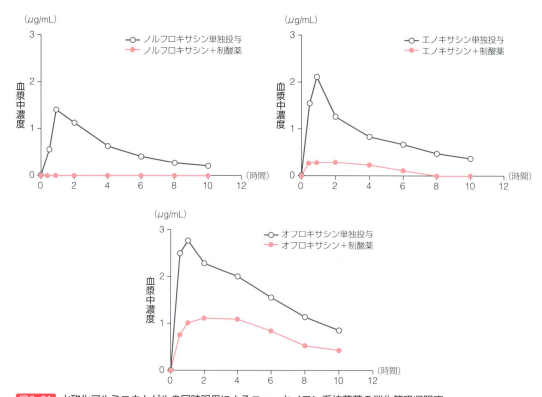

図3-21 水酸化アルミニウムゲルの同時服用によるニューキノロン系抗菌薬の消化管吸収阻害

(文献4より引用，一部改変)

表3-23 キノロン系抗菌薬と金属カチオンの薬物相互作用による血中濃度変化一覧

金属カチオン製剤	キノロン系抗菌薬					
	レボフロキサシン	シプロフロキサシン	トスフロキサシン	モキシフロキサシン	シタフロキサシン	ガレノキサシン
アルミニウム・マグネシウム配合剤	N.D.	15%	N.D.	74%	N.D.	42%
アルミニウム配合剤	56%	15% 12%	29% 63%	40%	25%	N.D.
マグネシウム配合剤	78%	21%	46%	N.D.	50%	N.D.
カルシウム製剤	97%	48% 65%	58%	98%	45%	N.D.
鉄剤	81%	N.D.	84%	61%	72%	N.D.

表中の数値は、併用時の血中濃度と非併用時の血中濃度の比を示す。
(すなわち、○○％は併用により血中濃度が非併用時の○○％まで低下することを示す)
N.D.：データなし

(文献4より引用、一部改変)

2 | 主に阻害薬・誘導薬として重要なもの

現実的に③は入院加療が必要となる上に，投与ラインの確保が必要であることから実施困難であり，①か②を選択することが多くなる．金属カチオン含有製剤の服用タイミングとキノロン系抗菌薬の血中濃度変動の関連性についてはさまざまな検討が行われており，一般的な目安としては「キノロン系抗菌薬服用の4時間前か2時間後に金属カチオン含有製剤を服用する」ことが推奨される[6]．ただし，服用タイミングがずれる結果として1日あたりの薬剤服用回数は増加するため，コンプライアンスが確保できる患者であるか否かを慎重に見極めることが重要であり，状況に応じて金属カチオン含有製剤をほかの金属カチオンを含有しない製剤に変更することも考慮すべきと考えられる．

②キノロン系抗菌薬によるCYP1A2活性阻害

> **症例2　シプロフロキサシンとチザニジンの併用例[7]**
>
> 45歳女性．多発性硬化症に対し，高用量コルチコステロイド治療を導入するため入院となった．入院前より多発性硬化症に伴う左脚疼痛の改善のためチザニジン（3 mg/日）を服用しており，入院後も継続していた．入院2日目に膿尿を認め，シプロフロキサシン（400 mg/日）が投与開始されたが，3日後（入院4日目）に患者は眠気を訴え，身体所見では血圧低下（92/54 mmHg）が認められた．さらに入院5〜6日目にかけては体温低下（36.5℃から35.4℃）と尿量減少（1,396 mL/日から900 mL/日）も認められた．これらの症状はシプロフロキサシン投与終了後に改善した．この間，ほかの使用薬剤に変更はなく，肝機能・腎機能も正常であった．

> **症例3　シプロフロキサシンとテオフィリンの併用例[8]**
>
> 右大腿頸部骨折にて入院となった76歳女性．慢性閉塞性肺疾患（COPD）に対して，テオフィリン徐放製剤300mgを1日2回服用していた．入院7日目および8日目のテオフィリン濃度はそれぞれ18.6 μg/mL，16.6 μg/mLであった．入院12日目に緑膿菌による尿路感染症に対して，シプロフロキサシン500mg，1日2回の投与が開始された．入院16日目に患者は昏睡状態となり，低血圧，呼吸停止に陥り，治療が行われたものの，数時間後に死亡した．死亡前のテオフィリン濃度は31.0 μg/mLまで上昇していた．

CYP1A2はチザニジンやテオフィリンなどの代謝に関与する薬物代謝酵素であるが，キノロン系抗菌薬であるシプロフロキサシン，ノルフロキサシンにより阻害されることが知られている．実際，シプロフロキサシンとチザニジンの併用により，チザ

第3章 ● 臨床上重要な薬剤の実践的DDIマネジメント

ニジンの血中濃度が10倍にも上昇することが報告されている（図3-22）[9]．このため，シプロフロキサシンとチザニジンは併用禁忌とされているため，臨床では確実に回避する必要がある．特にチザニジンは，筋緊張による疼痛緩和に汎用されている薬剤であるため，シプロフロキサシンを処方する際には，患者がチザニジンを服用しているかどうか必ず確認する必要がある．

一方で，同じくCYP1A2で代謝される薬物であるテオフィリンについても，キノロン系薬剤との併用により血中濃度が1.5倍程度に上昇することが知られている（表3-24）[9-14]．チザニジンより血中濃度の上昇の程度が小さいのは，テオフィリンのバイオアベイラビリティがほぼ100%であり，初回通過過程における阻害の影響が少ないためと考えられる．しかし，上記症例のようにテオフィリン中毒と考えられる症状により死亡に至る報告もある．さらにシプロフロキサシン併用時は，テオフィリンの有害反応が有意に上昇するとの報告もあるため[15]，両者の併用は避けることが望ましい．併用せざるを得ない場合は，テオフィリンの血中濃度測定を頻回に行うとともに，テオフィリン中毒症状（悪心・嘔吐，腹痛，下痢，振戦，頻脈，電解質異常，高血糖，白血球増多，低血圧，けいれんなど）のモニタリングを丁寧に行う必要があり，必要に応じてテオフィリンの投与量を1/2程度に減量することも考慮すべきである．

チザニジンやテオフィリンとシプロフロキサシンの相互作用における臨床での実際の回避方法は，CYP1A2の基質薬であるチザニジンやテオフィリンを変更するよりは，可能であればシプロフロキサシンをほかのキノロン系抗菌薬，またはほかの抗菌薬に変更することを検討することが望ましいと考えられる．実臨床において，シプロフロキサシンは尿路感染症や感染症腸炎に使用される薬剤であるが，一般的にシプロフロキサシンでないと感染症の治療ができないケースは少なく，代替薬で治療可能なケースが多いと考えられる．起因菌の感受性や施設のアンチバイオグラムを参照し，ほかの有効な抗菌薬に変えることで回避が可能である．

カルバペネム系抗菌薬

A 動態特性

カルバペネム系抗菌薬は，広いスペクトラムと強力な抗菌作用から，重症感染症や基質特異性拡張型 β-ラクタマーゼ産生菌などの耐性菌による感染症に対して有用な薬剤である．カルバペネム系抗菌薬は時間依存的に殺菌作用を示し，効果と相関するPK/PDパラメータはtime above MIC（%T＞MIC）であることが報告されている．PK/PDパラメータ目標値については，%T＞MIC 20～30%で増殖抑制作用を示し，%T＞MIC 40～50%で最大殺菌作用が得られることが報告されている[1, 16]．

196

2 | 主に阻害薬・誘導薬として重要なもの

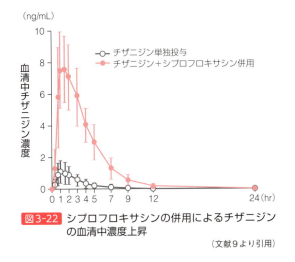

図3-22 シプロフロキサシンの併用によるチザニジンの血清中濃度上昇

(文献9より引用)

表3-24 キノロン系抗菌薬併用によるチザニジン・テオフィリンの濃度変化一覧

併用薬剤	キノロン系抗菌薬					
	レボフロキサシン	シプロフロキサシン	トスフロキサシン	モキシフロキサシン	シタフロキサシン	ガレノキサシン
チザニジン	N.D.	10倍*	N.D.	N.D.	N.D.	N.D.
テオフィリン	変化なし	1.2倍	1.5倍	変化なし	変化なし(5～10%上昇)	N.D.

*：シプロフロキサシンとチザニジンは添付文書で併用禁忌とされている。
N.D.：データなし

(文献8-13より作成)

カルバペネム系抗菌薬は，一般には水溶性が高く，主に腎排泄される薬剤である．イミペネムは腎のデヒドロペプチダーゼ(DHP)-Iにより加水分解されることから，DHP-I阻害薬との合剤として臨床で使用されているが，メロペネムやドリペネムはDHP-Iに対して比較的安定であり，単剤で使用されている．カルバペネム系抗菌薬の消失は速やかであり，半減期は1時間程度である．相互作用を注意すべき薬剤はバルプロ酸であり，この組み合わせは添付文書で併用禁忌とされている．

B DDI管理におけるポイント
カルバペネム系抗菌薬によるグルクロン酸抱合誘導(脱抱合阻害)

症例4 メロペネムとバルプロ酸の併用例[17]

77歳男性．てんかん発作重積状態に伴う全身性強直性間代性発作のため集中治療室に入院となり，バルプロ酸(初回15 mg/kg投与後，1 mg/kg/時で持続点滴)，レベ

チラセタム(3,000 mg/日)，ミダゾラム(0.2 mg/kg/時)が投与された．入院16日目に活動性てんかん発作の終息が確認されたためミダゾラムは投与終了となったが，この期間の血清中バルプロ酸濃度は治療濃度域内であった．入院18日目，多剤耐性緑膿菌による尿路感染症を起こしたため，メロペネム(6 g/日)で治療開始されたが，翌日(入院17日目)に血清中バルプロ酸濃度の急激な低下が認められた．バルプロ酸は2 mg/kg/時まで増量されたが，血清中バルプロ酸濃度に上昇は認められなかった．一方で，その間は新たな発作は認められず，患者の神経学的症状は改善傾向であった．メロペネムは開始8日目で投与終了となり，血清中バルプロ酸濃度はメロペネム投与開始前と同程度まで上昇した(図3-23)．

　バルプロ酸は代表的な抗てんかん薬であり，グルクロン酸抱合体(バルプロ酸グルクロナイド)に代謝されることで体内から消失する．カルバペネム系抗菌薬は，抗てんかん薬であるバルプロ酸の血中濃度を著しく低下させることが知られており，現在，わが国で発売されている注射用カルバペネム系抗菌薬は，すべてバルプロ酸と併用禁忌とされている．症例に示されているように，カルバペネム系抗菌薬による血清中バルプロ酸濃度低下は，バルプロ酸を単純に増量するだけでは回避できず，カルバペネム系抗菌薬併用中は治療域内の血清中濃度を維持することは極めて困難となる．また，図3-23に示すように，バルプロ酸とカルバペネム系抗菌薬の薬物相互作用の程度は，カルバペネム系抗菌薬併用開始直後に最大に達する一方で，併用前のレベルに復帰するまでには併用終了後数日間を要する点にも注意が必要である．

　このように，血清中バルプロ酸濃度に対する影響の程度が非常に大きいにもかかわらず，バルプロ酸とカルバペネム系抗菌薬の薬物相互作用の発現機序については，最終的な結論が得られておらず，添付文書上も機序不明と記載されている．しかし，近年バルプロ酸グルクロナイドを脱抱合し，バルプロ酸に戻る過程をカルバペネム系抗菌薬が阻害することが報告され，臨床での観察事実を矛盾なく説明できる発現機序として注目されている[18,19]．

　添付文書上も禁忌とされている組み合わせであることからも，バルプロ酸を使用している患者に対してカルバペネム系抗菌薬を処方する際は，再度カルバペネム系抗菌薬の適応を熟慮し，どうしても投与が必要な場合は，必要に応じて一時的にバルプロ酸をほかの抗てんかん薬に変更するなどの対処を考慮する．なお，カルバペネム系抗菌薬と混同されやすい経口ペネム系抗菌薬であるファロペネムとバルプロ酸との薬物相互作用については臨床報告がなく，添付文書上も併用注意に留められている．併用を検討する際には，念のためバルプロ酸のTDMを実施するなどの対応が必要であると考えられる．

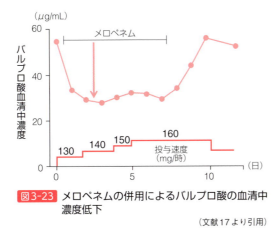

図3-23 メロペネムの併用によるバルプロ酸の血清中濃度低下

(文献17より引用)

引用文献

1) Craig WA : The Role of Pharmacodynamics in Effective Treatment of Community-Acquired Pathogens. Advanced Studies in Medicine, 2 : 126-134, 2002.
2) Nightingale CH, et al : Pharmacodynamics and pharmacokinetics of levofloxacin. Chemotherapy, 46 (Suppl 1) : 6-14, 2000.
3) Suda KJ, et al : Treatment failures secondary to drug interactions with divalent cations and fluoroquinolone. Pharm World Sci, 27 : 81-82, 2005.
4) Shiba K, Saito A, Miyahara T, et al. : Effect of aluminum hydroxide, an antacid, on the pharmacokinetics of new quinolones in humans. 薬物動態, 3 : 717-722, 1988.
5) 大野能之：薬物相互作用．呼吸，32：624-630，2013.
6) 澤田康文：標準医療薬学 臨床薬物動態学，pp210-229，医学書院，2009.
7) Momo K, et al : Drug interaction of tizanidine and ciprofloxacin: case report. Clin Pharmacol Ther, 80 : 717-719, 2006.
8) Paidipaty B, et al : Ciprofloxacin-theophylline drug interaction. Crit Care Med, 18 : 685-686, 1990.
9) Granfors MT, et al : Ciprofloxacin greatly increases concentrations and hypotensive effect of tizanidine by inhibiting its cytochrome P450 1A2-mediated presystemic metabolism. Clin Pharmacol Ther, 76 : 598-606, 2004.
10) Batty KT, et al : The effect of ciprofloxacin on theophylline pharmacokinetics in healthy subjects. Br J Clin Pharmacol. 39 : 305-311, 1995.
11) Gisclon LG, et al. Absence of a Pharmacokinetic Interaction Between Intravenous Theophylline and Orally Administered Levofloxacin. J Clin Pharmacol, 37 : 744-750, 1997.
12) Niki Y, et al : Effects of DU-6859a, a New Quinolone Antimicrobial, on Theophylline Metabolism in In Vitro and In Vivo Studies. Antimicrob Agents Chemother : 42 : 1751-1755, 1998.
13) Prince RA, et al : Effect of quinolone antimicrobials on theophylline pharmacokinetics. J Clin Pharmacol, 29 : 650-654, 1989.
14) Stass H, et al : Lack of pharmacokinetic interaction between moxifloxacin, a novel 8-methoxyfluoroquinolone, and theophylline. Clin Pharmacokinet, 40 (Suppl 1) : 63-70, 2001.
15) Antoniou T, et al : Ciprofloxacin-induced theophylline toxicity: a population-based study. Eur J Clin Pharmacol, 67 : 521-526, 2011.
16) Drusano GL : Prevention of resistance: a goal for dose selection for antimicrobial agents. Clin Infect Dis, 36 (Suppl 1) : S42-50, 2003.
17) Clause D, et al : Pharmacokinetic interaction between valproic acid and meropenem. Intensive Care Med, 31 : 1293-1294, 2005.
18) Masuo Y, et al : Characterization of inhibitory effect of carbapenem antibiotics on the deconjugation of valproic acid glucuronide. Drug Metab Dispos, 38 : 1828-1835, 2010.
19) Suzuki E, et al. Identification of valproic acid glucuronide hydrolase as a key enzyme for the interaction of valproic acid with carbapenem antibiotics. Drug Metab Dispos, 38 : 1538-1544, 2010.

〈山口 諒〉

3 主に基質薬と阻害薬・誘導薬の両面で重要なもの、およびその他

①抗HIV薬

 Point

- HIV感染患者は増加し続けており、今はHIV診療に馴染みのない医療者でも、今後は抗HIV薬を服用するHIV患者とかかわる状況が増えることが予想される。
- 薬物相互作用による抗HIV薬の血中濃度低下は、薬剤耐性ウイルスの増加や治療失敗につながり、致命的となりうる。また、抗HIV薬にはCYP3A4の強い阻害薬や誘導薬が含まれるため、併用薬の薬物動態を大きく変動させるものが多く、常に薬物相互作用の有無と程度につき注意する必要がある。
- テノホビルアラフェナミド（TAF）の薬物動態はテノホビルジゾプロキシルフマル酸塩（TDF）と異なる。TDFではみられなかった薬物相互作用が問題となるため、注意が必要である。
- 結核やHCVとHIVの共感染時は、双方の治療薬で多岐にわたる薬物相互作用が問題となる。

　HIV診療はかなり専門性の高い分野で、普段から診療にかかわる人とそうでない人で有する知識の幅が広い分野であると思う。HIVの疫学をみると、世界のHIV新規感染者数は2015年の1年間で210万人と減少傾向にあるものの、HIV感染者数は2015年末時点で3,670万人と報告されている[1]。わが国の新規HIV感染者数は、2000年代前半にかけて右肩上がりに上昇傾向にあったが、2000年代後半から毎年1,500人前後で横ばいになりつつある[2]。しかし、HIVの累計感染者数は2015年末時点で25,995人と報告されており[2]、拠点病院だけではその診療をまかないきれない状況になりつつある。一方で、治療薬の進歩などにより、早期に適切なHIVに対する治療が開始され、リスクファクターのないHIV感染者の予後は、非感染者と比較して変わらない時代になってきた[3]。ただし、HIV感染症はいまだ基本的に一生薬を飲み続ける必要のある疾患である。前述の患者数の増加と併せて考えると、今はHIV診療に馴染みのない医療者でも、今後は抗HIV薬を服用するHIV患者とかかわる状況が増えることが予想される。

　本項は、現在はHIV診療に馴染みがないが今後かかわる可能性のある医療者、また現在も少しかかわりがあるが、抗HIV薬についてはあまり知識がないという医療者、HIV診療にかかわっているが、相互作用についての知識をまとめたいという医療者を主なターゲットとして記載する。

3 | 主に基質薬と阻害薬・誘導薬の両面で重要なもの, およびその他

表3-25 代表的な抗HIV薬

インテグラーゼストランドトランスファー阻害薬(INSTI)	ドルテグラビル(DTG), ラルテグラビル(RAL), エルビテグラビル(EVG), ビクテグラビル(BIC)
プロテアーゼ阻害薬(PI)	ダルナビル(DRV), アタザナビル(ATV), ロピナビル(LPV), ホスアンプレナビル(FPV), リトナビル(rtv)
非核酸系逆転阻害薬(NNRTI)	エファビレンツ(EFV), リルピビリン(RPV), エトラビリン(ETR), ネビラピン(NVP)
核酸系逆転写酵素阻害薬(NRTI)	テノホビルジゾプロキシル(TDF), テノホビルアラフェナミド(TAF), エムトリシタビン(FTC), ラミブジン(3TC), アバカビル(ABC)
CCR5阻害薬	マラビロク(MVC)
ブースター	コビシスタット(cobi)

抗レトロウイルス療法の基本

HIVの相互作用について触れる前に, まず抗レトロウイルス療法(antiretroviral therapy: ART)の基本について記載する. 詳細は『抗HIV治療ガイドライン(2019年3月改訂)』[4], 『HIV感染症「治療の手引き」(第22版)』[5], 『米国保健福祉省(DHHS)ガイドライン(2018年10月改訂)』[6]などをご参照いただきたい.

ARTの組み合わせは現在, 基本的にはキードラッグ1剤＋バックボーン2剤を選択することが標準的である. 代表的な抗HIV薬を**表3-25**に示す. キードラッグとしてはINSTI, PI, NNRTIを, バックボーンとしてはNRTIを選択する. またrtvやcobiは強力なCYP3A4阻害薬であり, PIやEVGと併用されるが, rtvとcobiは併用薬の血中濃度を上昇させ曝露量を増加させることを目的としたブースターとして使用される. わが国のガイドラインで初回治療として推奨されている抗HIV薬の組み合わせを**表3-26**に示す[4].

テノホビルアラフェナミド(TAF)はテノホビルの新規プロドラッグであり, HIV標的細胞内でカプテシンAにより加水分解を受け, テノホビルに代謝されて薬効を発揮する. TAFは血漿中で安定なため, 従来のテノホビルジゾプロキシルフマル酸塩(TDF)と比較して少ない量で同等のウイルス活性を示す[7]. EVG/cobi/FTC/TAF配合剤の第Ⅲ相試験では, ウイルス学的効果に関してEVG/cobi/FTC/TDF配合剤に対する非劣性が証明され, また腎臓バイオマーカーと骨密度に対する影響はTAFがTDFより良好であったことが報告されており[8], TDFの長期投与で問題となる腎障害や骨粗鬆症を減らすことが期待される. DHHSのガイドライン[6]およびわが国のガイドライン[4]において, TAF/FTCはガイドラインの推奨薬として挙げられている. ただし, TAFではTDFでみられなかった薬物相互作用が問題となるため, 注意が必要である.

第3章 ● 臨床上重要な薬剤の実践的DDIマネジメント

表3-26 初回治療として選択すべき抗HIV薬の組み合わせ（2019年3月改訂）

推奨される組み合わせ	代替の組み合わせ
DTG/ABC/3TC（AⅠ）	DTG＋TDF/FTC（AⅠ）
DTG＋TAF/FTC（AⅡ）	RAL＋TDF/FTC（AⅠ）
RAL＋TAF/FTC（AⅡ）	EVG/cobi/TDF/FTC（BⅠ）
EVG/cobi/TAF/FTC（BⅠ）	RPV/TDF/FTC（BⅠ）
BIC/TAF/FTC（BⅠ）	（DRV＋rtv or DRV/cobi）＋TDF/FTC（BⅡ）
RPV/TAF/FTC（BⅡ）	
（DRV＋rtv or DRV/cobi）＋TAF/FTC（BⅢ）	

（文献4より引用，一部改変）

＞ARTの注意点

　抗HIV薬は，単剤による治療では耐性ウイルスが増え[9]，アドヒアランスが下がると治療失敗が増えることや[10]，アドヒアランスが中途半端に下がると耐性ウイルスが増える[11]ことがわかっている．耐性ウイルスに対する治療は多剤併用となり，副作用，治療失敗が増える[4]．これらのことから，アドヒアランスの低下や，薬物相互作用により抗HIV薬の血中濃度が下がることが致命的であることがわかる．

　また，抗HIV薬にはgenetic barrierという概念がある．Genetic barrierとは，いわゆる，薬剤耐性獲得に対するバリアであり，genetic barrierの低い薬剤は少ない遺伝子変異で容易に薬剤耐性を生じるため，薬物相互作用やアドヒアランス不良による血中濃度低下が薬剤耐性の獲得につながりやすい．逆にgenetic barrierの高い薬剤は薬剤耐性を生じにくいため，アドヒアランス不良や治療が断続的になるリスクのある患者で有用である．一般的にrtvでブーストされたPIやドルテグラビル（DTG）はgenetic barrierが高く，一方でEFVやRPVといったNNRTIやINSTIの中でもRALやEVGはgenetic barrierが低いとされている[6]．INSTIは副作用が少ないことによる忍容性の高さ，薬物相互作用の少なさから臨床上重要な薬剤であり，今後も使用頻度が増えることが予想される．しかし，前述のようにRALやEVGはgenetic barrierが低いため，アドヒアランス不良や薬物相互作用などにより血中濃度が下がって耐性を獲得した場合，ほかのINSTIの耐性にもつながり，抗HIV薬の中で有用な選択肢を失ってしまうおそれがある．

　抗菌薬と同様に，抗HIV薬も耐性ウイルスの伝播という点で不適切使用が及ぼす影響は目の前の患者だけにとどまらない．相互作用を含めて薬物治療を適切にマネジメントすることは，将来の患者をマネジメントすることにもつながるため，正しい知識

をもって診療にあたることが必要である.

抗HIV薬の相互作用の概要

　抗HIV薬の相互作用は非常に多岐にわたり,すべてについて記載することは難しく,覚えることも困難である.そこで,筆者なりの相互作用の整理方法と,代表的な薬物相互作用の例についてここで述べる.また,抗HIV薬は多くあるが,ここでは初回治療に用いられる抗HIV薬の相互作用を中心に記載した.

　抗HIV薬の薬物相互作用は,通常の吸収・分布・代謝・排泄過程で分けた薬物相互作用の考え方に加えて,①抗HIV薬の薬物動態が変動するパターンと,②抗HIV薬が併用薬の薬物動態に影響を及ぼすパターンに分けて考えると整理しやすい.また,結核やHCVの共感染時のように,薬物相互作用が問題となりやすい状況もあるため,それらの状況における考え方についても整理しておくとよい.

　抗HIV薬の薬物相互作用については,添付文書などでも確認できるが,重要な薬物相互作用が十分に注意喚起されていない場合もあり,添付文書の内容だけでの対応では不十分なケースがしばしばある.抗HIV薬の相互作用の情報源としては『DHHSガイドライン』[6]が有用である.本項の内容は基本的にはこれに基づき記載した.ただし,当然米国にない薬剤については記載されていないため,その場合は併用薬のインタビューフォームなどから代謝経路など薬物動態の情報を入手し,相互作用の程度を推測する必要がある.そのほか,抗HIV薬の相互作用を確認する上で有用なツールとしては以下のものがある.

①HIV Drug Interactions(リバプール大学)(http://www.hiv-druginteractions.org/):無料.英語ベース
②HIV Medication Guide(http//www.hivmedicationguide.com/):無料.英語ベース
③Lexicomp®:網羅的に確認でき,それぞれの相互作用のレベルも確認することができるため有用だが,有料.英語ベース

第3章 ● 臨床上重要な薬剤の実践的DDIマネジメント

❖ 抗HIV薬の薬物動態が変動するパターン

ここでは，吸収過程と代謝過程における相互作用が臨床上問題となりやすいため，それらの内容について記載する．

Ａ 吸収過程における相互作用

INSTI（DTG，RAL，EVG，BIC）はいずれも，アルミニウムやマグネシウムといった多価カチオンを含む薬剤との同時服用で吸収が大きく低下するため避ける必要があり，例えばDTGについてはこれら多価カチオンを含む薬剤の投与2時間前または6時間後に投与することが推奨されている[6]．これはカルシウムなどのサプリメントでも同様だが，DTGと鉄やカルシウムを含むサプリメントについては食事との同時摂取であればDTGの濃度に影響はないとされている[6]．

RPVやATVについては，胃内のpH上昇により吸収が低下する．このため，PPIとの併用は禁忌になっている（『DHHSガイドライン』ではATVについてはrtvやcobiでブーストすることによりPPIとの併用も可能とされている[6]）．H$_2$受容体拮抗薬やほかの制酸薬については時間をずらして服用する必要がある（詳細は各薬剤の添付文書など参照）．

前述のようにTAFの薬物動態はTDFと異なるため，TDFでは問題となっていなかった薬物相互作用が問題となる．TAFはP-糖タンパク（P-gp）の基質であるため，RFPやRBTといったリファマイシン系薬剤や，カルバマゼピン，フェニトイン，フェノバルビタールいった抗てんかん薬と併用した場合，これらの薬剤のP-gp誘導作用によりTAFの吸収が低下し血中濃度が著しく低下する．『DHHSガイドライン』ではこれらの薬剤とTAFの併用は推奨されておらず，併用は避けるべきである．

また，わが国ではTAF/FTCは25mg/200mgと10mg/200mgの製剤があり，rtvやcobiとの併用時はTAF/FTC 10mg/200mgの製剤を使用することになっている．これはrtvやcobiが消化管のP-gp阻害作用を介してTAFの曝露量を増加させるためである．一方，米国ではTAF/FTCは25mg/200mgの製剤のみで（EVG/cobi/TAF/FTCの合剤を除く），rtvやcobiとの併用にかかわらずTAF 25mgを使用することとされている．TAFのインタビューフォームによると，DRV/cobi/TAF/FTCを用いた第Ⅱ相臨床試験ではTAFの曝露量が低く，これは消化管においてDRVがP-gp誘導作用を介してTAFの排出を促進し，cobiのP-gp阻害作用によるTAFの曝露量増加が相殺されたことが原因となっている可能性が考えられている．このため，FDAはTAFの曝露量が確実に得られることを優先し，いずれの抗HIV薬との併用でもTAF/FTC 25mg/200mgとすることで承認している．DRV/rtvとTAF/FTC 10mg/200mg

204

の組み合わせでP-gp誘導作用を有する薬剤を併用した場合，TAF曝露量が十分に得られない可能性があり，注意が必要である．

B 代謝過程における相互作用

rtvやcobiは強力なCYP3A4阻害薬であり，他のPIやEVGの血中濃度を上昇させるブースターとして用いられる．このため，rtvやcobiの使用時には抗HIV薬以外でも多くの薬剤との相互作用が問題となるが，これについては後述する．

RFPやRBTといったリファマイシン系薬剤は，CYPやUGT1A1の誘導作用を有するため，多くの抗HIV薬との薬物相互作用が問題となる．

カルバマゼピン，フェニトイン，フェノバルビタールといった抗てんかん薬についてもCYPやUGT1A1の誘導作用を有し，PIやNNRTI，INSTIの血中濃度を低下させるため，併用は推奨されないか，抗HIV薬の用量調節が必要である．ただし，代謝酵素の誘導は発現までに時間がかかり，その効果が最大になるまでに1〜2週間のタイムラグがある．このため，短期間の併用では大きな影響はないかもしれない．継続的に抗てんかん薬の使用が必要で抗HIV薬との薬物相互作用が問題となる場合は，もちろんてんかんの種類にもよるが，レベチラセタムなど抗HIV薬への影響の少ない抗てんかん薬への変更を考慮するか，ARTの変更を考慮する．

抗HIV薬ではないが，ニューモシスチス肺炎の予防と治療に用いるアトバコンもRFPとの併用により血中濃度が低下するため併用は推奨されない．アトバコンはEFVとの併用でも血中濃度が低下する[12]ため併用は推奨されていない[6]．

デキサメサゾンはCYP3A4誘導作用を有し，抗HIV薬のうちRPVは血中濃度が大幅に低下するため，単回の併用以外は推奨されていない．そのほかのNNRTIやPI，EVGについても，血中濃度が低下するおそれがあり注意が必要である．

そのほか，NNRTIとPIの併用や，NNRTIやPIとINSTIの併用，MVCとほかの抗HIV薬の併用についても，血中濃度が大きく変動し併用が推奨されない組み合わせや用量調節が必要な組み合わせがあるが，それぞれやや特殊なケースとなるため，ここでは割愛する．

抗HIV薬が併用薬の薬物動態に影響を及ぼすパターン

ここでは，代謝過程と排泄過程における相互作用が臨床上問題となりやすいため，それらの内容について記載する．

A 代謝過程における相互作用

先に述べたように，rtvやcobiは強力なCYP3A4阻害薬であり，多くの薬剤との相互作用が問題となる．また，DRVやATVなどのPIもCYP3A4阻害作用を有する．これらの薬物による相互作用は非常に多岐にわたるため，基本的にはその都度必ず確認する必要があるが，薬物動態の変動の幅が大きいもの，薬物動態の変動が致命的となりうるものをまずは押さえる必要がある．代表的なものとして，NOAC全般，ワルファリン，ジゴキシン，アミオダロンやリドカインなどの抗不整脈薬，エプレレノン，リオシグアト，ボセンタン，カルシウム拮抗薬，スタチン，プレドニゾロン，クラリスロマイシン，抗HCV薬，カルシニューリン阻害薬などの免疫抑制薬，ホスホジエステラーゼ(PDE)-5阻害薬，メチルエルゴメトリン，一部のベンゾジアゼピン系薬，スボレキサント，トラゾドン，クエチアピン，フェンタニル，ダサチニブなどの分子標的薬，抗悪性腫瘍薬などがある．これらの中には併用禁忌の薬剤や，用量調節が必要な薬剤，薬物動態の変動を注意深く観察すべき薬剤などが含まれる．またrtvは同時にCYP2C19および2C9の誘導作用も有しており，ボリコナゾールは併用により血中濃度が低下するため併用は推奨されない．

EFVやETRはCYP3A4の誘導作用を有する．よって，PIの場合とは逆に一部の薬剤の血中濃度の低下が問題となる．代表的なものとして，ワルファリン，イトラコナゾール，ボリコナゾール，クラリスロマイシン，ミダゾラム，トリアゾラム，Ca拮抗薬，抗HCV薬，スタチン，カルシニューリン阻害薬などの免疫抑制薬，PDE-5阻害薬などがある．

rtv，cobi，PIといったCYP3A4阻害薬，EFV，ETRなどのCYP3A4誘導薬の中止時や切り替え時は，併用する薬剤の薬物動態の変化に注意が必要である．例えば，ARTのキードラッグをEFVからDRV/rtvに切り替える場合に，CYP3A4で代謝されるCa拮抗薬を併用していると，誘導薬から阻害薬への切り替えとなるため，Ca拮抗薬の血中濃度が大きく上昇し急激に血圧が低下するおそれがある．状況によってはあらかじめ併用薬の用量調節を検討すべきである．

薬物相互作用が問題となる場合は，薬物相互作用の影響の少ない薬剤を選ぶことも重要だが，同時にそれぞれの薬剤の必要性についても吟味することも必要である．

B 排泄過程における相互作用

DTG，BICは有機カチオントランスポーター (OCT) 2およびmultidrug and toxin extrusion (MATE) 1の阻害により，メトホルミンの排出を阻害するため，併用時は有害事象の発現に注意が必要である．同様の機序でピルシカイニドの血中濃度も上昇させるため，併用時は心室頻拍や洞停止，心室細動などの有害事象に注意が必要であ

る.

相互作用が問題となりやすい状況

A 結核との共感染時

リファマイシン系薬剤は結核の治療において非常に重要で必要不可欠な薬剤だが，CYPの誘導作用を有することから薬物相互作用が問題となる．RFP，RBTと抗HIV薬の相互作用を表3-27に示す[4]．

要点として，RFPはCYP誘導作用を有するため，PIとの併用は推奨されない．RBTはRFPに比べてCYP誘導作用が弱いため，PIとリファマイシン系薬剤の併用が必要な場合はRBTの使用を考慮すべきである．ただし，RBTはPIとの併用によりRBTの血中濃度が上昇し，ぶどう膜炎や肝機能障害などの副作用が起こりやすくなるため，RBTを減量する必要がある．

NNRTIのうち，EFVはRFPとの併用は可能である．RBTと併用する場合にはEFVがCYP誘導作用を有するため，RBTの増量が必要である．

INSTIのうちRALとDTGは主にUGT1A1によるグルクロン酸抱合により代謝されるが，RFPはこの酵素の誘導作用も有しRALやDTGの血中濃度が大きく低下するため，併用時にはRALやDTGの増量が必要である．EVGはCYP3A4の基質である上に，ブースターとして用いるcobiも同様にCYP3A4の基質であり，RFPやRBTとの併用で血中濃度が低下するため，併用は推奨されない．BICはCYP3A4およびUGT1A1で代謝されるため，RFPとの併用は禁忌であり，RBTについても併用を回避することが推奨されている[6]．

RFPやRBTはP-gpの誘導作用も有し，TAFは吸収低下により血中濃度が著しく低下するため，併用は避けるべきである．

また，抗結核薬は皮疹や肝障害といった副作用の頻度が高く，抗HIV薬と同時期に開始した場合には原因薬剤の同定が困難になるだけでなく，すべての治療を中断せざるを得ない状況になることもあるため，注意が必要である．

B HCVとの共感染時

抗HCV薬の薬物相互作用については抗HCV薬の項も参照いただきたい．HIVとHCVの共感染時における抗HCV療法の原則は，HCV単独感染の場合と同様である[4]．ただし，薬物相互作用などで注意すべき点が多くある．詳細は各ガイドライン[4,6,13]を参照していただく必要があるが，重要な点を以下に示す．

IFN＋リバビリン併用療法時は，AZTの併用は貧血のリスクが著しく上昇するた

第3章 ● 臨床上重要な薬剤の実践的DDIマネジメント

表3-27 抗HIV薬とrifamycin系薬剤との併用

	抗HIV薬	Rifabutin (RBT)との併用	Rifampicin (RFP)との併用
プロテアーゼ阻害薬(PI)	RTVブーストあり		
	ATV+rtv	RBT 150mg 1日1回 または300mg 週3回	不可
	DRV+rtv		不可
	FPV+rtv		不可
	LPV/r		不可
	SQV+rtv		不可
	RTVブーストなし		
	ATV	RBT 150mg 1日1回，または 300mg 週3回	不可
非核酸系逆転写酵素阻害薬(NNRTI)	EFV	RBT 450mg-600mg 1日1回 または600mg 週3回(PIと併用しないとき)	EFV 600mg 1日1回．（通常量）
	ETR	ETRおよびRBT（300mg）の投与量調整する必要なし． ETRをRTVブーストPIと併用するときは併用は禁忌	不可
	NVP	NVPおよびRBTの投与量調整する必要なし	不可
	RPV	RPV 50mg 1日1回	不可
インテグラーゼ阻害薬	RAL	RALおよびRBTの投与量調整する必要なし	RAL 800mg1日2回
	EVG	不可	不可
	DTG	DTGおよびRBTの投与量調整する必要なし	DTG 50mg 1日2回
CCR5受容体拮抗薬	MVC	強力なCYP3A4 inducerやinhibitorとの併用が無いときは，MVC 300mg 1日2回． 強力なCYP3A4 inhibitorとの併用時は，MVC 150mg 1日2回．	原則不可．やむをえず使用する場合はMVC 600mg 1日2回． 強力なCYP3A4 inhibitorとの併用時は，MVC 300mg 1日2回
核酸系逆転写酵素阻害薬(NRTI)	TAF	併用を推奨しない	併用を推奨しない

（文献4より転載）

め避けるべきである．またEFVについても精神神経症状が強くなる危険性を有するため，併用は避けるべきである[4]．またHIV/HCV共感染時のART施行時には，HIV単独感染に対するART施行時と比較して薬剤性肝障害の頻度が高く，特にPIの使用時は注意が必要である[4]．

　直接作用型抗ウイルス薬（direct acting antivirals：DAAs）はHCV感染症治療の中心となったが薬物相互作用が多く，特に抗HIV薬との相互作用は多岐にわたる上に致命的となりうるものも多いため，ポイントを押さえておく必要がある．

208

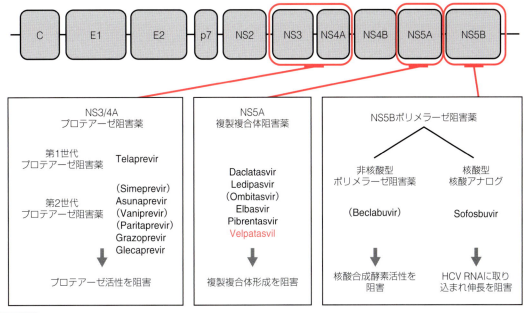

図3-24 DAAsの分類と作用機序　　　　　　　　　　　　　　　　　　　　　　　　　　　（文献13より転載）
　　　　（ ）内は製造販売が中止された薬剤

　DAAsの分類と作用機序[13]を図3-24に示す．また『DHHSガイドライン』における抗HIV薬とHCVのDAAsの併用に関する一覧表[6]を表3-28に示す．DAAsはNS3/4Aプロテアーゼ阻害薬，NS5A複製複合体阻害薬，NS5Bポリメラーゼ阻害薬に分かれる．この内，NS3/4Aプロテアーゼ阻害薬のアスナプレビル，グラゾプレビル，NS5A複製複合体阻害薬のうちダクラタスビル，エルバスビルはCYP3A4の基質であり，CYP3A4阻害薬であるrtv，cobi，PI，CYP3A4誘導作用を有するNNRTIとの併用で血中濃度が大きく変動するため，併用は推奨されないか，用量調節などの対応が必要である．

　グレカプレビルはOATP1B阻害作用を有するATVとの併用により血中濃度が大きく上昇するため，併用禁忌となっており，また他のPIについても併用は推奨されていない[6]．ソホスブビル，レジパスビルは共にCYP450系の酵素で代謝を受けないため，大半の抗HIV薬との併用が可能である．ただし，レジパスビルはP-gp阻害作用を有するため，TDFと併用した場合TDFの曝露量が増加する．特にrtvやcobiとTDFを併用した場合にTDFの曝露量の増加の幅が大きい．一部の患者では腎障害などのTDFの毒性が問題となるおそれもあり，状況に応じ抗HIV薬や抗HCV薬の変更を考慮する．ベルパタスビルも同様に，TDFとの併用時はTDFの毒性増強に注意が必要である．

第3章　臨床上重要な薬剤の実践的DDIマネジメント

表3-28 抗HIV薬とHCVのDAAsの併用に関する一覧表

抗HIV薬	HCV DAA薬					
	NS5A阻害薬	NS5B阻害薬	NS5A/NS5B阻害薬配合剤	NS5A/NS5B阻害薬配合剤	NS5A阻害薬/NS3A/4Aプロテアーゼ阻害薬配合剤	NS5A阻害薬/NS3A/4Aプロテアーゼ阻害薬配合剤
	ダクラタスビル	ソホスブビル	レジパスビル/ソホスブビル	ソホスブビル/ベルパタスビル	グレカプレビル/ピブレンタスビル	エルバスビル/グラゾプレビル
核酸系逆転写酵素阻害薬						
3TC	✓	✓	✓	✓	✓	✓
ABC	✓	✓	✓	✓	✓	✓
FTC	✓	✓	✓	✓	✓	✓
TDF	✓	✓	✓ TDFの毒性をモニタリングする	✓ TDFの毒性をモニタリングする	✓	✓
TAF	✓	✓	✓	✓	✓	✓
HIVプロテアーゼ阻害薬						
ATV（ブーストなし）	✓		✓	✓	×	×
ATV/r or ATV/c	✓ DCV用量を30mg/日に減量	✓	✓ PI/rあるいはPI/cをTDFと併用した場合，TDF濃度の上昇が予想される．併用が必要な場合はTDF関連の毒性をモニタリングする[a]	✓ PI/rあるいはPI/cをTDFと併用した場合，TDF濃度の上昇が予想される．併用が必要な場合はTDF関連の毒性をモニタリングする[a]	×	×
DRV/r or DRV/c	✓	✓			×	×
LPV/r	✓	✓			×	×
非核酸系逆阻害薬						
EFV	✓ DCV用量を90mg/日に増量	✓	✓ TDFと併用する場合，TDFの毒性をモニタリングする	×	×	×
ETR	✓ DCV用量を90mg/日に増量	✓		×	×	×
NVP	✓ DCV用量を90mg/日に増量	✓		×	×	×
RPV	✓	✓	✓	✓	✓	✓

表3-28 抗HIV薬とHCVのDAAsの併用に関する一覧表（つづき）

インテグラーゼストランドトランスファー阻害薬

DTG	✓	✓	✓ TDFと併用する場合，TDFの毒性をモニタリングする	✓	✓	✓
EVG/c/TDF/FTC	✓ DCV用量を30mg/日に減量	✓	×	✓ TDFと併用する場合，TDFの毒性をモニタリングする	✓ TDFと併用する場合，TDFの毒性をモニタリングする．肝毒性のモニタリングを考慮する	×
EVG/c/TAF/FTC	✓ DCV用量を30mg/日に減量	✓	✓	✓	✓ 肝毒性のモニタリングを考慮する	×
RAL	✓	✓	✓	✓	✓	✓

CCR5阻害薬

MVC	✓	✓	✓	✓	✓	✓

✓：併用可能な抗レトロウイルス薬
×：推奨できない抗レトロウイルス薬
[a] TDFの曝露量増加を避けるため代替のHCV治療薬あるいは代替の抗レトロウイルス薬を検討する．併用が必要な場合は，TDF関連の副作用を監視する．
[b] EVG/cと併用した場合グレカプレビルの曝露量が増加する．より安全性を示す臨床データが得られるまで，グレカプレビルとEVG/cの併用患者では肝毒性のモニタリングを考慮すべきである．

（文献6より引用，一部改変）

第3章 ● 臨床上重要な薬剤の実践的DDIマネジメント

　抗HIV薬のINSTIのうち，DTG，RALはどのDAAsとも併用は可能である．EVG
は併用するcobiのCYP3A4阻害作用のため，PIと同様に薬物相互作用に注意が必要
である．

　DAAsはいずれも歴史の浅い薬剤であり，今後未知の相互作用や有害事象を生じる
可能性がある．DAAsも抗HIV薬も薬物相互作用が問題となりやすい薬剤であり，ま
た抗HIV・HCV薬以外で同時併用する薬剤との相互作用が問題となることも多く，
注意が必要である．

　上述した以外にも，抗HIV薬の薬物相互作用は非常に多岐にわたる．わかっている
つもりで対応すると，思わぬピットフォールに陥ることがあるため，すべて網羅する
ことは不可能であることを自覚して，その都度薬物相互作用が問題となっていないか
確認しながら，注意深く薬物療法をマネジメントすることを推奨する．

引用文献

1) UNAIDS : FACT SHEET NOVEMVER 2016. Available at : <http://www.unaids.org/sites/default/files/media_asset/UNAIDS_FactSheet_en.pdf>

2) 厚生労働省エイズ動向委員会：平成27 (2015)年エイズ発生動向年報1月1日〜12月31日). Available at : <http://api-net.jfap.or.jp/status/2015/15nenpo/15nenpo_menu.html>

3) Obel N, et al : Impact of non-HIV and HIV risk factors on survival in HIV-infected patients on HAART : a population-based nationwide cohort study. PLoS One, 6 (7) : e22698, 2011.

4) 平成30年度厚生労働行政推進調査事業費補助金(エイズ対策政策研究事業)HIV感染症及びその合併症の課題を克服する研究班：抗HIV治療ガイドライン，2019. Available at : <https://www.haart-support.jp/pdf/guideline2019.pdf>

5) 日本エイズ学会 HIV感染症治療委員会：HIV感染症「治療の手引き」第22版，2018. Available at : <http://www.hivjp.org/guidebook/hiv_22.pdf>

6) The DHHS Panel on Antiretroviral Guidelines for Adults and Adolescents. Guidelines for the Use of Antiretroviral Agents in Adults and Adolescents with HIV. (Last updated: October 25, 2018; last reviewed: October 25, 2018). Available at : <https://aidsinfo.nih.gov/guidelines/html/1/adult-and-adolescent-arv/0>

7) Ruane PJ, et al : Antiviral activity, safety, and pharmacokinetics/pharmacodynamics of tenofovir alafenamide as 10-day monotherapy in HIV-1-positive adults. J Acquir Immune Defic Syndr, 63 (4) : 449-455, 2013.

8) Sax PE, et al : Tenofovir alafenamide versus tenofovir disoproxil fumarate, coformulated with elvitegravir, cobicistat, and emtricitabine, for initial treatment of HIV-1 infection: two randomised, double-blind, phase 3, non-inferiority trials. Lancet, 385 (9987) : 2606-2615, 2015.

9) Gulick RM, et al : Treatment with indinavir, zidovudine, and lamivudine in adults with human immunodeficiency virus infection and prior antiretroviral therapy. N Engl J Med, 337 (11) : 734-739, 1997.

10) Paterson DL, et al: Adherence to protease inhibitor therapy and outcomes in patients with HIV infection. Ann Intern Med, 133 (1) : 21-30, 2000.

11) King MS, et al: Relationship between adherence and the development of resistance in antiretroviral-naive, HIV-1-infected patients receiving lopinavir/ritonavir or nelfinavir. J Infect Dis, 191 (12) : 2046-52, 2005.

12) Calderón MM, et al: Efavirenz but Not Atazanavir/Ritonavir Significantly Reduces Atovaquone Concentrations in HIV-Infected Subjects. Clin Infect Dis, 62 (8) :1036-1042, 2016.

212

13) 日本肝臓学会 肝炎診療ガイドライン作成委員会：C型肝炎治療ガイドライン（第7版），2019. Available at：
<https://www.jsh.or.jp/files/uploads/HCV_GL_ver7_June11_final__2.pdf>

（木村 丈司）

3 | 主に基質薬と阻害薬・誘導薬の両面で重要なもの，およびその他

②抗精神病薬

- 抗精神病薬ではCYP3A4やCYP1A2，CYP2D6を基質とする薬剤が多い．
- 喫煙はCYP1A2を誘導，カフェインはCYP1A2を阻害するため，CYP1A2で代謝されるオランザピンやクロザピンを使用した場合，これらの薬剤の血中濃度が低下・上昇する．そのため，嗜好品の確認が不可欠である．
- DDIによって抗精神病薬の血中濃度が急激に変動した際，最も注意しなくてはならないのは悪性症候群である．

抗精神病薬は，統合失調症や双極性障害に用いられるのみならず，今日では鎮痛，せん妄，認知症の周辺症状のコントロールに使用される場合もある．したがって，精神科領域に携わらない場合であっても，抗精神病薬の薬物相互作用について知っておくことが望まれる．

抗精神病薬の動態特性（表3-29）

抗精神病薬は肝臓で代謝されるものが多く，またその代謝にはシトクロムP450（CYP）やグルクロン酸抱合が関与するものが多い．CYPによって代謝される薬剤が多いということは，CYPの遺伝多型が薬効に影響を及ぼす．また添付文書には記載がなくてもP-糖タンパク質（P-gp）が排泄に関与する場合もある．これらのことから抗精神病薬は必然的に薬物相互作用も多いことが推測される．抗精神病薬においては代謝物が活性をもつものも多いため，未変化体ならびに活性代謝物の動態を把握しておくことが肝要である．また，抗精神病薬にはタンパク結合率が高く，分布容積の大きいものが多いことから，抗精神病薬を大量服薬した患者に対して薬物血中濃度を下げる目的として血液透析を行うことは無効であると言える．

抗精神病薬の半減期は，数時間程度のものから30〜300時間のものがあることが特徴である．半減期の短いものは即効性を期待する頓用などには有効であるが，1日中薬効を維持するためには頻回の内服が必要となるため，長期使用には不向きである．一方，半減期の長いものは1日1回の内服で安定した濃度を維持することが可能であるため，長期使用を必要とする治療のニーズには合致していることになる．しかし，定常状態に達するまでに1週間以上を要する場合があるため，効果判定の時期に注意

3 | 主に基質薬と阻害薬・誘導薬の両面で重要なもの，およびその他

表3-29 代表的な経口抗精神病薬の薬物動態パラメータ（抜粋）

薬物名	tmax(hr)	t1/2(hr)	バイオアベイラビリティ(%)	分布容積	タンパク結合率(%)	代謝酵素	代謝物活性	尿中(未変化体)排泄率(%)	トランスポーター
クロルプロマジン	3.2±0.8	α：2.5±1.6 β：11.7±4.7	32	80.6 L/kg	91〜99	CYP2D6 グルクロン酸抱合	あり	0.23〜0.70	−
スルピリド	2〜3	3(細粒)〜8(錠剤)	27±9	17.03±6.11 L/kg	3.6〜4.5	ND	ND	26〜30	OCT1, OCT2
ハロペリドール	5.1±1.0	24.1±8.9	60±11	1260±198 L	92	CYP2D6 CYP3A4	あり	29.1	ND
レボメプロマジン	1.9	14.2	21	ND	ND	CYP2D6	あり	1	−
アセナピン	1.25	17.1±6.1	35	1731±178 L	97.3	CYP1A2 CYP2D6,3A4 (CYP2D6,1A2阻害)	あり	未変化体は糞中	P-gp
アリピプラゾール	未変化体：3.6±2.5 代謝物：69.6±36.4	未変化体：61.03±19.59 代謝物：279±299	86.6	8.86 L/kg	99.8〜99.9	CYP3A4 (未変化体・代謝物) CYP2D6 (未変化体)	あり	1未満	P-gp阻害 BCRP阻害
オランザピン	4.6±1.4	31.8±8.1	ND	954±269 L	93	CYP1A2 CYP2D6 グルクロン酸抱合	なし	ND	ND
クエチアピン	1.3〜1.4	3.3〜3.5	ND	710±93 L	83.0±0.4	CYP3A4 グルクロン酸抱合	なし	1未満	ND
クロザピン	3.1±2.1	16±7.2	27±921	1.6±1.1 L/kg	90.9	CYP1A2 CYP3A4 グルクロン酸抱合	あり	0.5	−
パリペリドン	24.0	16.1〜29.4	27.69	1045±374 L	73.2	CYP2D6 CYP3A4	ND	9.43	−
ブレクスピプラゾール	6.00	単回：53〜67 反復：71〜92	102	63.0 L	99.8	CYP3A4 CYP2D6	低い	1未満	MDR1 BCRP
ブロナンセリン	未変化体：2.0 代謝物：5.5	未変化体：13.1±4.0(単回) 未変化体：67.9±27.6(反復) 代謝物：28.9±9.8(単回) 代謝物：36.5±10.5(反復)	ND	ND	99.7	CYP3A4	あり	検出されない	なし
ペロスピロン	1.4±0.7	2.3±0.5	ND	ND	96〜97	CYP3A4 (CYP1A1,2C8,2D6)	あり	0.3〜0.4	ND
リスペリドン	未変化体：1.13±0.36 代謝物：3.27±2.54	未変化体：3.91±3.25 代謝物：21.69±4.21	66	ND	未変化体：90.0 代謝物：77.4	CYP2D6 CYP3A	あり	未変化体：2 代謝物：20	ND

ND：該当資料なし
−：記載なし

（各インタビューフォームより作成）

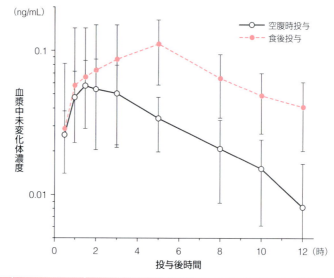

図3-25 ブロナンセリン（未変化体）の食事の影響

（文献1より引用）

する必要がある．いずれの場合もバイオアベイラビリティが低いものがあるため，確実な使用が望まれる．抗精神病薬には持効性製剤がある．2週間あるいは4週間に1回の来院時に筋注するのみで安定した血中濃度を得られるため，一度有害事象や相互作用が生じてもすぐに中止できないというデメリットはあるものの，服薬アドヒアランスが不良な患者に対してのみならず，仕事が多忙である生活者にとっても有用な薬剤である．

ブロナンセリンは，食後の吸収率が空腹時の3倍となることが特徴である（図3-25）．入院中は規則正しい食生活と服薬が保てていても，退院したのち不規則な食生活となり，服薬しているのにもかかわらず食後内服が困難となると，同じ用量でも効果が低減することがある．服薬指導を行う際には，服薬習慣の向上や服薬アドヒアランスを確認することと同時に，食事を含んだ普段の生活スタイルにも注意を向けることが非常に重要となる．

なお，ここでは触れないが，抗精神病薬には薬物動態学的相互作用のみならず薬力学的相互作用もある．脳神経細胞のドパミンD_2受容体を代表とした各種受容体へ各薬物が競合しながら結合し，作用するため，複数の抗精神病薬を併用する場合は各薬

3 | 主に基質薬と阻害薬・誘導薬の両面で重要なもの，およびその他

表3-30 各薬剤の各CYPへの寄与の程度

薬剤名	基質			阻害
	1A2	2D6	3A4	2D6
アセナピン			極めて軽度	軽度
アリピプラゾール		軽度	軽度	
オランザピン				
クエチアピン			高度	
クロザピン			中等度	
クロルプロマジン				
スルピリド				
パリペリドン		極めて軽度		
ハロペリドール				
ブレクスピプラゾール		軽度	軽度	
ブロナンセリン			極めて高度	
ペロスピロン			極めて高度	
リスペリドン		高度		
レボメプロマジン				やや高度

注：寄与率不明・未知　　　　　　　　　（文献2-4，各インタビューフォームより作成）

剤の各種受容体への親和性なども考慮していく必要がある．

▶相互作用を注意すべき薬剤

　抗精神病薬ではCYP3A4やCYP1A2，CYP2D6を基質とする薬剤が多いため，これらを中心に解説する．

　CYP3A4で代謝される代表的なものはアリピプラゾール，クエチアピン，ブロナンセリン，ペロスピロンであり，これらのCYP3A4の寄与率は表3-30のとおりである．一方，抗てんかん薬であるフェニトイン，フェノバルビタール，抗躁作用ももつカルバマゼピンはCYP3A4を誘導する代表的な薬剤であり，精神神経科領域では抗精神病薬と併用される場合がある．特にフェニトイン，カルバマゼピンのみかけのCYP3A4のクリアランス増加は高く，これらの薬剤の追加が検討されている場合は可能な限りほかの抗てんかん薬あるいは抗躁薬の使用，あるいは基質薬の変更を検討する必要がある．例えば，アリピプラゾール30mgとカルバマゼピン400mgとの併用で，アリピ

217

プラゾールのC_{max}が68%，AUCが73%低下することが報告されている．抗精神病薬が副作用の発現なく有効に抗精神病作用を発揮するには，ドパミンD_2受容体を約70〜80%の間で占拠することが必要であるとされている．カルバマゼピンと併用した場合，アリピプラゾールは十分な血中濃度を維持できず，薬効を発揮できない可能性が極めて高い．アリピプラゾールとカルバマゼピンの併用は添付文書では「併用注意」であるが，限りなく「併用禁忌」に近いと考えられ，このような併用は避けるべきである．アリピプラゾールのCYP3A4の寄与率は軽度であるが，CYP3A4の寄与率が高度なブロナンセリン，クエチアピンでもカルバマゼピンとの併用による影響は明記されておらず，「併用注意」にとどまっている．同じくCYP3A4の寄与率が極めて高度であるペロスピロンに至っては添付文書やインタビューフォームに併用注意の記載もない．ペロスピロンは，腎機能が低下しているあるいは糖代謝異常のある患者に広く使用されることが想定される．ブロナンセリン，クエチアピンのみならずペロスピロン使用時でも併用薬にCYP3A4を阻害あるいは誘導する薬剤がないかの確認は必須である．

　添付文書やインタビューフォームには明記されていないことであるが，パリペリドンとカルバマゼピンの併用によってパリペリドンの血中濃度が50〜70%低下したとの報告がある．ヒト肝ミクロソームを用いた*in vitro*試験より，パリペリドンの代謝にはCYP2D6とCYP3A4が関与していることが示唆されているが，肝臓での代謝率は低いと推測されており，CYPによる肝代謝の過程でのDDIは生じにくいと考えられる．パリペリドンの血中濃度がカルバマゼピンの併用によって低下した明らかな理由は不明であるが，カルバマゼピンはみかけのCYP3A4のクリアランスを増加させる薬剤であることから，パリペリドンの血中濃度低下にはカルバマゼピンによるP-gpの誘導が関与している可能性があると推察される．このことから，DDIの可能性を考える場合には肝代謝酵素のみならず，トランスポーターの関与も念頭に入れておく必要があるといえる．

　統合失調症患者の喫煙率は，一般人口の喫煙率と比較して高いことが知られている．その理由は明らかではないが，統合失調症患者の喫煙は，抗精神病薬による過剰なドパミンD_2受容体遮断に対して喫煙によるニコチン作用でドパミンを放出する，という対処行動の一つである可能性が示唆されている．喫煙はCYP1A2を誘導するため，喫煙者がCYP1A2で代謝されるオランザピンやクロザピンを使用した場合，これらの薬剤の血中濃度が低下するため非喫煙者と比較して高用量が必要となる．入院中（多くの施設では禁煙）にこれらの薬剤を使用開始した患者が退院後に喫煙を開始すると，入院中に使用していた用量では症状コントロールが困難となる可能性がある．逆に喫煙者が入院して喫煙できなくなり，急激に血中濃度が上昇することで傾眠や糖脂質代

謝異常が生じる可能性もある．血中濃度を安定にするためには嗜好品の確認は不可欠であり，特に統合失調症患者においては生活習慣病を助長させないためにも禁煙指導は重要である．

カフェインはCYP1A2を阻害するため，CYP1A2で代謝されるオランザピンやクロザピンの血中濃度を上昇させる可能性がある．目を覚ますためにカフェインを大量に摂取している患者では，前日に使用した薬物の影響が翌日に持ち越されている場合があるため，特に就寝前に使用している薬剤を整理するとともに，カフェインの大量摂取は控えるよう促す必要がある．フルボキサミンはCYP1A2を阻害する代表薬剤でもある．クロザピン使用例においてフルボキサミンを併用したところ有効であったという報告が多数あるが，これは単にフルボキサミンのCYP1A2ならびに3A4の阻害作用によってクロザピンの血中濃度を上昇させた結果によるものであり，クロザピンの有害事象の発現を助長する要因となるような薬物の併用は推奨できない．

アセナピンはCYP2D6阻害作用を有し，またその寄与率は高いことが推定される．CYP2D6で代謝され自身もCYP2D6を極めて高度に阻害するパロキセチンとアセナピンとの併用で，アセナピンのC_{max}は単独使用時と比較して13%減少したのに対し，パロキセチンのC_{max}およびAUCはパロキセチン単独使用時と比較しそれぞれ82%および92%増加したとの報告があるからである．統合失調症治療においては抗精神病薬の単剤使用が強く推奨されているが，難治例では抗精神病薬の多剤併用を余儀なくされる場合もある．アセナピンとCYP2D6で代謝されるレボメプロマジン，ハロペリドール，クロルプロマジンが併用される際には，これらの未変化体血中濃度が高度に上昇し，過度な鎮静作用が生じることが推測される．またアセナピンとリスペリドン，アリピプラゾールの併用では，リスペリドンやアリピプラゾール未変化体血中濃度の急激な上昇によりドパミンD_2受容体遮断が強くなり錐体外路症状が出やすくなること，特にリスペリドンでは活性代謝物の生成が阻害されるため作用持続時間が短くなることが推測される．

▶DDI管理における検査値や症状などのモニタリングポイント

DDIによって抗精神病薬の血中濃度が急激に変動した際，最も注意しなくてはならないのは悪性症候群である．悪性症候群の発症頻度は0.2%程度であると報告されているが，対応が遅れると重篤な転機をたどるため早急な対応が必要となる．好発時期は，抗精神病薬の用量が変動した1週間以内が多いとされている．初期症状や前駆症状として特異的なものはないが，抗精神病薬のDDIが生じた後に37.5℃以上の高熱・発汗，筋強剛，手足の振戦，流涎，構語障害，嚥下困難，頻脈，呼吸数の増加，血圧上昇，

血清クレアチンキナーゼ(CK)高値，白血球増多などが認められたときは，悪性症候群の発症を疑う必要がある．

　抗精神病薬の血中濃度がDDIによって上昇した場合，過剰なドパミンD₂受容体の遮断によって錐体外路症状の出現やプロラクチン値が上昇する可能性がある．錐体外路症状には，下肢のむずむず感あるいはそわそわ感による苦痛(アカシジア)，口部や手指の規則的な運動(振戦)，舌や頸部などの筋肉の捻転やつっぱり(ジストニア)，唾液分泌過多，上肢の屈伸時の歯車現象など(筋強剛)，小刻みで遅い，あるいは前屈姿勢での前方突進歩行，仮面様顔貌などがある．錐体外路症状のモニタリングには，薬原性錐体外路症状評価尺度(drug induced extra-pyramidal symptoms scale：DIEPSS)が有用である．DIEPSSはトレーニングを受ければ薬剤師であっても実施が可能であるため，常に患者の錐体外路症状を評価できるよう訓練しておくことが望まれる．プロラクチン値が上昇すると，男女ともに骨密度が低下するため骨折のリスクが高くなり，男性では女性化乳房，性欲低下，女性では月経異常，乳汁分泌が生じる．女性の月経異常は妊娠への影響があるのみならず，女性らしさが奪われると感じる場合もある．また，男性の性欲低下は男性としての機能を奪われた喪失感から抑うつに至る場合もあり，男女ともにプロラクチン値は生活機能の向上において重要なモニタリング項目となる．

　抗精神病薬はドパミンD₂受容体に限らずアドレナリンα₁受容体，ヒスタミンH₁受容体，ムスカリンM₁受容体など多くの受容体に作用する．DDIによって抗精神病薬の濃度が上昇すると低血圧，過鎮静，傾眠，イレウスに至るような便秘，食欲亢進や体重増加が生じる可能性がある．特にリスペリドン発売以前から使用されている抗精神病薬では低血圧，過鎮静に，リスペリドン発売以降に上市された抗精神病薬では傾眠，便秘，食欲亢進や体重増加に留意が必要である．また，抗精神病薬の濃度上昇により肝酵素の上昇や白血球数，血小板数の低下が認められる可能性もあるため，モニタリングが必要となる．

　一方，DDIにより薬物血中濃度が低下した場合は，精神症状が増悪することが想定される．いったん精神症状が増悪すると，用量を増加あるいは併用薬を中止ししても症状が改善せず，入院治療が必要となる場合もある．精神症状が増悪した場合には，服薬アドヒアランスの低下がなかったか確認するとともに，DDIを来すような併用薬が開始されていないかの確認も重要である．

DDI管理の具体的な考え方と対処法

> **症例**
>
> 40代男性，統合失調症に対して5年前よりクエチアピン800mg/日，ブロナンセリン24mg/日，パリペリドン6mg/日が使用されており，4年前から既往の心房粗動に対してベラパミルが追加されていた．外来受診時，水中毒の多飲による顕著な浮腫が認められたため入院となった．入院後は「水を飲め」という幻聴は消失していたためパリペリドンは中止，一方で脈拍のコントロールが不良であったため内科医の指示のもとベラパミルがビソプロロールへ変更となった．悪性症候群に酷似した症状の発現が認められたためダントロレンが使用され，発熱，発汗，筋硬直，血清CKの上昇などは改善された．その後も幻聴は消失していたためブロナンセリンの減量・中止を試み，クエチアピンからオランザピンへ置換を行った．現在，抗精神病薬はオランザピン5mg/日のみで精神病症状の出現なく経過している．

　抗精神病薬の至適用量はドパミンD_2受容体を70～80%遮断する量であると考えられており，その用量はクロルプロマジン（CP）換算値でおよそ300～600mgと推測されている．本症例の入院時のCP換算値はベラパミル併用前で2,212mgであり，高用量とされる1,000mgをはるかに上回る用量であった．この3剤併用による高用量処方は激しい精神運動興奮を長い年月をかけて調整してきた結果であり，ベラパミル併用後も主治医は慎重な減薬を提案していたが，患者・家族の強い希望で同じ処方が長期に継続されていた．クエチアピンとブロナンセリンは共にCYP3A4の高度な基質であり，またベラパミルはCYPをやや高度に阻害する薬剤である．これらの併用により，本症例の入院時の抗精神病薬CP換算値は5,200mgに上ると概算された．本症例ではCYP3A4を阻害していたベラパミルの中止により抗精神病薬の急激な用量低下が起こり，悪性症候群に類似した症状が発現したものと考えられる．あらかじめクエチアピンとブロナンセリンを減量した後にベラパミルを中止していれば，悪性症候群の発現を回避できた可能性がある．しかし，本症例のように早急な脈拍コントロールが必要な場合には抗精神病薬の緩徐な減量は困難であり，DDIが解除される際には悪性症候群が起こりうることを想定し，対応する必要があると考えられる．

　精神症状が不安定な時は症状の安定を優先していろいろな薬を出していく足し算の薬剤調整が多くなるが，いったん症状が安定したら安定を維持していくのに必要な薬だけに減らしていく引き算の薬剤調整を行っていくことが理想である．しかし，多くの患者・家族，医師らには，薬を減らすことで安定している症状が悪くなるのでは

ないか，という不安がある．この薬を減らすことへの強い不安や抵抗感が，薬が多く
なる理由の一つと考えられる．多剤であればあるほどDDIが起こりうる可能性は高
くなるため，薬剤師からも患者・家族，医師に多剤のメリットとデメリットを説明し，
お互いにモニタリングできる項目を共有しながらゆっくり安全に抗精神病薬を減薬し
ていく努力は必要である．また，DDIが生じたことに気がついた段階で早急にDDI
を解除するための計画を立てていくことが肝要である．

引用文献

1) 大日本住友製薬株式会社：ロナセン®インタビューフォーム，2019年1月改訂（第12版）.
2) 大野能之ほか：これからの薬物相互作用マネジメント，pp49-50，じほう，2014.
3) 樋坂章博：PISCSの代謝酵素誘導やCYP3A4以外の代謝酵素への適応，薬局，67：77-86，2016.
4) 大野能之：PISCSによるDDIマネジメント，薬局，67：87-94，2016.

（築地 茉莉子）

第3章 臨床上重要な薬剤の実践的DDIマネジメント

3 主に基質薬と阻害薬・誘導薬の両面で重要なもの，およびその他

③抗うつ薬

- 抗うつ薬の併用で特に注意を有するのは，CYP2D6寄与率が極めて高いベンラファキシンと，CYP2D6阻害が極めて高いパロキセチンが併用される場合である．
- 抗うつ薬のDDIで問題となるのは，抗うつ薬の濃度が上昇することにより副作用の増加のリスクが高くなることであり，特にセロトニン症候群には注意が必要である．

　精神疾患により医療機関を受診している患者数は近年大幅に増加しており，300万人を超えている．その内訳は多いものからうつ病，統合失調症，不安障害，認知症などとなっており，特にうつ病は著しく増加している．抑うつを感じた患者が受診する診療科は必ずしも精神科とは限らないため，多岐にわたる診療科からうつ病の治療として抗うつ薬が処方される可能性がある．また，抗うつ薬の適応症にはうつ病・うつ状態以外にも強迫性障害や社会不安障害，パニック障害，外傷後ストレス障害，糖尿病性神経障害，線維筋痛症，慢性腰痛症，変形性関節症などもあるため，抗うつ薬はさまざまな基礎疾患をもった幅広い年齢層の患者に対して処方されることが想定される．したがって，抗うつ薬が処方された患者の併用薬が多いことは容易に推測され，抗うつ薬の薬物相互作用（DDI）管理は非常に重要となる．

抗うつ薬の動態特性

　抗うつ薬の薬物動態の特性として，各薬剤のバイオアベイラビリティには差異があるものの最高血中濃度到達時間は数時間程度で，半減期は10〜30時間程度であること，分布容積が大きくタンパク結合率が高いことは共通している．また，未変化体の排泄率が数%である薬剤が多いことから，肝臓での代謝能が抗うつ薬の薬効に大きな影響を与えていると言える（表3-31）．注目すべき点は，何といっても抗うつ薬はチトクロム（CYP）P450の基質となるものが多く，またCYPを阻害するものも多いことである．CYP3A4とCYP1A2が基質となるものも多いが，抗うつ薬では特にCYP2D6とCYP2C19の強い基質となるものが多く，また阻害の寄与率も高いため注意が必要である（表3-32）．
　CYPには多くの遺伝子多型があり，それによりCYPの活性頻度が異なる．遺伝子

223

第3章 ● 臨床上重要な薬剤の実践的DDIマネジメント

表3-31 代表的な抗うつ薬の薬物動態パラメータ（抜粋）

薬物名	tmax (hr)	t1/2 (hr)	バイオアベイラビリティ(%)	分布容積	タンパク結合率(%)	代謝酵素	代謝物活性	尿中（未変化体）排泄率(%)	トランスポーター
アミトリプチリン	ND	ND	48±11	15±3 L/kg	94.8±0.8	CYP2D6, 3A4, 2C19, 1A2	あり（=ノルトリプチリン）	27.6	－
エスシタロプラム	EM注1：3.8～4.3 PM注2：4.2～5.2	EM：24.6～27.7 PM：51.2～55.8	79.5	872～1053 L	55.4	CYP2C19, 2D6, 3A4	あり（血中濃度は低い）	EM：12.9～13.2 PM：21.2～21.9	ND
セルトラリン	8.7±2.1	22.5±8.1	36	ND	98	CYP2C19, 2C9, 2B6, 3A4 (CYP2D6, 2C9, 2C19阻害)	ほぼない	0.1	ND
デュロキセチン	7.8±2.3	12.75±5.88	31.8～80.2	1450 L	97～99	CYP1A2, CYP2D6 (CYP2D6阻害)	なし（強い活性代謝物は血漿中に認めない）	1未満	ND
トラゾドン	3～4	6～7	82	0.89 L/kg	94.7	CYP3A4, 2D6	一部あり	ND	－
ノルトリプチリン	4.8±0.4	26.7±8.5	64±4	21.1～31.3 L/kg・hr	94	CYP2D6, 2C19	あり	ND	ND
パロキセチン	5.05±1.22	14.35±10.99	86	17.2±9.9 L/kg	95	CYP2D6 (CYP2D6阻害)	なし	0.24	ND
フルボキサミン	4.67±1.37	9.83±2.23	54.4	1862±425 L	81	CYP2D6 (CYP1A2, 2C19, 2D6, 3A4阻害)	弱い	1	P-gp阻害
ベンラファキシン	未変化体：6.0±0.0 代謝物：8.0±1.3	未変化体：11.8±3.2 代謝物：7.9±2.3	34.2	201 L	30	CYP2D6, 3A4 (CYP2D6阻害)	あり	4.7	なし
ミアンセリン	2.0±0.1	18.2±1.3	20±3	15.7±2.2 L/kg	90	CYP2D6, 1A2, 3A4	弱い	ND	ND
ミルタザピン	1.1±0.3	31.7±8.2	49.7	339.1 L	85	CYP2D6, 1A2, 3A4	あり	0～5	ND
ミルナシプラン	2.0～2.6	7.9～8.2	85	414～458L	36.3～38.5	CYP3A4 グルクロン酸抱合	なし	ND	ND

ND：該当資料なし
－：記載なし
注1）EM：CYP2C19のExtensive Metabolizer
注2）PM：CYP2C19のPoor Metabolizer

（各インタビューフォームより作成）

多型の発現頻度には人種差があることが知られており，CYP2C19の活性がほとんどないpoor metabolizer（PM）の頻度は日本人では18～23%であるのに対し，白人は3～5%と比較的少ない．エスシタロプラムの添付文書に通常のCYP2C19活性をもつextensive metabolizer（EM）とPMの薬物動態パラメータが記載されている，あるいは「用法・用量に関する使用上の注意」にPMに対する上限用量が通常用量の半分と特記されている理由は，日本人にPMの頻度が高いからであると考えられる．一方

表3-32 各薬剤の各CYPへの寄与の程度

薬剤名	基質						阻害				
	1A2	2B6	2C9	2C19	2D6	3A4	1A2	2C9	2C19	2D6	3A4
アミトリプチリン				極めて軽度	中等度	極めて軽度					
イミプラミン					中等度						
エスシタロプラム				軽度	中等度						
セルトラリン				中等度		やや高度		極めて軽度		軽度	
デュロキセチン					軽度					高度	
トラゾドン											
ノルトリプチリン					やや高度						
パロキセチン					やや高度					極めて高度	
フルボキサミン									極めて高度		軽度
ベンラファキシン					極めて高度	極めて軽度				極めて軽度	
ミアンセリン					軽度						
ミルタザピン					極めて軽度	軽度					
ミルナシプラン											

注：寄与率不明・未知

（文献1，2，各インタビューフォームより作成）

で，エスシタロプラムよりもCYP2C19の寄与率が高いセルトラリンの添付文書には，PMに対する記述はない．セルトラリンとエスシタロプラムの薬物動態パラメータを比較すると，セルトラリンのバイオアベイラビリティはエスシタロプラムよりも低く，タンパク結合率が高いという違いはあるものの，セルトラリンの未変化体排泄率が約0.1%であることから肝臓での代謝が大きく薬効に影響を及ぼすことが推察される．さらに頻度は未知であるが，セルトラリンはCYP2C19を阻害する．したがって，添付文書に記載はないが，CYP2C19のPMではセルトラリンの用量は半量以下程度に設定されるべきであると考えられる．

　CYP2D6については，日本人のPMは0.84%であるのに対し白人では7～10%と日本人よりも比較的多く，一方で通常よりもCYP2D6の活性が低いintermediate metabolizer（IM）は日本人を含む東洋人ではそれ以外の人種と比較して高頻度の約4割に存在する．CYP2D6の高度な基質であるベンラファキシンを使用している患者がIMであった場合，未変化体と同等の薬効をもつ代謝物が生成されず，EMと比較して十分な薬効が発揮されないあるいは高用量が必要となることが推察される．パロキセチンはCYP2D6の高度な基質であり，また高度な阻害薬であるため，反復使用の過程で自身の代謝も阻害されていくが，パロキセチン使用者がIMであった場合，パロキセチンが代謝されずに未変化体の血中濃度が高くなり，「薬効が強く発揮される」「重篤な副作用が発現しやすくなる」などの事象が生じる可能性があるため低用量の設定が必要となる．一方で，CYP2D6の活性が極めて高いultra-rapid metabolizer（UM）が白人種の1%に存在し，代謝が迅速に行われるためパロキセチンの未変化体の血中濃度が検出限界以下であったとの報告がある．日本人のUMの頻度は非常にまれであるが，服薬アドヒアランスは保てているのにもかかわらずパロキセチンが無効である人の中には，CYP2D6の遺伝子多型によるUMである可能性があることを念頭に置いておく必要がある．2019年7月現在，CYPの遺伝子多型検査はごく一部の先進医療を除いて保険収載されていないためCYPの活性能を考慮して用量を決定することできず，実際に使用した後の薬効評価から個々のCYPによる代謝活性を推測して用量を調節していくことになる．さらに，抗うつ薬のほとんどの添付文書やインタビューフォームにはCYPの遺伝子多型に伴う活性頻度の相違による用量設定に関する記載がないため，薬剤師が個々に情報を収集・整理し，医師・患者と情報を共有していく必要がある．

相互作用を注意すべき薬剤

『日本うつ病学会治療ガイドライン Ⅱ．うつ病（DSM-5）/ 大うつ病性障害 2016』では，2剤以上の抗うつ薬を併用すること（多剤併用）の是非は十分に検討されておらず，原則として単剤で十分な用量を十分期間使用すべきであるとして，中等症・重症うつ病では多剤併用は推奨されない治療とされている．しかし，修正型電気けいれん療法にも十分反応しない難治例では例外的に抗うつ薬同士の併用も考慮する，とある．2016年4月の診療報酬改定以降，抗不安薬が3剤以上処方された場合は処方料，処方箋料が減算されるようになっており，制度上でも抗うつ薬の多剤併用は制限される傾向にあるが，実際のうつ病の治療では依然として抗うつ薬の多剤併用が多い傾向にある．抗うつ薬の併用で特に注意を有するのは，CYP2D6寄与率が極めて高度なベンラファキシンとCYP2D6阻害が極めて高度なパロキセチンが併用される場合である．パロキセチンの併用によりベンラファキシンの血中濃度は11倍となると推測され，

添付文書に記載はないが併用は避けることが望ましい．CYP2D6で代謝されるノルトリプチリン，アミトリプチリン，イミプラミンとパロキセチンの併用も同様である．特に三環系抗うつ薬の血中濃度が上昇すると，心室細動やTorsades de pointesなどの重篤な不整脈を惹起する可能性がある．添付文書では併用注意となっているが極力，避けることが望ましい．CYP2D6を高度に阻害するデュロキセチンは精神科以外からの処方頻度が高く，また他の抗うつ薬と併用される場合が多いと推測されるが，表3-32にあるように多くの薬剤がCYP2D6で代謝されるため，併用薬剤の選択は慎重にするべきである．

　抗うつ薬を変更する際は，一般的に急激なセロトニン濃度の変動がないよう前薬を漸減しつつ新規薬が漸増されるため，一時的に両剤が併用されることがある．パロキセチンは中止されたのちもCYP2D6阻害作用が1週間程度持続する．新規薬を単独で始めた場合よりも副作用を強く感じる場合があるため，起こりうる症状を予測しあらかじめ患者に説明しておく必要がある．

　同上ガイドラインでは，抗うつ薬と抗精神病薬の併用が精神病性うつ病で推奨されている．CYP2D6を阻害するパロキセチンやデュロキセチンとCYP2D6を基質とするリスペリドン，アリピプラゾール，クロルプロマジン，ハロペリドール，レボメプロマジンとの併用では，抗精神病薬の未変化体血中濃度が上昇する可能性がある（パロキセチンとの併用でリスペリドンのトラフ値は1.3〜1.8倍に，アリピプラゾールのAUCは140％上昇）．CYP3A4とCYP1A2を阻害するフルボキサミンと，CYP3A4を基質とするブロナンセリン，ペロスピロン，クエチアピン，CYP1A2とCYP3A4を基質とするオランザピンとの併用では，抗精神病薬の未変化体血中濃度が上昇することが推測される（オランザピンは50〜75％濃度上昇）．これらの併用は避けた別の薬剤を選択することが必要となる．なお，アセナピンはCYP2D6を強く阻害することにより，CYP2D6で代謝される多くの抗うつ薬の血中濃度を上昇させると考えられる（パロキセチンとの併用で，パロキセチンの濃度上昇が報告されている）ため，併用は推奨できない．

　ベンゾジアゼピン系抗不安薬と抗うつ薬の併用は，軽症うつ病に限らず抗うつ薬単独よりも治療効果が高いことが示されている．CYP2C19で代謝されるジアゼパム，メタゼパムとCYP2C19を阻害するフルボキサミンの併用，CYP3A4で代謝されるエチゾラム，アルプラゾラム，ブロマゼパムと，CYP3A4を阻害するフルボキサミンとの併用で，各抗不安薬の血中濃度が上昇することが予測される．常用量依存を招くことのあるベンゾジアゼピン系薬を使用することの是非と共に，DDIの面からもこれらの併用は避けることが望ましい．なお，ベンゾジアゼピン系ではないがCYP2D6で代謝されるタンドスピロンとCYP2D6を阻害するパロキセチン，デュロキセチン，セル

トラリンの併用でもタンドスピロンの血中濃度が上昇すると推測されるため，併用は避けることが望ましい．

　うつ病の診断基準項目の中に不眠があるため，睡眠薬が処方されることがよく見受けられる．ベンゾジアゼピン系睡眠薬の多くはCYP3A4で代謝されるものが多く，フルボキサミンとの併用でこれらの濃度が高くなる可能性が高い．またCYP2C9で代謝されるゾルピデム，ゾピクロン，クアゼパムではセルトラリンとの併用でこれらの濃度が高くなる可能性がある．DDI管理の面からだけではなく，うつ病がよくなるにつれて改善する睡眠障害に，常用量依存を招くことのあるベンゾジアゼピン系睡眠薬を処方することの是非は十分に検討する必要がある．なお，ベゲタミン®配合錠は2016年12月31日に販売が終了となったが，含有されているクロルプロマジンとプロメタジンはCYP2D6で代謝されるためパロキセチンやデュロキセチンとの併用でこれらの血中濃度が上昇する一方，フェノバルビタールはCYP2C9，CYP3A4を誘導するため多くの抗うつ薬の濃度を下げる．

　ベンゾジアゼピン系睡眠薬以外では，メラトニン受容体作動薬のラメルテオン，オレキシン受容体拮抗薬のスボレキサントが併用される可能性がある．ラメルテオンはCYP1A2，CYP2Cサブファミリー，CYP3A4で代謝される．フルボキサミンはCYP1A2，CYP2C19，CYP 3A4を強く阻害し，ラメルテオンのCmaxを2,700%，AUCを8,200%増加させるため両者の併用は禁忌となっている．スボレキサントはCYP3A4，CYP2C19で代謝され，CYP3A4への阻害作用を有する．添付文書に具体的な記載はないが，フルボキサミンとの併用でスボレキサントの血中濃度が上昇し，日中へ傾眠効果を遷延させることが推測される．一方で多くの抗うつ薬の濃度を上昇させ，副作用を発現させる可能性がある．

　選択的エストロゲン受容体調節薬のタモキシフェンは，ホルモン受容体陽性乳癌に対する標準治療薬として広く使用されている．タモキシフェンの代謝にはCYP2D6が関与しており，タモキシフェンの100倍以上の抗エストロゲン活性を有する活性代謝物のエンドキシフェンの生成にはCYP2D6の活性が重要となる．パロキセチンなどの選択的セロトニン再取り込み阻害薬(selective serotonin reuptake inhibitor：SSRI)は乳癌患者のうつ状態に対して使用されることがあり，また以前は米国食品医薬品局(FDA)からタモキシフェン使用患者のホットフラッシュに対してパロキセチンの使用が推奨されていたことから，タモキシフェンとSSRIが併用されるケースは多い．しかし，パロキセチンはCYP2D6を高度に阻害することから，タモキシフェンとパロキセチンの併用によりエンドキシフェンの血中濃度が有意に低下するという報告，またそのことによりパロキセチン併用の患者のみにおいて死亡リスクが有意に上昇したという結果が報告されている．その後，タモキシフェンとCYP2D6を阻害する

SSRIあるいはそれ以外のSSRIとの併用において死亡リスクの上昇に関連はなかったとの報告もあるが，タモキシフェン使用時には高度にCYP2D6を阻害するパロキセチン，デュロキセチンの併用は避け，他の抗うつ薬への変更を検討することが望まれる．

　一般用医薬品の総合感冒薬，鎮咳薬の中にはCYP2D6を基質とするコデインリン酸塩を含むものがあり，CYP2D6を阻害するパロキセチン，デュロキセチン，セルトラリンなどとの併用によりコデインリン酸塩からモルヒネ塩酸塩への代謝が抑制されて鎮咳作用が減弱する可能性がある．また，抗うつ作用を示すサプリメントのセント・ジョーンズ・ワートはCYP3A4，CYP 1A2の誘導を有し，複数の抗うつ薬の効果を減弱させる．抗うつ薬を使用する前に必ず常用するサプリメントを確認し，セント・ジョーンズ・ワートの使用は中止しておく必要がある．

☆ DDI管理における検査値や症状などのモニタリングポイント

　抗うつ薬のDDIで問題となるのは，抗うつ薬の濃度が上昇することにより副作用増加のリスクが高くなることである．特に注意が必要であるのはセロトニン症候群である．セロトニン症候群は抗うつ薬によって脳内のセロトニン濃度が上昇し，セロトニン神経が過剰に反応することによって惹起される．症状は数分から数時間以内に発現し，70％は発症から24時間以内に改善するといわれているが，対応を誤ると重症化する危険がある．軽症例の症状は頻脈，発汗，散瞳，間欠的な振戦・ミオクローヌス，精神症状の変化などで，発熱はないか軽度である．中等度以上では腱反射亢進，持続的なミオクローヌス・振戦と筋強剛，40℃近い発熱が認められる．40℃以上の高熱が持続する重症例では，横紋筋融解症，腎不全，播種性血管凝固症候群（DIC）を併発して死亡に至る場合もある．セロトニン症候群と悪性症候群とは鑑別が難しく，時に併発している場合もある．セロトニン症候群では悪性症候群で認められるクレアチンキナーゼの上昇や白血球数の増加が認められないことが多く，腱反射の亢進やミオクローヌスが特徴である．

　併用薬の変更によってDDIが解除されて抗うつ薬の血中濃度が低下する際には，離脱症状の発現に注意が必要である．脳内のセロトニン濃度が急激に下がることにより生じるもので，一般的に2日後から始まり1週間程度は持続する．症状は嘔気・嘔吐・食欲不振などの消化器症状，発汗・ほてり，不眠・悪夢，めまい・ふらつき，手指振戦・アカシジア・構音障害，気分変動・不安焦燥・イライラ，電気ショックを受けたような感覚・知覚異常，全身倦怠感・筋肉痛・頭痛を伴うかぜ様症状など，極めて多彩である．うつ症状の増悪あるいは再発と誤解される場合もあり，また患者自身の不快感

が極めて高いため，治療に対する自信や意欲を喪失させる要因となりかねない．併用薬の変更には十分配慮する必要がある．

DDI管理の具体的な考え方と対処法

症例

50代女性．電気けいれん療法施行目的で他院から紹介入院となった．入院時の使用薬剤はパロキセチン20mg/日，アトモキセチン120mg/日，ブロチゾラム0.5mg/日，ゾピクロン10mg/日，ニトラゼパム20mg/日であった．電気けいれん療法を施行する予定であったため，睡眠薬はブロチゾラム，ゾピクロンから徐々に減量し，最後にニトラゼパムを減量していった．パロキセチンの併用により血中濃度が上昇していると推測されたアトモキセチンを漸減するとともに，パロキセチンは徐放錠に変更して漸減を試みた．薬剤の減量により抑うつは改善傾向であったため，電気けいれん療法は施行しない方針となった．薬剤減量の過程で不安・焦燥感の亢進が認められたためバルプロ酸が開始され，現在はバルプロ酸のみで経過している．

入院時のアトモキセチンの血中濃度は，パロキセチンの併用により7倍に上昇していたと推測される．漸減をしていたがアトモキセチン減量の段階で不安・焦燥感が高まったのは，パロキセチンによるアクチベーションが出現してきたからであるとも考えらえる．パロキセチンの減量は離脱症状の発現頻度が高く困難である場合が多いが，本症例では入院環境下であったこと，バルプロ酸の開始などにより減量はスムーズであった．うつ病においても，症状が不安定な時は症状の安定を優先にして足し算の薬剤調整になる傾向にあるが，抗うつ薬はDDIに注意するべき薬剤が多く，本症例のように併用薬の濃度を上昇させているケースは多いと考えられる．各薬剤の薬効を評価し，必要な薬剤のみを使用していくことを常に心がけることが，DDI管理の面においても重要である．

引用文献

1）大野能之ほか：これからの薬物相互作用マネジメント．pp49-50，じほう，2014．
2）樋坂章博：PISCSの代謝酵素誘導やCYP3A4以外の代謝酵素への適応．薬局．67：77-86，2016．

（築地 茉莉子）

第3章　臨床上重要な薬剤の実践的DDIマネジメント

3 主に基質薬と阻害薬・誘導薬の両面で重要なもの，およびその他

④抗てんかん薬

- てんかんの薬物治療において最も注意すべき薬物相互作用は，肝薬物代謝酵素の誘導および阻害である．
- フェニトイン，フェノバルビタール，カルバマゼピンはシトクロムP450 (CYP) およびUDP-グルクロノシルトランスフェラーゼ (UGT) の強力な誘導薬である．
- ラモトリギン，トピラマート，ゾニサミド，クロバザム，ペランパネルは酵素誘導の影響を受けやすく，誘導薬を追加または中止すると血中濃度が大きく変動する．
- トピラマートとオクスカルバゼピンは弱いCYP2C19阻害作用を有する．フェニトイン服用患者にこれら抗てんかん薬を導入する際は血中濃度を確認する．
- バルプロ酸はUGTの阻害薬，スチリペントールはCYPの阻害薬である．酵素の阻害によって有害事象の発症リスクが上昇するが，相乗的な臨床効果が得られることもある．

　薬物相互作用は一般的に薬物動態学的相互作用と薬力学的相互作用に分類される．抗てんかん薬の薬力学的相互作用として代表的なものは，Naチャネルを介した相互作用である．フェニトイン，カルバマゼピン，ラモトリギン，ラコサミドはNaチャネルに作用して，てんかん発作を抑制する．実臨床では同じイオンチャネルに作用する抗てんかん薬を組み合わせることがあり，優れた臨床効果が得られる場合もあるが，逆に中枢神経系の有害事象が増強することもある．一方，薬物動態学的相互作用は薬物の吸収，分布，代謝，排泄が併用薬によって変化して血中濃度が変動する現象を指す．てんかんの薬物治療において最も注意すべき相互作用は，肝薬物代謝酵素の誘導および阻害である．本項では，臨床で問題となる抗てんかん薬の薬物動態学的相互作用について重点的に解説する．

抗てんかん薬による酵素誘導

　抗てんかん薬の中でフェニトイン，フェノバルビタール（プリミドンを含む），カルバマゼピンはシトクロムP450 (CYP) およびUDP-グルクロノシルトランスフェラーゼ (UGT) の強力な誘導薬である．これら3剤の酵素誘導能を比較した場合，フェニトインの作用が最も強力であり，フェノバルビタールとカルバマゼピンは同程度である．一方，ルフィナミドとトピラマートも弱い酵素誘導作用を有する．オクスカルバゼピ

● 第3章　臨床上重要な薬剤の実践的DDIマネジメント

ンはカルバマゼピンと類似した構造をもった抗てんかん薬であるが，酵素誘導能はカルバマゼピンよりも弱いのが特徴的である[1]．これらの抗てんかん薬は既存の抗てんかん薬で発作が抑制できない難治例に用いられるため，併用薬の血中濃度の変動に注意が必要である．

酵素誘導作用を有する抗てんかん薬が与える影響について実臨床の症例に基づき解説する（図3-26）．症例1は強直間代発作，欠神発作，ミオクロニー発作など複数の発作型を有し，複数の抗てんかん薬を服用しても発作が抑制されない難治てんかんである．フェニトインを新たに導入し，有効性が明らかでないバルプロ酸，ラモトリギンを整理する方針となった．フェニトイン投与21日（漸増期間中）の血中濃度は$3\mu g/mL$未満であるにもかかわらず，ラモトリギンの血中濃度は約50%低下した．その後，フェニトインの血中濃度は定常状態となったが，バルプロ酸やルフィナミドの血中濃度も減少した．症例2は3種類の抗てんかん薬を服用していたが，週単位の発作と不安，抑うつなどの症状が認められたため，フェノバルビタールを導入してトピラマート，ラモトリギンを整理する方針となった．投与35日後のフェノバルビタールの血中濃度は$13.3\mu g/mL$と一般的な治療濃度範囲の下限であるが，トピラマートとクロバザムの血中濃度は約50%，ラモトリギンの血中濃度は約40%低下した．その後，カルバマゼピンが新たに追加となったが，併用抗てんかん薬の血中濃度の変動は認められなかった．

フェニトイン，フェノバルビタール，カルバマゼピンの酵素誘導は強力で，CYP3A

● 症例1：22歳男性，レノックスガストー症候群

	投与前	投与21日	投与36日	投与50日
バルプロ酸（600mg/日）	$56.3\mu g/mL$	$45.6\mu g/mL$	$47.1\mu g/mL$	$46.8\mu g/mL$
ラモトリギン（125mg/日）	$8.5\mu g/mL$	$4.4\mu g/mL$	$4.5\mu g/mL$	$3.6\mu g/mL$
ルフィナミド（600mg/日）	$10.8\mu g/mL$	$8.0\mu g/mL$	$5.8\mu g/mL$	$5.0\mu g/mL$
フェニトイン		$<3.0\mu g/mL$	$12.0\mu g/mL$	$20.0\mu g/mL$

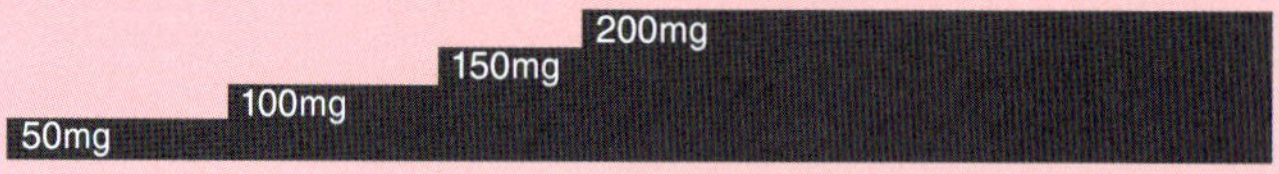

50mg　100mg　150mg　200mg

● 症例2：36歳女性，局在関連性てんかん

	投与前	投与35日	投与154日	投与245日
ラモトリギン（400mg/日）	$7.3\mu g/mL$	$4.7\mu g/mL$	$4.2\mu g/mL$	$4.8\mu g/mL$
クロバザム（10mg/日）	213ng/mL	119ng/mL	96ng/mL	111ng/mL
トピラマート（100mg/日）	$3.0\mu g/mL$	$1.4\mu g/mL$	（中止）	（中止）
フェノバルビタール（60mg/日）	（追加）	$13.3\mu g/mL$	$11.0\mu g/mL$	$10.2\mu g/mL$
カルバマゼピン（200mg/日）		（追加）	$5.1\mu g/mL$	$4.3\mu g/mL$

図3-26　酵素誘導作用を有する抗てんかん薬による血中濃度の変動

で代謝されるトピラマート，ゾニサミド，クロバザム，ペランパネルとUGTで代謝されるラモトリギンは影響を受けやすい．酵素誘導は治療濃度以下でも生じ，誘導の強さは投与量や血中濃度に比例しない．また，複数の酵素誘導能を有する抗てんかん薬を併用しても相互作用の増強は認められない．したがって，酵素誘導作用を有する抗てんかん薬の数，投与量，血中濃度から誘導能の強さを予測することは困難である．酵素誘導は投与開始2〜4週で生じるため，誘導が生じるタイミングで併用抗てんかん薬の血中濃度を測定することによって，酵素誘導の影響を推定することが可能である．

　多くの医薬品の代謝にCYP3Aが関与している．フェニトイン，フェノバルビタール，カルバマゼピンの酵素誘導作用は強力であり，CYP3Aで代謝される薬物の血中濃度を大きく低下させることがある．例えば，統合失調症治療薬のリスペリドン，オランザピン，クエチアピン，アリピプラゾールの血中濃度は酵素誘導作用を有する抗てんかん薬を併用することによって50〜80％低下すると報告されている[1,2]．また，新規抗凝固薬のリバーロキサバン，アピキサバンはCYP3A4の基質である．酵素誘導作用を有する抗てんかん薬の併用は避けるべきとの報告もある[1]．

抗てんかん薬による酵素阻害

　抗てんかん薬の中でバルプロ酸はUGT1A4，UGT2B7の阻害薬であり，同じ代謝酵素で代謝されるラモトリギンの血中濃度を大きく上昇させることが知られている．バルプロ酸のUGTの阻害作用は極めて低用量（125mg/日）かつ低濃度（6.5μg/mL）でも生じることが報告されている[3]．特にラモトリギン導入時の急激な血中濃度の上昇は重症薬疹につながる．このため，バルプロ酸服用患者にラモトリギンを併用する場合は，添付文書で定められた用法用量が遵守されているか確認することが重要である．しかし，Brodieらの報告によると，バルプロ酸，カルバマゼピン，フェニトインいずれかを服用中のてんかん患者にラモトリギンを投与した際の有効率（発作減少率50％以上）はそれぞれ64％，41％，38％であった．したがって，ラモトリギンとバルプロ酸の併用は薬疹に注意が必要であるが，UGTを誘導する抗てんかん薬と併用するより高い有効率が得られる[4]．

　トピラマートとオクスカルバゼピンはCYP2C19に対して弱い阻害作用を有する．フェニトイン服用患者にトピラマートを投与したところ，12人中3人の患者において30〜50％の血中濃度上昇を認めた[5]．また，694人のてんかん患者を対象としたオクスカルバゼピンの有効性を検証した臨床試験において，1,200mg/日以上の投与群はフェニトインの血中濃度が40％上昇したと報告されている[6]．フェニトインは

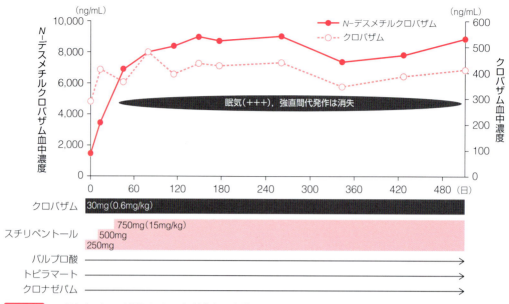

図3-27 スチリペントール導入による血中濃度の変動
45歳女性，Dravet症候群，*CYP2C19*1/*2*

CYP2C9とCYP2C19で代謝され，非線形の薬物動態を示す．特にフェニトインの血中濃度を20μg/mL前後で維持している患者は，酵素阻害作用が弱い薬物に対しても濃度変動を生じやすいため，十分な注意が必要である．

スチリペントールはCYP1A2，CYP2C19，CYP2C9，CYP3A4の阻害薬でフェニトイン，フェノバルビタール，カルバマゼピンの代謝を強力に阻害し，クリアランスを30〜70%低下させる．しかし，本剤の適応はバルプロ酸とクロバザムを併用したDravet症候群が対象であり，これらの抗てんかん薬が併用される可能性は少ない．図3-27にスチリペントール導入例を示すが，本剤の追加投与によりクロバザムの血中濃度は約1.5倍になり，薬理活性を有する代謝物*N*-デスメチルクロバザム（CYP2C19の基質）の血中濃度は約6倍に上昇した．本症例はスチリペントールの投与とクロバザムおよび*N*-デスメチルクロバザムの血中濃度が大きく上昇したことによって強直間代発作が消失したが，傾眠，失調などの有害事象を認めた．添付文書上，スチリペントールの初期用量は体重50kgの患者で1,000mg/日である．しかし，スチリペントールのCYP阻害作用は強力で少量（250mg/日）でも顕著に認められるため，低用量で開始して臨床効果，有害事象の有無，併用薬の血中濃度を確認しながら慎重に増量すべきである．なお，本症例はCYP2C19中間代謝型であったが，CYP2C19代謝活性欠損者は*N*-デスメチルクロバザムの血中濃度が逆に減少するため注意が必要である．

抗てんかん薬の酵素誘導および阻害作用が併用抗てんかん薬の体内動態に与える影響について解説した．酵素誘導作用を有する抗てんかん薬を導入または中止する際は，併用抗てんかん薬の血中濃度を確認し，必要に応じて用量調整を行う必要がある．一方，抗てんかん薬による酵素阻害は有害事象の発症リスクを上昇させることもあるが，相乗的な臨床効果が得られることもある．一般的に抗てんかん薬の薬物治療は長期間服用する必要があるため，DDIのマネジメントは極めて重要である．

引用文献

1) Zaccara G, et al : Interactions between antiepileptic drugs, and between antiepileptic drugs and other drugs. Epileptic Disord, 16 : 409-431, 2014.

2) Spina E, et al : Plasma concentrations of risperidone and 9-hydroxyrisperidone : effect of comedication with carbamazepine or valproate. Ther Drug Monit, 22 : 481-485, 2000.

3) Gidal BE, et al : Evaluation of VPA dose and concentration effects on lamotrigine pharmacokinetics : implications for conversion to lamotrigine monotherapy. Epilepsy Res, 57 : 85-93, 2003.

4) Brodie MJ, et al : Lamotrigine substitution study : evidence for synergism with sodium valproate? 105 Study Group. Epilepsy Res, 26 : 423-432, 1997.

5) Sachdeo RC, et al : Topiramate and phenytoin pharmacokinetics during repetitive monotherapy and combination therapy to epileptic patients. Epilepsia, 43 : 691-696, 2002.

6) Barcs G, et al : Oxcarbazepine placebo-controlled, dose-ranging trial in refractory partial epilepsy. Epilepsia, 41 : 1597-1607, 2000.

（山本 吉章）

3 | 主に基質薬と阻害薬・誘導薬の両面で重要なもの，およびその他

⑤カルシニューリン阻害薬

- DDIマネジメントにはカルシニューリン阻害薬の血中濃度測定が有用である．
- タクロリムスの相互作用の強度は*CYP3A5*遺伝子多型の内的因子に影響される．
- シクロスポリンはP-糖タンパクやOATP1B1，1B3阻害作用をもつ．
- DDIマネジメントは血中濃度の変化だけでなく，時間軸を考慮する．

わが国の臓器移植は年々増加し，現在腎移植件数が年間約1,500件と最も多く，肝移植が年間約400件と続く．一方，造血幹細胞移植は年間約5,000件実施されているが，これら移植後の拒絶や移植片対宿主病（GVHD）防止目的で，免疫抑制薬であるカルシニューリン阻害薬タクロリムスあるいはシクロスポリンが中心的な役割で使用されている．2017年の国内調査によると，臓器移植におけるタクロリムス使用は全移植患者の85～88％と，シクロスポリンの11～15％に比べて多い[1]．これら薬剤は治療薬物濃度モニタリング（TDM）を実施することで診療報酬が得られるので，DDIマネジメントはこれらカルシニューリン阻害薬の血中濃度の定期的モニタリングが有用である．

動態特性

カルシニューリン阻害薬の薬物動態的な特徴を表3-33にまとめた．TDMの際のターゲット濃度は，施設や併用薬剤レジメンによって異なるため，参考的な値であるが，タクロリムスの血中濃度は臓器移植後の維持期において5ng/mL前後を維持させる[2]．これはシクロスポリンの血中ターゲット濃度よりも著しく低い．そのためタクロリムスは併用薬剤の影響を受けやすく，併用薬が新規導入された際は，併用1週間後の血中濃度をモニタリングすることが望ましい．タクロリムスとシクロスポリン共にCYP3A4とCYP3A5によって代謝されるが，その寄与率は異なる．シクロスポリンはCYP3A4の寄与がCYP3A5よりも約2.3倍高いのに対して，タクロリムスはCYP3A5の寄与が1.5倍，CYP3A4よりも高い．タクロリムスのバイオアベイラビリティ（BA）は5～65％と患者間変動が大きいが，これはCYP3A5の遺伝子多型で説明できる．すなわち，6986番目のアデニン（*1）がグアニン（*3）に変異しているヒトで

3 主に基質薬と阻害薬・誘導薬の両面で重要なもの，およびその他

表3-33 カルシニューリン阻害薬の特徴

	タクロリムス	シクロスポリン
臓器移植 退院後の経口剤による維持期 ターゲットトラフ濃度*	3 〜 8ng/mL	50 〜 200ng/mL
造血幹細胞移植 持続点滴 ターゲット濃度*	8 〜 15ng/mL	400 〜 500ng/mL
薬物代謝酵素の寄与率	CYP3A5 ＞ CYP3A4	CYP3A4 ＞ CYP3A5
関与するトランスポーター	P-糖タンパク	P-糖タンパク
バイオアベイラビリティ	20（5 〜 65）%	38（35 〜 42）%
胆汁排泄率	95%	76%
トランスポーター阻害作用		
P-糖タンパク	△	◎
OATP1B1	―	◎
OATP1B3	―	◎

＊：移植実施施設と併用する免疫抑制薬のレジメンによって異なる（移植直後はより高濃度）
◎：強力に阻害，△：阻害するが臨床において影響は少ない

は，mRNAが発現しておらず，結果的に酵素活性をもたない．この変異は日本人において約50%と多く，2人に1人はタクロリムスを代謝することができない．*CYP3A5* 1/*1*所有患者の場合，タクロリムスを速やかに代謝できるため，タクロリムスのBAはわずか5 〜 10%と少ないが，*CYP3A5*3/*3*に変異している患者のBAは平均約20%と高い．一方で，シクロスポリンの体内動態は*CYP3A5*遺伝子多型の影響を受けないが，P-糖タンパクや有機アニオントランスポーター（OATP）1B1，1B3などの薬物輸送トランスポーター阻害作用を有する．これはシクロスポリンの比較的臨床低濃度の50ng/mLでも阻害するため，併用薬との相互作用は回避できず，相互作用ありきで併用薬をマネジメントする必要がある．

免疫抑制薬レジメン作成時の注意点

A タクロリムスとプロトンポンプ阻害薬の相互作用

化学療法レジメンと同様に免疫抑制薬も1剤を大量に使用すると，重篤な副作用を発現することから，複数の免疫抑制薬を低用量で組み合わせる併用療法が行われている．現在，国内の標準的なレジメンはタクロリムスとミコフェノール酸モフェチル（MMF）併用療法であり，これに経口ステロイドが加わる3剤併用療法が実施されて

いる．タクロリムスと経口ステロイドの副作用である消化器障害を回避する目的で，レジメンの中に胃酸分泌抑制薬を加えるが，オメプラゾールやランソプラゾールのようなプロトンポンプ阻害薬（PPI）はタクロリムスの血中濃度を上昇させ，一方でプロドラッグMMFの活性本体であるミコフェノール酸（MPA）の血中濃度を低下させる可能性があるため，PPIの選択は慎重になされるべきである[3,4]．オメプラゾールやランソプラゾールは主にCYP2C19，一部CYP3A4で代謝される．日本人の約20%にCYP2C19酵素活性欠損者が存在し，オメプラゾールやランソプラゾールを代謝させることができない．こうした患者はCYP3A4が関与する代謝経路で主にPPIを消失させる．一方で，タクロリムスの代謝には主にCYP3A5，次いでCYP3A4が関与するが，CYP3A5酵素活性欠損（*3/*3）患者において，タクロリムスはCYP3A4によってのみ代謝される．日本人では約10%にCYP2C19とCYP3A5の両方の酵素活性欠損者が存在し，特にこのような患者でCYP3A4を介したタクロリムスとPPIの薬物相互作用が起こる[5]．この相互作用を回避するために，当院のレジメンにはラベプラゾールが選択されている．ラベプラゾールではこの相互作用は観察されない．

B シクロスポリンとエベロリムス併用レジメンの注意点

　近年，低用量のmTOR阻害薬エベロリムスが免疫抑制薬の一つに加わった．タクロリムスにエベロリムスを併用させることで，タクロリムスのターゲットトラフ濃度を3ng/mLまで下げる施設が散見される．この目的はタクロリムスの副作用である腎機能障害をさらに抑え込むことにある．また，施設によってはシクロスポリンベースにエベロリムスをアドオンさせる．エベロリムスのBAは約15%と低い．これはエベロリムスの吸収の際に消化管に存在するP-糖タンパクによって，ほとんどが管腔側に戻されるため，門脈側に入る込むことができないためである．シクロスポリンはP-糖タンパク阻害作用を有するため，シクロスポリンとの併用によってエベロリムスのBAは約2倍増加し，体内曝露量（AUC）は約2倍増加する[6]．そのため，タクロリムスベースレジメンとシクロスポリンベースレジメンでは，エベロリムスの投与量が異なり，エベロリムス投与量だけにフォーカスを合わせた場合，シクロスポリンベースの方が経済的である．つまりエベロリムスのターゲットトラフ濃度は3 ～ 8ng/mLであり，この目標値に合わせて投与量を調節する必要があるが，シクロスポリンベース時において，エベロリムスは低用量で目標値に入れることができる．

　しかし，エベロリムスの副作用の一つに高脂血症があり，約40%の患者に脂質異常症を出現させる．これにシクロスポリン由来と副腎皮質ステロイド由来の脂質異常症を合わせると，シクロスポリン-エベロリムス-副腎皮質ステロイド併用レジメンでの脂質異常を起こす頻度は極めて高い．国内の移植医あるいは腎臓内科医の多くは脂

3 | 主に基質薬と阻害薬・誘導薬の両面で重要なもの，およびその他

表3-34 シクロスポリンとHMG-CoA還元酵素阻害薬の相互作用

HMG-CoA還元酵素阻害薬	HMG-CoA還元酵素阻害薬の添付文書	シクロスポリンの添付文書	HMG-CoA還元酵素阻害薬の血中濃度変化	
			AUC（倍）	C_{max}（倍）
プラバスタチン	併用注意	併用注意	9.93 ↑	7.78 ↑
シンバスタチン	併用注意	併用注意	7.97 ↑	7.56 ↑
フルバスタチン	併用注意	併用注意	3.55 ↑	4.10 ↑
アトルバスタチン	併用注意	併用注意	7.45 ～ 8.69 ↑	6.59 ～ 10.7 ↑
ピタバスタチン	併用禁忌	併用禁忌	4.6 ↑	6.6 ↑
ロスバスタチン	併用禁忌	併用禁忌	7.08 ↑	10.6 ↑

（各インタビューフォームより作成）

質異常症の治療薬として，アトルバスタチンを選択している（約60%）．シクロスポリンはピタバスタチンとロスバスタチンと併用禁忌のため（表3-34），残る1つのストロングスタチンであるアトルバスタチンを第一選択薬にしているようである．エベロリムスの副作用である高脂血症の治療薬としてアトルバスタチンを選択すると，今度はシクロスポリンとアトルバスタチンの相互作用が起こる（表3-34）．HMG-CoA還元酵素阻害薬はOATP1B1によって主に肝臓に取り込まれ，その後胆汁排泄されるが，シクロスポリンはこのOATP1B1を強力に阻害する（表3-33）．表3-34に示すように，シクロスポリンのOATP阻害によって，各HMG-CoA還元酵素阻害薬の血中濃度は著しく上昇する．さらに，HMG-CoA還元酵素阻害薬の血中濃度依存的に血中および尿中ミオグロビンが上昇し，ミオグロビン尿が出ることで腎尿細管に沈着と閉塞を起こし，腎不全を引き起こす．一方で，HMG-CoA還元酵素阻害薬は糖尿病の発症リスクを高める報告もある[7]．免疫抑制薬物療法にエベロリムスをアドオンすることで，負のスパイラルが稼働する．近年ポリファーマシーが社会的問題になっているが，免疫抑制薬のベースレジメンは，今後起こりうる副作用の可能性と，副作用予防と対策に使用する医薬品費も考慮して，長期的な視野で慎重に選択されるべきである．

C カルシニューリン阻害薬とMMF併用レジメンの注意点

MMFは生体内のカルボキシエステラーゼで活性本体MPAへと加水分解され，その後MPAはUGT1A9によってフェノール性水酸基グルクロン酸抱合体（MPAG）へと代謝される．MPAGは主に腎臓から排泄されるが，一部，胆汁排泄され，腸管内において細菌由来のβ-グルクロニダーゼによって加水分解され，再びMPAに戻り体内に取り込まれる．これを腸肝循環と呼んでいる．MPAの12時間にわたる血中濃度

プロファイルは投与後6時間以降にセカンドピークが現れるが，これは腸肝循環によるものである．MPAGは主にOATP1B3によって循環血液から肝臓に取り込まれる．上記のHMG-CoA還元酵素阻害薬のOATP1B1を介した相互作用と同様に，シクロスポリンはOATP1B3も阻害する．MPAGの肝臓への取り込みがシクロスポリンによって阻害されると，MPAGの血中濃度は上昇する一方で，MPAGからMPAへの腸肝循環が低下する．結果的に通常MMF投与後6時間以降に観察されるセカンドピークはなくなり，MPAの体内曝露量（AUC）が低下する．こうした相互作用の結果，タクロリムスベースよりもシクロスポリンベースのレジメンにおいて，MPAの血中濃度は低く推移する．MPAのTDMは12時間までのAUCとして30〜60μg・時/mLを有効域として実施されるが，タクロリムスベース時と同等のMPAのAUCを得るためには，シクロスポリンベースのMMFの投与量を上げる必要がある．MPAの副作用に下痢があるが，これはMPAの腸肝循環に起因する．シクロスポリンベースのレジメンではMPAによる下痢の発現頻度は9.8%であるが，タクロリムスベース時のMPAの下痢は16%と多い．これはタクロリムスでは，MPAと相互作用を起こさず，通常のMPAの腸肝循環が起こるからである．

臓器移植術後，外来フォローでの注意点

　タクロリムスおよびシクロスポリン共に，CYP3A4/5とP-糖タンパクの基質であるため，一般に知られているこれらの阻害や誘導作用をもつ薬剤と相互作用する．しかし，上記のように，相互作用による血中濃度の変動幅はタクロリムスが大きい．例えば，グレープフルーツジュースはCYP3A4とP-糖タンパクを阻害するが，シクロスポリン服用腎移植患者に対するグレープフルーツジュースの影響を検討した4つのスタディでは，1.08〜1.38倍の範囲でのAUC増加であったのに対し，タクロリムス服用の肝移植患者における報告では，平均2.1倍増加している[8]．トラフ濃度5ng/mLをターゲットにしている場合，グレープフルーツジュースによって10ng/mLを推移することになるため，タクロリムスで長期生着を目指している患者に対しては継続的な嗜好品に対する指導が必要である．移植後3ヵ月以降の維持期において長期にわたって10ng/mL以上のタクロリムストラフ濃度を推移させた場合，副作用である腎線維化や腎機能障害のリスクが高まる[9, 10]．そのため，5ng/mL前後という可能な限り低めの血中濃度でタクロリムス投与量をマネジメントする必要がある．特にCYP3A5*3/*3所有患者では，タクロリムスの血中濃度が目標値よりも2割程度高めに推移するため，CYP3A5遺伝子多型情報を取り入れて，血中濃度を2割程度低めで計算した処方提案するとマネジメントしやすい[9]．

他科あるいは他施設受診で，臓器移植患者にクラリスロマイシンが一時処方される
ケース，あるいはベラパミルが処方されるケースに遭遇する．さらに口腔カンジダ症
に対して口腔内塗布剤のミコナゾールが処方されるケースがある．これらの薬剤は
P-糖タンパクやCYP3A4を共に阻害するため，併用によってカルシニューリン阻害
薬，特にタクロリムスの血中濃度が約2倍あるいはそれ以上に上昇する．他科からの
併用薬処方時に他剤への切り替えを疑義照会するが，変更不可能な薬剤の併用を開始
する場合は，各施設の目標濃度に合わせて，タクロリムスやシクロスポリンの投与量
を減量する必要がある．可能であれば減量後，定常状態に入る1週間後に再度血中濃
度を測定することが望ましく，併用薬の服薬アドヒアランスの指導と，併用薬服用中
につきカルシニューリン阻害薬の投与量が現在の量である旨を患者に理解してもらう
必要がある．

造血幹細胞移植患者への抗真菌薬の投与

造血幹細胞移植患者に対しては，深在性真菌症の予防目的で抗真菌薬が投与される．
カルシニューリン阻害薬を経口投与している造血幹細胞移植患者に，イトラコナゾー
ル内用液を連日投与開始した場合，タクロリムスおよびシクロスポリンの血中濃度は
併用開始後それぞれ6日および5日に安定し，併用後のタクロリムスとシクロスポリ
ンの1回あたりの投与量は，併用前と比べてそれぞれ平均30%と70%であった（図
3-28)[11]．イトラコナゾールとの相互作用はシクロスポリンよりもタクロリムスにお
いてより顕著であり，シクロスポリンは平均2.7倍の上昇であったのに対して，タク
ロリムスは平均5.6倍増加している．イトラコナゾール併用後3日目に急激にタクロ
リムスの血中濃度が上昇するのも特記すべき点である．つまりイトラコナゾール併用
開始，1〜2日間の血中濃度モニタリングよりも，併用後3日目以降のマネジメント
が重要であり，細心の注意を払うべきである[11]．タクロリムスの1回あたりの投与量
を前日の80%を目安に，5日間かけて段階的に減量することでイトラコナゾールとの
併用をマネジメントできる．ただ相互作用の程度に個体差があるため，アゾール系抗
真菌薬併用後1週間は毎日血中濃度を確認すべきである．特に*CYP3A5*3/*3*患者で
は，タクロリムスの代謝はCYP3A4のみで行われる．イトラコナゾールはCYP3A5よ
りもCYP3A4を強く阻害する．*CYP3A5*3/*3*患者は，イトラコナゾール服用によっ
てタクロリムスの代謝経路が遮断されるため，*CYP3A5*1*アレル保有患者よりも血
中濃度が上昇しやすい[12]．この現象は造血幹細胞移植患者に限らず，タクロリムス服
用の膠原病患者でも同様に観察される[11]．長期でみた場合，タクロリムス服用の
*CYP3A5*3/*3*患者へのイトラコナゾール併用は，腎機能障害を起こすリスクが高

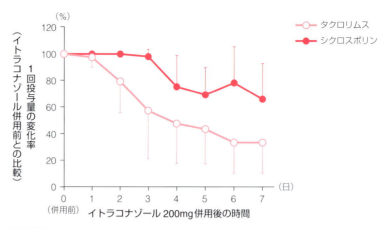

図3-28 イトラコナゾール併用によるカルシニューリン阻害薬の一回投与量推移
(文献11より引用)

い[12]．疾患にかかわらずカルシニューリン阻害薬服用患者に対しては，定期的な血中濃度測定以外に，血清クレアチニン値など腎機能検査を定期的に実施すべきである．

カルシニューリン阻害薬のDDI管理のポイントは，個々の患者の血中カルシニューリン阻害薬のトラフ濃度推移を定期的に確認しておくことである．各種ガイドラインにも「相互作用が疑われる薬剤が追加になった場合，免疫抑制薬の血中濃度の測定し，投与量の再評価を行うべき」と記載されている．現在カルシニューリン阻害薬のみならず，エベロリムスおよびMPAの血中濃度が容易に測定でき，さらに各薬剤の有効域が明確にされている．タクロリムスとシクロスポリンおのおのの薬物動態的特徴を正しく理解することで，他剤併用時の短期，長期にわたる服用によるリスクを評価することができる．多剤併用が問題になっている今，ベースとなる免疫抑制薬レジメンを再度見直す時なのかもしれない．

引用文献

1) 日本移植学会ほか：腎移植臨床登録集計報告(2018) 2017年実施症例の集計報告と追跡調査結果．移植，53：89-108, 2018．
2) 日本TDM学会ほか：免疫抑制薬TDM標準化ガイドライン2018［臓器移植編］，金原出版，2018．
3) Itagaki F, et al : Drug interaction of tacrolimus and proton pump inhibitors in renal transplant recipients with *CYP2C19* gene mutation. Transplant Proc, 34 : 2777-2778, 2002.
4) Miura M, et al : Early phase limited sampling strategy characterizing tacrolimus and mycophenolic acid pharmacokinetics adapted to the maintenance phase of renal transplant patients. Ther Drug Monit, 31 : 467-474, 2009.
5) Miura M, et al : Influence of rabeprazole and lansoprazole on the pharmacokinetics of tacrolimus in relation to CYP2C19, CYP3A5 and MDR1 polymorphisms in renal transplant recipients. Biopharm Drug Dispos, 28 : 167-175, 2007.
6) Kovarik JM, et al : Differential influence of two cyclosporine formulations on everolimus pharmacoki-

netics : a clinically relevant pharmacokinetic interaction. J Clin Pharmacol, 42 : 95-99, 2002.

7) Choe EY, et al : HMG CoA reductase inhibitor treatment induces dysglycemia in renal allograft recipients. Transplantation, 97 : 419-425, 2014.

8) Liu C, et al : Co-administration of grapefruit juice increases bioavailability of tacrolimus in liver transplant patients : a prospective study. Eur J Clin Pharmacol, 65 : 881-885. 2009.

9) Satoh S, et al : *CYP3A5*1* allele associated with tacrolimus trough concentrations but not subclinical acute rejection or chronic allograft nephropathy in Japanese renal transplant recipients. Eur J Clin Pharmacol, 65 : 473-481, 2009.

10) Miura Y, et al : Factors increasing quantitative interstitial fibrosis from 0 hr to 1 year in living kidney transplant patients receiving tacrolimus. Transplantation, 15 : 78-85, 2011.

11) Nara M, et al : Effect of itraconazole on the concentrations of tacrolimus and cyclosporine in the blood of patients receiving allogeneic hematopoietic stem cell transplants. Eur J Clin Pharmacol, 69 : 1321-1329, 2013.

12) Togashi M, et al : Effect of *CYP3A5* and *ABCB1* polymorphisms on the interaction between tacrolimus and itraconazole in patients with connective tissue disease. Eur J Clin Pharmacol, 71 : 1091-1097, 2015.

（三浦 昌朋）

- 第3章　臨床上重要な薬剤の実践的DDIマネジメント

3 | 主に基質薬と阻害薬・誘導薬の両面で重要なもの，およびその他
⑥抗悪性腫瘍薬（フッ化ピリミジン系）

- CYP2C9によって代謝され，治療域が狭いフェニトインやワルファリンでは，フッ化ピリミジン系抗悪性腫瘍薬との相互作用に注意が必要である．
- フェニトインとの併用の際には，TDMに基づくフェニトインの投与量調節とともに，めまい・ふらつきなどフェニトイン中毒の初期症状に注意する．
- ワルファリンとの併用の際には，PT-INRによるワルファリンの投与量調節とともに，出血傾向などワルファリンの作用増強に注意する．
- フッ化ピリミジン系抗悪性腫瘍薬の併用開始から検査値の変動や副作用症状の発現までには1〜2週間から1ヵ月前後の時間差がある．
- フッ化ピリミジン系抗悪性腫瘍薬の切り替えの際には，自宅残薬にも注意する．

　フッ化ピリミジン系抗悪性腫瘍薬は代謝拮抗薬に分類される薬剤であり，さまざまな癌腫の化学療法に用いられる．古典的な抗悪性腫瘍薬であるものの，わが国における胃癌や大腸癌などの治療ガイドラインで推奨される化学療法の一つとして提示されており，特にプロドラッグ型の経口剤やその配合剤は外来での化学療法やアジュバント療法に用いられ，病院だけでなく地域薬局でも目にすることの多い抗悪性腫瘍薬である．本項では，フッ化ピリミジン系抗悪性腫瘍薬において注意すべき薬物相互作用を解説する．

フッ化ピリミジン系抗悪性腫瘍薬と他薬との相互作用

　内因性の核酸塩基の一つであるウラシルの5位の水素をフッ素に置換したものがフルオロウラシル（販売名：5-FU）であり，わが国では1960年代から用いられている抗悪性腫瘍薬である．フルオロウラシルは，生体内でジヒドロピリミジンデヒドロゲナーゼ（DPD）によって代謝され，その消失半減期は数分と血中からの消失が非常に速い．そこで，フルオロウラシルにフラン環を付加したプロドラッグであるテガフール（販売名：フトラフール®）が開発され，テガフールは肝臓で徐々にフルオロウラシルに変換されるため，フルオロウラシルの血中濃度が持続する．その後，腫瘍細胞内の酵素で活性型に変換されるタイプとしてドキシフルリジン（販売名：フルツロン®）やカペシタビン（販売名：ゼローダ®）が開発された．また，フルオロウラシルの分解酵素で

あるDPDを阻害するウラシルをテガフールに配合することでフルオロウラシルの血中濃度持続を図ったユーエフティ®，ウラシルよりも200倍強いDPD阻害活性を有するギメラシルと消化管障害の軽減を目的としたオテラシルカリウムをテガフールに配合したティーエスワン®も開発されている.

　フッ化ピリミジン系抗悪性腫瘍薬の薬物相互作用として，フェニトイン服用中の患者がフッ化ピリミジン系抗悪性腫瘍薬による化学療法を開始した際にフェニトインの血中濃度が上昇して中毒症状を引き起こした症例や，ワルファリン服用中の患者がフッ化ピリミジン系抗悪性腫瘍薬による化学療法を開始した際にワルファリンの作用が増強した症例が多数報告されている.

　この薬物相互作用の詳細なメカニズムは明らかになっていないが，フェニトインとワルファリンが共にシトクロム P450（CYP）2C9によって代謝されることから，CYP2C9が関与していると考えられている.また，各種フッ化ピリミジン系抗悪性腫瘍薬で同様の薬物相互作用が報告されていることから，これらに共通の生成物であるフルオロウラシルが関与していると考えられる.過去に，フルオロウラシルはCYP2C9に対して直接的な競合阻害を示さないこと[1]，ラットCYP2Cサブファミリーのタンパク発現量を低下させ，フルオロウラシル投与と発現量低下との間にタイムラグが存在することが報告されている[2,3].これらのことは，フルオロウラシルはCYP2C9の発現過程（転写，翻訳）か消失過程（安定性，代謝）に影響していることを示唆している.

Ａ フェニトイン

　フェニトインとテガフール・ウラシル配合剤との併用による相互作用症例が1990年に報告され，それ以降もフルオロウラシル，テガフール，テガフール・ギメラシル・オテラシルカリウム配合剤，カペシタビンなどのフッ化ピリミジン系抗悪性腫瘍薬との相互作用症例が多数報告されている.

　フェニトインは広く用いられているヒダントイン系の抗てんかん薬である.治療域は一般的に $10 \sim 20\,\mu\mathrm{g/mL}$ が目安とされており，治療域から逸脱すると症状のコントロールができなくなったり，中毒症状を発現したりする可能性がある.また，フェニトインの体内動態は非線形であり，用量の増加が急激な血中濃度の上昇につながることや，体内動態に個人差が存在することなどから，治療薬物モニタリング（TDM）により血中濃度を測定しながら用量調節が行われる.

　フッ化ピリミジン系抗悪性腫瘍薬を併用する際のポイントとして，フッ化ピリミジン系抗悪性腫瘍薬の併用開始から，フェニトインの血中濃度が中毒域に上昇するまでに1〜2週間の時間差があることが挙げられる.これは，相互作用メカニズムとして，

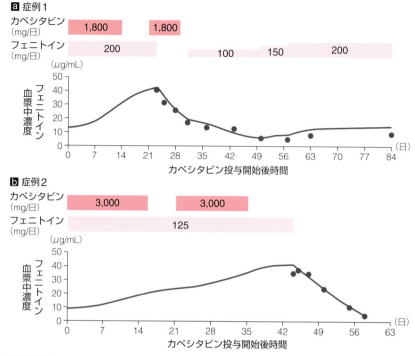

図3-29 カペシタビンとフェニトインの相互作用の薬物動態学的相互作用モデルによる解析

カペシタビンとフェニトインの相互作用を表現可能な薬物動態学的相互作用モデルを構築し，カペシタビンの併用によりフェニトイン血漿中濃度の上昇を認めた自験例2例について解析した．■はカペシタビン，■はフェニトインの投与スケジュール，●はフェニトイン血漿中濃度の実測値，━はモデル解析による計算値を示す．

（文献4より引用，一部改変）

前述したようにCYP2C9タンパクの発現に影響を及ぼしていると考えられるためである．一例として，薬物動態学的相互作用モデルを構築し，カペシタビンとフェニトインの相互作用症例を解析した結果を図3-29に示す[4]．モデル解析の結果からは，カペシタビンの投与開始とともにフェニトインの血中濃度は徐々に上昇し，カペシタビンの休薬期間中も上昇したままであることが予測された．

したがって，フェニトインを服用中の患者にフッ化ピリミジン系抗悪性腫瘍薬を併用する際には，TDMによりフェニトインの血中濃度をモニタリングしながらフェニトインの用量を調節する必要があるが，併用開始直後だけでなく，数週間にわたって注意し続ける必要がある．さらに，フッ化ピリミジン系抗悪性腫瘍薬の休薬期間を含むレジメンの場合，休薬期間だからといってフェニトインの投与量をもとに戻すのは危険であり，休薬期間もTDMによる投与量の調節が必要である．また，フェニトイン中毒の症状として，嘔気・嘔吐，めまい，ふらつき，眼振，歩行障害，構音障害，意識障害などのモニタリングも重要である．

3 主に基質薬と阻害薬・誘導薬の両面で重要なもの，およびその他

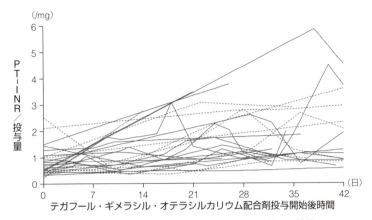

図3-30 テガフール・ギメラシル・オテラシルカリウム配合剤併用開始後のPT-INRの推移
テガフール・ギメラシル・オテラシルカリウム配合剤併用開始後のPT-INR，ワルファリン投与量の報告値（点線：文献5，実線：文献6）をもとに，PT-INR/投与量を算出し，プロットした．

B ワルファリン

ワルファリンとフルオロウラシルとの併用による相互作用症例が1988年に報告されて以降，カペシタビン，テガフール・ウラシル配合剤，テガフール・ギメラシル・オテラシルカリウム配合剤などのフッ化ピリミジン系抗悪性腫瘍薬との相互作用が多数報告されている．

ワルファリンはクマリン系の抗凝固薬であり，心筋梗塞や心房細動をはじめとするさまざまな疾患に対して使用されている．ワルファリンはその薬理効果や体内動態に関与するタンパクの遺伝子多型や食習慣などにより，投与量と効果との関係に大きな個人差が存在する．また，薬理効果の指標として，プロトロンビン時間－国際標準比（PT-INR）などの凝固能をモニタリングし，投与量調節が行われるが，その治療域は狭く，一般に2.0～3.0（70歳以上の高齢者などでは1.6～2.6）とされる．

フッ化ピリミジン系抗悪性腫瘍薬を併用する際のポイントとして，フェニトインと同様にCYP2C9の変動に時間差があることに加え，ワルファリンの体内動態の変動と薬理効果の変動にも時間差があることから，フッ化ピリミジン系抗悪性腫瘍薬の併用を開始してPT-INRが変動するまでフェニトイン以上の時間差を生じる場合があることが挙げられる．一例として，ワルファリン服用中の患者におけるテガフール・ギメラシル・オテラシルカリウム配合剤の併用開始後の投与量で補正したPT-INRの推移を図3-30に示す．過去の症例集積研究によると，テガフール・ギメラシル・オテラシルカリウム配合剤の併用開始からPT-INRが最高値を示すまでの期間は，平均29.2日（範囲12～77日，8例）[5]や中央値27.5日（範囲4～231日，27例）[6]との報告がある．

したがって，ワルファリンを服用中の患者にフッ化ピリミジン系抗悪性腫瘍薬を併

用する際には，PT-INRなどの血液凝固能をモニタリングしながらワルファリンの用量を調節する必要があるが，併用開始直後だけでなく，1ヵ月前後にわたって注意し続ける必要がある．また，フェニトインと同様に，フッ化ピリミジン系抗悪性腫瘍薬の休薬期間もPT-INRによる投与量の調節が必要である．さらに，ワルファリンの作用増強による症状として，出血傾向のモニタリングも重要である．なお，治療効果，腎機能，薬価などの面から薬物治療上の問題がなければ，ダビガトラン，リバーロキサバン，エドキサバン，アピキサバンといった直接経口抗凝固薬（DOAC）への変更も可能であろう．これらDOACにおいては，現時点でフッ化ピリミジン系抗悪性腫瘍薬との相互作用は報告されていない．

フッ化ピリミジン系抗悪性腫瘍薬同士の相互作用

前述のように，テガフール・ギメラシル・オテラシルカリウム配合剤には，フルオロウラシルの代謝を強力に阻害するギメラシルが配合されている．したがって，他のフッ化ピリミジン系抗悪性腫瘍薬を併用すると，フルオロウラシルの血中濃度が著しく上昇し，早期に重篤な血液障害や下痢，口内炎などの消化管障害が発現するおそれがあるため，併用禁忌である．同時併用だけでなく，テガフール・ギメラシル・オテラシルカリウム配合剤の投与中止後少なくとも7日間は他のフッ化ピリミジン系抗悪性腫瘍薬を投与してはいけないため，化学療法レジメンの切り替えの場合にも注意が必要である．

さらに，患者宅の残薬の確認も重要なポイントである．過去に，肝転移を認めた患者において，ドキシフルリジンからテガフール・ギメラシル・オテラシルカリウム配合剤へ切り替えた際，患者が自宅残薬となっていたドキシフルリジンと新たに処方されたテガフール・ギメラシル・オテラシルカリウム配合剤を自己判断で併用してしまい，重篤な血液障害が発現した症例が報告されている[7]．フッ化ピリミジン系抗悪性腫瘍薬を含む化学療法レジメンの切り替えの際には，患者に対して併用の危険性を十分に理解させ，自宅残薬の状況を確実に把握し，過去に処方されたフッ化ピリミジン系抗悪性腫瘍薬は処分するなどの対応も必要であろう．

引用文献

1) Park JY, et al : Inhibitory effect of 5-fluorouracil on human cytochrome P_{450} isoforms in human liver microsomes. Eur J Clin Pharmacol, 59 : 407-409, 2003.

2) Stupans I, et al : Effects of 5-fluorouracil treatment on rat liver microsomal enzymes. Xenobiotica, 25 : 1-8, 1995.

3) Afsar A, et al : Modulation of the expression on constitutive rat hepatic cytochrome P450 isozymes by

5-fluorouracil. Can J Physiol Pharmacol, 74 : 150-156, 1996.

4) Miyazaki S, et al : Pharmacokinetic model analysis of interaction between phenytoin and capecitabine. Int J Clin Pharmacol Ther. (*in press*)

5) 五十嵐弘幸ほか：S-1とワルファリンの薬物相互作用についての検討．日本病院薬剤師会雑誌，45：1321-1324, 2009.

6) 末吉宏成ほか：症例収集・解析から見えてくるワルファリンとティーエスワンの相互作用の特徴．日本医療薬学会年会講演要旨集，21：292, 2011.

7) 佐々木豊明：新たに処方されたティーエスワンと飲み残しの併用禁忌薬ドキシフルリジンによる併用事故．癌と化学療法，34：653-656, 2007.

（佐藤 宏樹）

第3章 臨床上重要な薬剤の実践的DDIマネジメント

3 | 主に基質薬と阻害薬・誘導薬の両面で重要なもの，およびその他
⑦制吐薬（アプレピタント，ドンペリドン）

- アプレピタントは主としてCYP3A4により，一部はCYP1A2およびCYP2C19によって代謝される．また，CYP3A4の阻害・誘導作用およびCYP2C9の誘導作用を有する．
- アプレピタントがCYPの基質となる抗悪性腫瘍薬に及ぼす影響についてはエビデンスが乏しく，今後の情報の蓄積と評価が重要である．
- ドンペリドンは主にCYP3A4で代謝されるため，CYP3A4阻害薬との併用に注意を要する．

選択的ニューロキニン1（NK1）受容体拮抗薬であるアプレピタントは，コルチコステロイドおよび5-HT$_3$受容体拮抗薬と併用され，抗悪性腫瘍薬投与に伴う悪心・嘔吐の予防に繁用されている薬剤である[1]．アプレピタントのバイオアベイラビリティは約60〜65%であり，血漿中濃度は約4時間で最高に達し，消失半減期は9〜13時間である．通常，アプレピタントは抗悪性腫瘍薬投与1日目に125mgを，2，3日目に80mgを1日1回投与が推奨されている．アプレピタントは主としてCYP3A4より代謝され，一部はCYP1A2およびCYP2C19によって代謝される．また，アプレピタントはCYP3A4の阻害・誘導作用およびCYP2C9の誘導作用を有することが報告されている[2,3]．そのため，アプレピタントはCYP3A4の阻害薬および誘導薬，CYP3A4基質薬，CYP2C9の基質薬とは併用注意となっている．

本項では，臨床的に特に重要と考えられるアプレピタントとCYP2C9基質薬およびCYP3A4基質薬との相互作用について概説する．また，種々の悪心や嘔吐に使用されているドパミンD$_2$受容体遮断薬のドンペリドンは主にCYP3A4で代謝されるため，CYP3A4阻害薬との併用に注意を要するので，ドンペリドンとCYP3A4阻害薬との相互作用についても紹介する．

アプレピタントとCYP2C9基質薬との相互作用

アプレピタントはCYP2C9の誘導作用によりワルファリンの血中濃度を低下させ，効果を減弱させる可能性があることから併用注意とされており，重要な基本的注意においても，「長期ワルファリン療法を施行している患者には，がん化学療法の各コースにおける本剤処方の開始から2週間，特に7〜10日目には，患者の血液凝固状態に

関して綿密なモニタリングを行うこと.」と記載されている.

ワルファリンは,心房細動や人工弁置換術後における血栓塞栓症の予防,深部静脈血栓における肺塞栓の予防などを目的に頻用される抗凝固薬である.ワルファリン療法で出血性の副作用を抑えつつ十分な抗凝固能を発揮するため,プロトロンビン時間-国際標準比(PT-INR)を指標に投与量を適宜調整する必要がある.ワルファリンは一対の光学異性体(S-ワルファリン,R-ワルファリン)の等量混合物(ラセミ体)である.S-ワルファリンはR-ワルファリンに比べて約5倍の抗凝固作用を有しており,S-ワルファリンはほぼCYP2C9のみで代謝されるが,R-ワルファリンはCYP3A4,CYP1A2などの複数の酵素で代謝される[4].

これまでに健常成人(海外)においてアプレピタントを1日目に125mg,2,3日目に80mg経口投与した結果,8日目にS-ワルファリンの血漿中濃度のトラフ値は34%,PT-INRは14%低下したことが報告されている[2].しかし,健常成人におけるアプレピタント投与後の血液凝固能の変動が,抗悪性腫瘍薬投与患者においても同様にみられるのか確認することは臨床的に重要である.すでに著者らは,抗悪性腫瘍薬投与患者において,アプレピタント投与後に顕著にPT-INRが減少し,アプレピタントとワルファリンの相互作用が遷延したと考えられた2症例を報告している(図3-31)[5].

しかし,抗悪性腫瘍薬投与患者におけるアプレピタントとワルファリンの相互作用の発現時期・遷延性やワルファリンの作用減弱の程度については,十分な情報が得られていない.そこで,筆者らは,アプレピタントとワルファリンの併用症例における血液凝固能への経時的な変化の解析を行った[6].

アプレピタント投与前1週間,投与後1,2,3週間におけるワルファリン平均投与量,PT-INR平均値およびWSI(PT-INR平均値/ワルファリン平均投与量)を用いてアプレピタント投与前後における血液凝固能の変動について後ろ向きに調査を行った.図3-32にその結果を示す.

ワルファリンを服用中の患者のアプレピタント投与前1週間,投与後1,2,3週間のWSIの平均値はそれぞれ0.51,0.74,0.38,0.46であった.今回の結果より,アプレピタントによるワルファリンの作用減弱はアプレピタント投与後2週目に現れる可能性が示唆された.一方で,アプレピタント投与後1週目はWSIの有意な上昇を示し,抗悪性腫瘍薬を含めたアプレピタント以外の影響が考えられた.

ワルファリンを服用している抗悪性腫瘍薬投与患者において,アプレピタントを投与する際には,アプレピタント投与後2週間は化学療法を含めた要因によるPT-INRの上昇とアプレピタントによるPT-INRの減少が混在して起こると考えられ,PT-INRなど凝固能の十分モニタリングが重要であると考えられる.

なお,ワルファリンのほかにも糖尿病治療薬のスルホニル尿素薬やフェニトインな

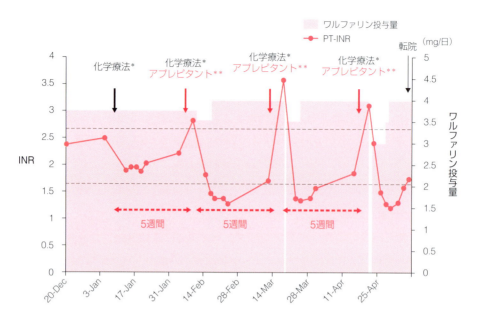

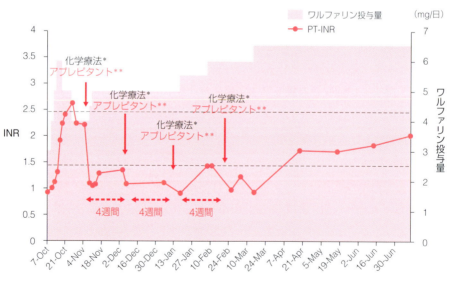

図3-31 抗悪性腫瘍薬投与患者においてアプレピタント投与後に顕著にPT-INRが減少し，アプレピタントとワルファリンの相互作用が遷延したと考えられた2症例

（文献5より引用）

3 | 主に基質薬と阻害薬・誘導薬の両面で重要なもの，およびその他

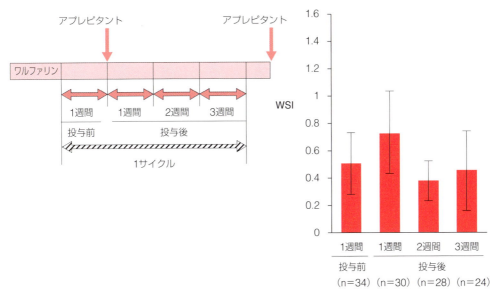

図3-32 ワルファリン服用患者におけるアプレピタント投与前後の投与量補正INR（WSI）の経時的変化
（文献6より引用）

などがCYP2C9の基質薬として，それらの血中濃度低下に伴う作用減弱にも注意が必要である．健常成人においてCYP2C9の基質として知られているトルブタミドのAUC（血中濃度－時間曲線下面積）は，アプレピタント（1日目に125mg，2，3日目に80mg）投与後4，8，15日目にそれぞれ23，28，15%低下することが報告されている[3]．

アプレピタントとCYP3A4基質薬との相互作用

アプレピタントは短期間ではCYP3A4基質薬の血中濃度を中等度増大させるが，その後2週間以内にその血中濃度は低下する．例えば，健康成人男性を対象に，アプレピタントを1日目に125mg，2〜5日目に80mg経口投与し，ミダゾラム2mgを本剤投与前，1日目および5日目に経口投与した結果，ミダゾラムのAUCは1日目に2.27倍，5日目に3.30倍に上昇したことが報告されている[7]．一方で，健常成人を対象に，アプレピタントを1日目に125mg，2〜3日目に80mg経口投与し，ミダゾラム2mgを本剤投与前，4日目，8日目および15日目に静脈内投与した結果，ミダゾラムのAUCは4日目に1.25倍，8日目に0.81倍，15日目に0.96倍であったことが報告されており，8日目にはむしろCYP3A4誘導によるミダゾラムの血中濃度低下がみられていると考えられる[3]．

そのため，CYP3A4基質薬の中でも治療域の狭い薬剤（シクロスポリンなど）や，血中濃度依存的に毒性が増強しやすい薬剤（抗悪性腫瘍薬など）との併用の際には注意を

第3章 ● 臨床上重要な薬剤の実践的DDIマネジメント

要する.

ドンペリドンとCYP3A4阻害薬との相互作用

ドパミンD_2受容体遮断薬のドンペリドンは種々の悪心や嘔吐に使用されているが，主にCYP3A4で代謝されるため，CYP3A4阻害薬との併用に注意を要する．ドンペリドンの血中濃度増大はドパミンD_2受容体遮断作用に基づく錐体外路障害のリスクの増大のほか，QT延長のリスクとなる．

健常成人を対象に，ドンペリドン40mg/日とエリスロマイシン1500mg/日を併用した相互作用試験において，ドンペリドンのC_{max}およびAUCはエリスロマイシンの併用により約3倍に増大した．また，QT間隔はドンペリドンおよびエリスロマイシン単独では，それぞれ2.5ミリ秒および4.9ミリ秒であったが，併用時のQT間隔は9.9ミリ秒に延長したことが報告されている[8].

健常成人を対象に，ドンペリドン40mg/日とケトコナゾール200mg/日を併用した相互作用試験において，ドンペリドンのAUCはケトコナゾールの併用により3倍に増大した．男性被験者において，QT間隔はドンペリドンおよびケトコナゾール単独では，それぞれ4.2ミリ秒および9.2ミリ秒であったが，併用時のQT間隔は15.9ミリ秒に延長したことが報告されている[9].女性被験者では併用によるQT間隔の延長は認められなかった．ほかの同様の試験においても，ドンペリドンのC_{max}およびAUCはケトコナゾールの併用により約3倍に増大した．QT間隔はドンペリドンおよびケトコナゾール単独では，それぞれ1.6ミリ秒および3.8ミリ秒であったが，併用時のQT間隔は9.8ミリ秒に延長したことが報告されている[8].

また，健常成人を対象に，ドンペリドン20mg/日とイトラコナゾール200mg/日を併用した相互作用試験において，ドンペリドンのC_{max}およびAUCはイトラコナゾールの併用により約3倍に増大したことが報告されている[10].

アプレピタントやドンペリトンは比較的よく使用されている制吐薬であるが，いずれもCYPに関連した相互作用に注意が必要であり，併用薬も考慮したマネジメントが重要となる．アプレピタントがCYPの基質となる抗悪性腫瘍薬に及ぼす影響についてはエビデンスが乏しく，今後の情報の蓄積と評価が重要であろう．

引用文献

1) Hesketh PJ, et al : The oral neurokinin-1 antagonist aprepitant for the prevention of chemotherapy-induced nausea and vomiting : a multinational, randomized, double-blind, placebo-controlled trial in

patients receiving high-dose cisplatin--the Aprepitant Protocol 052 Study Group. J Clin Oncol, 21 : 4112-4119, 2003.

2) Depre M, et al : Effect of aprepitant on the pharmacokinetics and pharmacodynamics of warfarin. Eur J Clin Pharmacol, 61 : 341-346, 2005.

3) Shadle CR,et al : Evaluation of potential inductive effects of aprepitant on cytochrome P450 3A4 and 2C9 activity. J Clin Pharmacol, 44 : 215-223, 2004.

4) Kaminsky LS, et al, : Human P450 metabolism of warfarin. Pharmacol Ther, 73 : 67-74, 1997.

5) Ohno Y, et al. : Persistent drug interaction between aprepitant and warfarin in patients receiving anti-cancer chemotherapy. Int J Clin Pharm, 36 : 1134-1137, 2014.

6) Takaki J, et al : Assessment of Drug-Drug Interaction between Warfarin and Aprepitant and Its Effects on PT-INR of Patients Receiving Anticancer Chemotherapy. Biol Pharm Bull, 39 : 863-868, 2016.

7) Majumdar AK, et al : Effect of aprepitant on the pharmacokinetics of intravenous midazolam. J Clin Pharmacol, 47 : 744-50, 2007.

8) Templeton I, et al : A physiologically based pharmacokinetic modeling approach to predict drug-drug interactions between domperidone and inhibitors of CYP3A4. Biopharm Drug Dispos, 37 : 15-27, 2016.

9) Boyce MJ,et al : Pharmacokinetic interaction between domperidone and ketoconazole leads to QT prolongation in healthy volunteers : a randomized, placebo-controlled, double-blind, crossover study. Br J Clin Pharmacol, 73 : 411-421, 2012.

10) Yoshizato T, et al : Itraconazole and domperidone : a placebo-controlled drug interaction study. Eur J Clin Pharmacol, 68 : 1287-1294, 2012.

（大野 能之）

付　録

CYP およびトランスポーターを介する
薬物相互作用薬一覧

付　録

CYPおよびトランスポーターを介する薬物相互作用薬一覧

　本リストは，原則として2018年12月現在日本で承認されている医薬品で，代謝酵素・トランスポーターの活性変化により体内動態が変化し相互作用の起こることが臨床用量で実証，あるいは可能性が高い薬物を示している．

　なお，薬物動態の変化の程度と臨床的対処の必要性は一致しない場合があり，さらに薬力学的相互作用も多いことから，利用には十分に注意し，相互作用のリスクを考える補助的な資料として活用されたい．

基質薬
■：強い阻害薬との併用でAUCが5倍以上に上昇，強い誘導薬との併用でAUCが1/5以下に減少
■：強い阻害薬との併用でAUCが2倍以上に上昇，強い誘導薬との併用でAUCが1/2以下に減少

阻害薬
■：相互作用を受けやすい基質薬のAUCが5倍以上に上昇
■：相互作用を受けやすい基質薬のAUCが2倍以上に上昇

誘導薬
■：相互作用を受けやすい基質薬 のAUCが1/5以下に減少
■：相互作用を受けやすい基質薬 のAUCが1/2以下に減少

※実際に相互作用に注意すべきかどうかは，医薬品添付文書の記載や相互作用の報告の有無などを確認して，個別の組み合わせごとに判断すること．
※分類名は薬の理解を助けるために示した．その薬効に分類されるほかの薬が，同様の相互作用に関係するとは限らないので注意すること．

| CYPおよびトランスポーターを介する薬物相互作用薬一覧

1 CYP1A2

分類	薬効分類	薬剤名
基質薬	免疫抑制薬	ピルフェニドン
	筋弛緩薬	チザニジン
	メラトニン受容体作動薬	ラメルテオン
	強心剤	カフェイン
	抗うつ薬	デュロキセチン
	抗パーキンソン薬	ロピニロール
	制吐薬	ラモセトロン
	統合失調症薬	オランザピン / クロザピン
	キサンチン誘導体	テオフィリン
阻害薬	ニューキノロン系抗菌薬	シプロフロキサシン
	抗うつ薬	フルボキサミン
	抗不整脈薬	メキシレチン
	鉄キレート剤	デフェラシロクス
	経口避妊薬・女性ホルモン剤	エストロゲン・プロゲステロン合剤
	抗乾癬薬	メトキサレン
誘導薬	抗HIV薬	リトナビル
	抗マイコバクテリア薬	リファンピシン
	抗てんかん薬	フェニトイン
		喫煙

2 CYP2B6

分類	薬効分類	薬剤名
基質薬	抗HIV薬	エファビレンツ
誘導薬	抗てんかん薬	カルバマゼピン
	抗HIV薬	エファビレンツ

3 CYP2C8

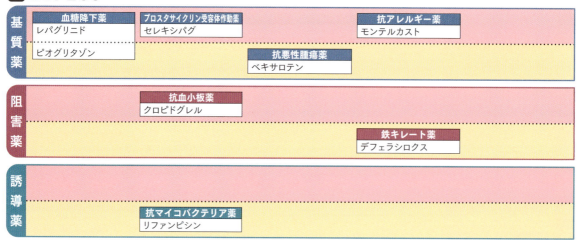

4 CYP2C9

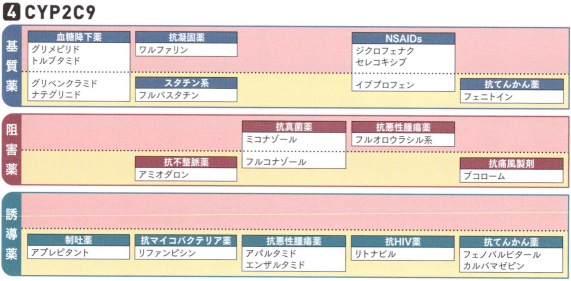

CYPおよびトランスポーターを介する薬物相互作用薬一覧

5 CYP2C19

基質薬

分類	薬剤
PPI	ランソプラゾール、オメプラゾール、エソメプラゾール、ラベプラゾール
抗血小板薬	クロピドグレル
アゾール系抗真菌薬	ボリコナゾール
抗てんかん薬	クロバザム
BZD系薬	ジアゼパム、エチゾラム
SSRI	セルトラリン、エスシタロプラム

阻害薬

分類	薬剤
抗血小板薬	チクロピジン
アゾール系抗真菌薬	フルコナゾール
SSRI	フルボキサミン

誘導薬

分類	薬剤
抗マイコバクテリア薬	リファンピシン
抗悪性腫瘍薬	アパルタミド
抗HIV薬	リトナビル
抗悪性腫瘍薬	エンザルタミド
抗てんかん薬	フェニトイン

6 CYP2D6

基質薬

分類	薬剤
抗不整脈薬	プロパフェノン
β遮断薬	メトプロロール、チモロール、プロプラノロール
過活動膀胱治療薬	トルテロジン
抗悪性腫瘍薬	タモキシフェン
がん疼痛治療薬	トラマドール
精神安定薬	ペルフェナジン
ADHD治療薬	アトモキセチン
抗うつ薬	ノルトリプチリン、ベンラファキシン、イミプラミン
抗精神病薬	ブレクスピプラゾール
鎮咳薬	デキストロメトルファン
ゴーシェ病治療薬	エリグルスタット

阻害薬

分類	薬剤
抗不整脈薬	キニジン
抗真菌薬	テルビナフィン
二次性副甲状腺機能亢進症治療	シナカルセト
過活動膀胱治療薬	ミラベグロン
NSAIDs	セレコキシブ
SSRI	パロキセチン、エスシタロプラム
SNRI	デュロキセチン

261

7 CYP3A

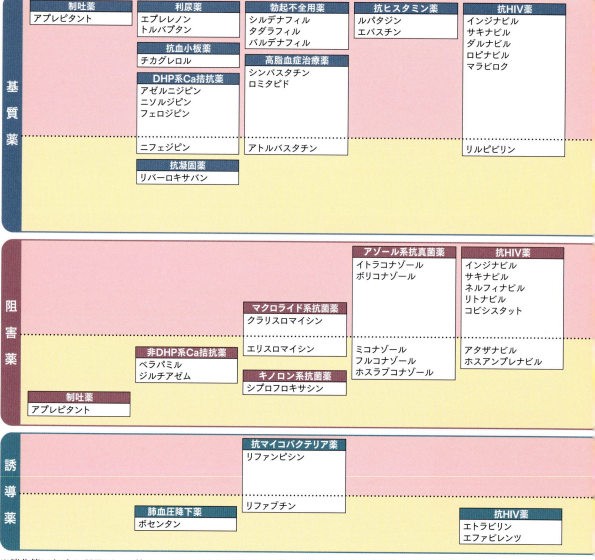

※消化管におけるCYP3A，P-糖タンパクの寄与は明確でない場合が多く，両方が関与するケースも多い．阻害薬については，CYP3A，P-糖タンパクそれぞれを強力に阻害する薬剤を挙げた．

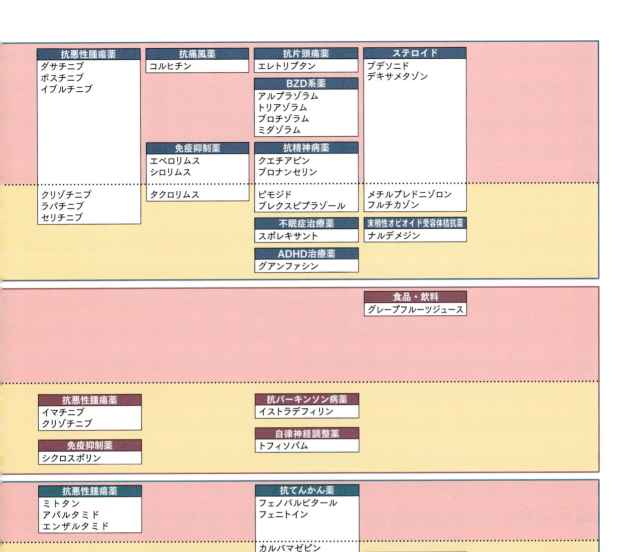

8 P-糖タンパク (P-gp)

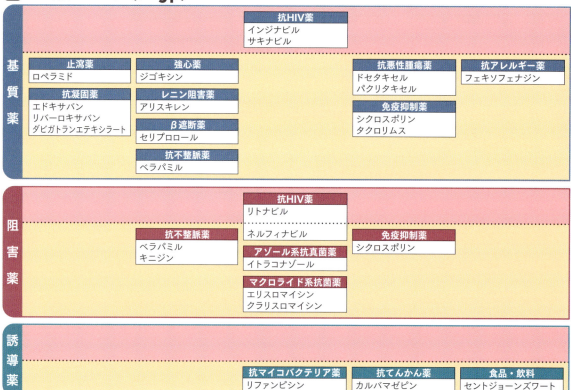

※消化管におけるCYP3A，P-糖タンパクの寄与は明確でない場合が多く，両方が関与するケースも多い．阻害薬については，CYP3A，P-糖タンパクそれぞれを強力に阻害する薬剤を挙げた．

9 BCRP

基質薬

強心薬	スタチン系	免疫抑制薬
サラゾスルファピリジン	ロスバスタチン	メトトレキサート

		抗悪性腫瘍薬
		ノギテカン スニチニブ

CYPおよびトランスポーターを介する薬物相互作用薬一覧

10 OATPs

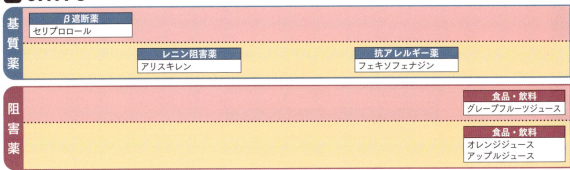

11 OATP1B1, OATP1B3

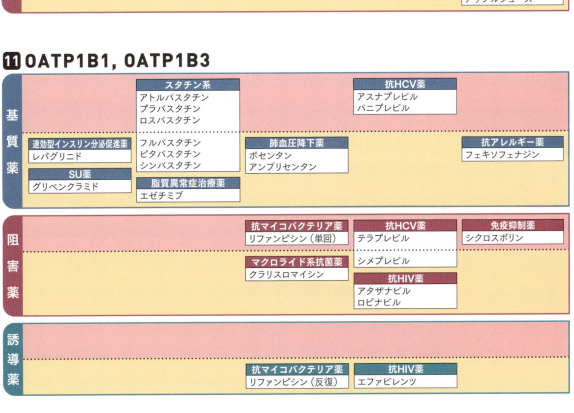

265

12 OAT1, OAT3

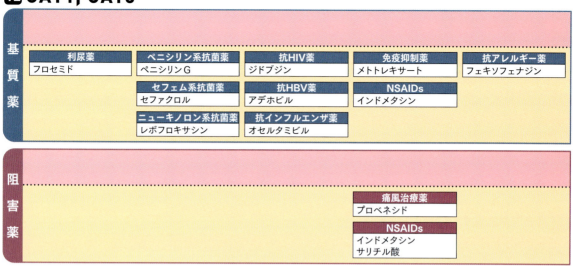

13 MATE1

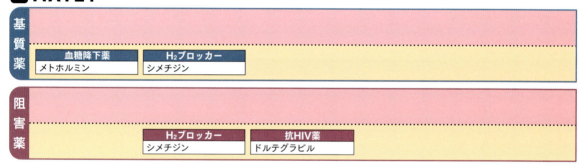

（大野 能之，前田 和哉）

●一般索引●

ア行

一塩基多型 (SNPs) ……… 81
遺伝子検査 ……… 84
遺伝子多型 ……… 81, 223
医薬品開発と適正な情報提供のための薬物相互作用ガイドライン ……… 52, 75, 103
医薬品リスク管理計画 (RMP) ……… 60
インタビューフォーム ……… 58
横紋筋融解症 ……… 137

カ行

可逆的阻害 ……… 42
カフェイン ……… 219
肝アベイラビリティ ……… 12
肝クリアランス ……… 12
肝固有クリアランス ……… 12
患者向医薬品ガイド ……… 58
肝代謝酵素 ……… 3
基質薬 ……… 68
吸入剤 ……… 19
競合阻害 ……… 38, 100
キレート ……… 193
クリアランスの阻害率 (IR) ……… 68, 77, 90, 138
クリアランスへの寄与率 (CR) ……… 68, 77, 90, 100, 106, 138
グレープフルーツジュース ……… 61, 108, 150, 240
結核 ……… 207
血中濃度-時間曲線下面積 (AUC) ……… 11, 68
酵素誘導 ……… 49
抗レトロウイルス療法 (ART) ……… 201

サ行

サプリメント ……… 61
酸化代謝 ……… 3
酸化反応 ……… 81
ジギタリス中毒 ……… 129

糸球体ろ過 ……… 5

シトクロム P450 (CYP) ……… 3, 38, 81
重篤副作用疾患別対応マニュアル ……… 59
静脈内投与 ……… 12, 101
食品 ……… 61, 150
錐体外路症状 ……… 220
セロトニン症候群 ……… 229
セント・ジョーンズ・ワート ……… 229

タ行

代謝酵素 ……… 3, 38, 42
　　——の可逆的阻害 ……… 3
　　——の不可逆的阻害 ……… 4
　　——誘導 ……… 4, 77
多剤耐性関連タンパク (MRP) ……… 5
多剤併用 ……… 88
タンパク結合置換 ……… 33
腸肝循環 ……… 239
治療薬物濃度モニタリング (TDM) ……… 145, 236, 245
点眼剤 ……… 19
添付文書 ……… 53, 58
トランスポーター ……… 3, 5, 162

ナ行

乳癌 ……… 168
尿細管吸収 ……… 6
尿細管分泌 ……… 5

ハ行

バイオアベイラビリティ ……… 11
発熱性好中球減少症 ……… 170
非結合形薬物 ……… 34
不可逆的阻害 ……… 44
プロトロンビン時間-国際標準比 (PT-INR) ……… 178, 247, 251
分布容積 ……… 34
抱合代謝 ……… 3

267

抱合反応 ……… 81

ヤ行

薬物動態学的相互作用 ……… 2, 131
薬力学的相互作用 ……… 3, 132
有機アニオントランスポーター（OAT）……… 5,
　162
有機アニオン輸送ポリペプチド（OATP）……… 5

ラ行

ラセミ体 ……… 112
リチウム中毒 ……… 143

欧文

antiretroviral therapy (ART) ……… 201
area under the curve (AUC) ……… 11, 68
breast cancer resistance protein (BCRP)
　……… 8, 162
contribution ratio (CR) ……… 68, 77, 90, 100,
　106, 138
CR-IR法 ……… 66, 77
CYP ……… 3, 38, 81
　──1A2 ……… 112, 150, 175, 192, 219
　──2C19 ……… 175, 223
　──2C8 ……… 170
　──2C9 ……… 132, 245, 250
　──2D6 ……… 154, 168, 219, 223
　──3A ……… 77
　──3A4 ……… 19, 69, 106, 112, 120, 137, 149,
　154, 170, 175, 180, 184, 189, 205, 217, 236
　──3A5 ……… 236
extensive metabolizer (EM) ……… 224
IFNフリー治療 ……… 184
inhibition ratio (IR) ……… 68, 77, 90, 138
international normalized ratio (INR)
　……… 112
multidrug resistance-associated protein
　(MRP) ……… 5, 162
organic anion transporter (OAT) ……… 5
organic anion transporting polypeptide
　(OATP) ……… 5
P-糖タンパク ……… 8, 118, 122, 128, 184, 190,
　240
pharmacokinetic interaction significance
　classification system (PISCS) ……… 72, 78,
　90, 138
poor metabolizer (PM) ……… 81, 224
reduced folate carrier (RFC) ……… 162
single nucleotide polymorphisms (SNPs)
　……… 81
therapeutic drug monitoring (TDM)
　……… 145, 236, 245
time in therapeutic range (TTR) ……… 112

●薬剤索引●

ア

アジスロマイシン ……… 139
アスナプレビル ……… 185, 209
アセトアミノフェン ……… 27
アセナピン ……… 215, 217
アゼルニジピン ……… 129
アタザナビル ……… 201
アトルバスタチン ……… 59, 129, 138, 239
アバカビル ……… 201
アピキサバン ……… 113
アプレピタント ……… 113
アミオダロン ……… 113, 129
アミトリプチリン ……… 224, 225
アムロジピン ……… 55, 109
アリピプラゾール ……… 215, 217

イ

イトラコナゾール ……… 24, 27, 55, 129, 138, 158
イブプロフェン ……… 158
イミプラミン ……… 225

エ

エスシタロプラム ……… 224, 225
エスタゾラム ……… 152
エドキサバン ……… 113
エトラビリン ……… 201
エビデグラビル ……… 201
エファビレンツ ……… 201
エフェジピン ……… 55
エホニジピン ……… 109
エムトリシタビン ……… 201
エリスロマイシン ……… 27, 55, 139
エルバスビル ……… 185, 209, 210

オ

オムビタスビル ……… 185, 209, 210
オメプラゾール ……… 27

オランザピン ……… 215, 217

カ

ガチフロキサシン ……… 158
カペシタビン ……… 113
カルバマゼピン ……… 113
ガレノキサシン ……… 194

キ

キニジン ……… 129, 158

ク

クアゼパム ……… 152
クエチアピン ……… 215, 217
グラゾプレビル ……… 185, 209, 210
クラリスロマイシン ……… 139, 158
グリクラジド ……… 132
グリベンクラミド ……… 132
グリメピリド ……… 132
クロザピン ……… 215, 217
クロルプロマジン ……… 215, 217

ケ

ケトコナゾール ……… 158

コ

コビシスタット ……… 201
コレスチラミン ……… 27

サ

サキナビル ……… 201

シ

シクロスポリン ……… 129, 140
ジゴキシン ……… 27
ジスロマック ……… 139
シタフロキサシン ……… 194
ジフルカン ……… 138

269

シプロフロキサシン ……… 194
シメチジン ……… 55
シメプレビル ……… 209, 210
ジルチアゼム ……… 24, 55, 109, 129, 139, 190
シルニジピン ……… 109
シンバスタチン ……… 59, 138, 190, 239

ス

スピロノラクトン ……… 129
スルピリド ……… 215, 217
スルファフェナゾール ……… 113

セ

セフジニル ……… 27
セルトラリン ……… 224, 225
セレギリン ……… 24

ソ

ゾピクロン ……… 152
ソホスブビル ……… 185, 209, 210
ゾルピデム ……… 152

タ

ダクラタスビル ……… 185, 209, 210
ダサブビル ……… 210
ダビガトラン ……… 113
ダルナビル ……… 201

チ

チプラナビル ……… 201
チモロール ……… 24

テ

テガフール ……… 113
テノホビル アラフェナミド ……… 201
テノホビル ジゾプロキシル ……… 201
デュロキセチン ……… 224, 225
テラプレビル ……… 129, 209
テリスロマイシン ……… 158

ト

ドキシフルリジン ……… 113

トスフロキサシン ……… 194
トラゾドン ……… 224, 225
トリアゾラム ……… 152, 190
ドルテグラビル ……… 201
トルバプタン ……… 129

ナ

ナテグリニド ……… 132
ナファゾリン ……… 24

ニ

ニカルジピン ……… 55
ニソルジピン ……… 55, 109
ニトラゼパム ……… 152
ニフェジピン ……… 109, 190
ニメタゼパム ……… 152
ニモジピン ……… 109

ネ

ネビラピン ……… 201

ノ

ノルトリプチリン ……… 224, 225

ハ

パリタプレビル ……… 185, 209, 210
パリペリドン ……… 215, 217
ハロキサゾラム ……… 152
パロキセチン ……… 24, 158, 224, 225
ハロペリドール ……… 215

ヒ

ピタバスタチン ……… 59, 138, 239
ビノレルビン ……… 177
ビンクリスチン ……… 177
ビンデシン ……… 177
ビンブラスチン ……… 177

フ

フェニトイン ……… 113
フェノバルビタール ……… 113
フェロジピン ……… 55, 109

270

薬剤索引

ブコローム ……… 113
ブデソニド ……… 24
プラバスタチン ……… 59, 138, 239
フルオロウラシル ……… 113
フルコナゾール ……… 113, 138
フルチカゾン ……… 24
フルニトラゼパム ……… 152
フルバスタチン ……… 59, 138, 239
フルボキサミン ……… 224, 225
フルラゼパム ……… 152
ブロチゾラム ……… 152
ブロナンセリン ……… 215, 217
プロパフェノン ……… 129

ヘ

ベクラブビル ……… 185, 209
ベクロメタゾン ……… 24
ベニジピン ……… 109
ベプリジル ……… 190
ベラパミル ……… 24, 55, 129, 139, 190
ペロスピロン ……… 215, 217
ベンズブロマロン ……… 113
ベンラファキシン ……… 224, 225

ホ

ホスアンプレナビル ……… 201
ボセンタン ……… 132
ボリコナゾール ……… 24, 138, 158
ボルテゾミブ ……… 175

マ

マニジピン ……… 109
マラビロク ……… 201

ミ

ミアンセリン ……… 224, 225
ミコナゾール ……… 113, 138, 158
ミダゾラム ……… 190

ミラベグロン ……… 129
ミルタザピン ……… 224, 225
ミルナシプラン ……… 224, 225

メ

メトクロプラミド ……… 27

モ

モキシフロキサシン ……… 194

ラ

ラパチニブ ……… 129
ラミブジン ……… 201
ラルテグラビル ……… 201

リ

リスペリドン ……… 215, 217
リトナビル ……… 24, 158, 209, 201, 210
リバビリン ……… 209
リバーロキサバン ……… 113
リファンピシン ……… 27, 113, 158
リルピビリン ……… 201
リルマザホン ……… 152

レ

レジパスビル ……… 185, 209, 210
レパグリニド ……… 132
レボフロキサシン ……… 158, 194, 215, 217

ロ

ロキシスロマイシン ……… 139
ロスバスタチン ……… 59, 138, 239
ロピナビル ……… 158, 201
ロルメタゼパム ……… 152

ワ

ワルファリン ……… 27

271

医療現場のための
薬物相互作用リテラシー

2019年8月5日　1版1刷　　　　　　©2019

編　者
　大野　能之　樋坂　章博

発行者
　株式会社　南山堂　代表者　鈴木幹太
　〒113-0034　東京都文京区湯島 4-1-11
　TEL 代表 03-5689-7850　　www.nanzando.com

ISBN 978-4-525-77601-5　　定価（本体 3,600 円＋税）

JCOPY　〈出版者著作権管理機構　委託出版物〉
複製を行う場合はそのつど事前に（一社）出版者著作権管理機構（電話03-5244-5088，FAX 03-5244-5089，e-mail: info@jcopy.or.jp）の許諾を得るようお願いいたします．

本書の内容を無断で複製することは，著作権法上での例外を除き禁じられています．また，代行業者等の第三者に依頼してスキャニング，デジタルデータ化を行うことは認められておりません．